实用口腔疾病诊疗技术

编 著 毛广文

（单位：高密市人民医院）

U0293197

吉林科学技术出版社

图书在版编目（CIP）数据

实用口腔疾病诊疗技术 / 毛广文编著. -- 长春：
吉林科学技术出版社, 2021.6
ISBN 978-7-5578-8108-5

Ⅰ.①实… Ⅱ.①毛… Ⅲ.①口腔疾病 - 诊疗 Ⅳ.
①R78

中国版本图书馆CIP数据核字(2021)第103112号

实用口腔疾病诊疗技术

编　　著　毛广文
出 版 人　宛　霞
责任编辑　张延明
封面设计　周砚喜
制　　版　山东道克图文快印有限公司
幅面尺寸　185mm×260mm
开　　本　16
印　　张　15.875
字　　数　336千字
页　　数　254
印　　数　1-1 500册
版　　次　2021年6月第1版
印　　次　2022年5月第2次印刷

出　　版　吉林科学技术出版社
发　　行　吉林科学技术出版社
地　　址　长春市净月区福祉大路5788号
邮　　编　130118
发行部传真／电话　0431-81629529　81629530　81629531
　　　　　　　　　　81629532　81629533　81629534
储运部电话　0431-86059116
编辑部电话　0431-81629518
印　　刷　保定市铭泰达印刷有限公司

书　　号　ISBN 978-7-5578-8108-5
定　　价　65.00元

目　录

第一章　口腔颌面部的应用解剖及生理

第一节　口腔的应用解剖及生理

口腔（oral cavity）指由牙齿、颌骨、唇、颊、腭、舌、口底和涎腺等组织器官组成的功能性器官，具有摄食、吸吮、咀嚼、味觉、消化、吞咽、语言以及辅助呼吸等生理功能。当上下颌牙齿咬合时，以牙列为界又将口腔分为口腔前庭和固有口腔2个部分。

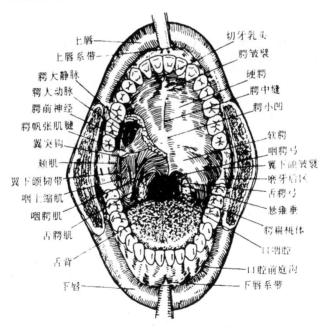

图1-1　口腔（右侧腭黏膜部分切除）

一、口腔前庭

口腔前庭（oral vestibule）是唇、颊与牙列、牙龈及牙槽骨弓之间的潜在腔隙。由唇颊移行至牙槽的黏膜穹隆部，称为前庭沟或唇沟、颊沟。口内脓肿多在此切开引流，亦为拔牙的局麻部位。与上颌第二磨牙相对的颊黏膜上的突起肉阜为腮腺导管开口处。当上下牙咬合时，口腔前庭可借第三磨牙后方与固有口腔相通。牙关紧闭或颌间固定的患者可经此通道输入营养物质。

（一）唇

有上唇和下唇，其间为口裂，上下唇联合处构成口角。唇红与皮肤交界处为唇红缘。上唇中央有一纵向的浅沟称人中（philtrum）。唇的外面被以皮肤、内面衬以黏膜，皮肤部与黏膜部之间有较厚的肌层（主要为口轮匝肌），肌层与皮肤之间为浅筋膜层，较疏松，故口唇感染时常出现明显水肿。肌层与黏膜层之间为黏膜下层，其间含多数黏液腺，直接分泌黏液润滑口腔。

（二）颊

颊为口腔前庭的外侧面，主要由皮肤、颊部表情肌、颊脂垫、颊肌和颊黏膜组成，组织疏松富有弹性。大张口时，因颊脂垫的衬托而使颊黏膜呈底在前方的三角形突起。其尖端称颊垫尖，向后接近翼下颌皱襞（翼下颌韧带）前缘，尖顶略高于下颌孔的水平，临床上常将此尖作为下牙槽神经麻醉进针的标志。

二、固有口腔

固有口腔（oral cavity proper）是口腔的主要部分，其范围上为硬腭和软腭，下为舌和口底，前界和两侧界为上下牙弓，后界为咽门。

（一）腭

腭为固有口腔的顶盖，又称口盖。由硬腭和软腭形成口腔的上界和后界并借之与鼻腔和鼻咽部分隔开。腭分为前2/3的硬腭及后1/3的软腭两部分。硬腭被牙弓围绕呈穹隆状，覆盖以致密的黏骨膜，在两中切牙后方的突起称切牙孔乳头，其下为切牙孔，是鼻腭神经阻滞麻醉进针的标志。在硬腭后缘前约0.5cm及从腭中缝至第二磨牙腭侧缘的外中1/3交界处，左右各有一孔称腭大孔，有腭前神经血管通过，向前分布于尖牙腭侧以后的黏膜骨膜和牙龈。腭大孔为阻滞麻醉的常用部位。软腭前与硬腭相连，后为游离缘，其中间有一小舌样物体，称为腭垂。软腭两侧向下外方形成2个弓形黏膜皱襞，在前外方者称为腭舌弓，在稍后内方者称为腭咽弓，两弓之间容纳扁桃体。

（二）舌

舌是口腔的重要器官。舌前2/3称舌体，舌后1/3为舌根，二者以人字沟为界。舌上面称舌背，遍布舌乳头，司味觉。舌下面称舌腹，舌腹部中线处黏膜皱襞称舌系带。舌运动灵活，参与搅拌食物、吞咽及语言等活动。舌前2/3的感觉由三叉神经的舌神经支配，舌后1/3的感觉由舌咽神经支配，舌的运动由舌下神经支配。

（三）口底

口底又称舌下部，是指舌腹以下和两侧下颌体之间的空隙。在舌腹正中、舌系带的两旁各有乳头状突起，称为舌下肉阜，其中有颌下腺导管的开口，自舌下肉阜向两旁有黏膜隆起皱嵴，称舌下皱襞，有许多舌下腺导管开口于此。由于口底组织比较疏松，在受外伤或感染时，可形成较大的血肿、水肿或脓肿，将舌推上后，可造成呼吸困难或窒息。

三、牙齿及牙周组织

（一）牙齿

牙齿位于上、下颌骨的牙槽内，有咀嚼和发音等功能。人的一生有乳牙和恒牙两副牙齿，乳牙20个，恒牙28～32个。

1. 牙齿的形态　牙齿从外观上可分为牙冠和牙根两部分，牙冠与牙根交界处称牙颈。

（1）牙冠：在牙体外层由牙釉质覆盖的部分称为牙冠，也是发挥咀嚼功能的主要部分。大部分显露于牙龈以外的口腔中。

（2）牙根：在牙体外层由牙骨质覆盖的部分称牙根，也是牙体的支持部分。根的尖端，称为根尖，每个根尖都有通过牙髓血管神经的小孔，称为根尖孔。在正常情况下，牙根整个包埋于牙槽骨中。

（3）牙颈：牙冠与牙根交界处呈一弧形曲线，称为牙颈，又名颈缘或颈线。

2. 牙齿组织结构　从牙齿的纵剖面观，由牙釉质、牙本质、牙骨质3种钙化的硬组织和牙髓软组织组成。

（1）牙釉质：位于牙冠表面，呈乳白色，有光泽，其钙化程度最高，是最坚硬的部分。对牙本质和牙髓起到很好的保护作用。

（2）牙骨质：是覆盖在牙根表面的淡黄色硬组织。牙骨质借牙周膜将牙齿固定在牙槽窝中。

（3）牙本质：是构成牙齿的主体，位于牙釉质与牙骨质的内层，色淡黄，含无机盐70%，不如牙釉质坚硬，内层有一容纳牙髓的空腔为牙髓腔。牙本质内有无数的牙本质小管，小管内有造牙本质细胞伸出的细胞突起，借以进行牙齿硬组织的营养代谢，牙本质内有牙髓神经的末梢，当牙本质暴露时，能感受外界刺激产生的酸疼反应。

（4）牙髓：位于髓腔的疏松结缔组织，其中有血管、神经、淋巴管、成纤维细胞与成牙本质细胞，主要功能是营养牙体组织，并有形成继发牙本质的修复功能。牙髓内神经纤维丰富，对刺激敏感但无定位功能。

3. 乳牙和恒牙

（1）乳牙：婴儿出生后6个月左右，乳牙开始萌出，至2.5岁左右，20个乳牙出齐。自出生后6个月至6岁左右，口腔内只有乳牙，这段时期称为乳牙殆时期。此期是儿童全身及颌面部发育的重要阶段。乳牙是儿童的主要咀嚼器官，对消化、营养的吸收、刺激颌骨的正常发育及引导恒牙的正常萌出都极为重要。自6～7岁至12～13岁，乳牙逐渐脱落而为恒牙所替代，在此期内口腔里既有乳牙又有恒牙，称为替牙时期，又称为混合牙列期。

（2）恒牙：是继乳牙脱落后的第二副牙列，如无疾患或意外损伤，一般不脱落，恒牙共28~32个，恒牙的萌出从第一恒磨牙开始，6岁左右在第二乳磨牙的远中萌出，不替换任何乳牙，接着萌出下中切牙替换乳中切牙，然后乳牙逐个被恒牙替换，直到13岁左右乳牙替换完毕。恒牙的萌出时间大致可归纳如表1-1。

左右侧同名牙萌出的时间相当，下颌牙的萌出早于上颌牙，第三磨牙萌出较迟，在18~25岁，也有人部分萌出或完全不萌出。

表1-1　恒牙萌出时间与顺序

牙位	萌出时间（岁）	
	上颌	下颌
第一磨牙	5~7	5~7
中切牙	7~8	6~7
侧切牙	8~10	7~8
尖牙	11~13	10~12
第一前磨牙	10~12	10~12
第二前磨牙	11~13	11~13
第二磨牙	12~14	11~14
第三磨牙	17~26	17~26

（3）临床牙位记录 $\frac{A|B}{C|D}$ 临床上为便于记录，用"十"将上下颌牙弓分为4个区，横线以上为上颌，横线以下为下颌。竖线为中线，两侧分别为左、右。用罗马数字Ⅰ~Ⅴ代表乳牙，用阿拉伯数字1~8代表恒牙。为了电子病历书写方便，现在更多应用国际牙科联合会（FDI）记录法记录牙位，用两位阿拉伯数字表示。第一位表示牙所在象限及恒牙或乳牙，第二位数字表示特定位置的牙。

（4）牙列与咬合：上下颌牙齿分别在上下颌骨牙槽突上排列成弓形，称为牙弓或牙列。咬合是指下颌在运动状态下，上下颌牙齿的接触关系。正中𬌗位是上下颌牙最广泛密切的接触关系，即牙尖交错𬌗。临床上，牙列和咬合关系的变化是颌骨骨折诊断和治疗的重要参考。

4. 牙的功能　牙是直接行使咀嚼功能的器官，与发音、语言及保持面部正常形态等均有密切关系。

（1）咀嚼：食物进入口腔后，经过牙的切割、撕裂、捣碎和磨细等一系列机械加工过程，并与唾液混合，唾液中的酶对食物起部分消化作用。咀嚼力通过牙根传至颌骨，可刺激颌骨的正常发育，咀嚼的生理性刺激，还可增进牙周组织的健康。

（2）发音和言语：牙、唇和舌参与发音和言语，三者的关系密切。牙的位置限定了发音时舌的活动范围，舌与唇、牙之间的位置关系，对发音的准确性与言语的清晰程度有着重要的影响。

（3）保持面部的正常形态：由于牙及牙槽骨对面部软组织的支持，并有正常的牙弓及咬合关系的配合，而使唇颊部丰满，肌张力协调，面部表情自然，形态正常；若缺牙较多，则唇颊部因失去支持而显塌陷，使面部显得衰老。

（二）牙周组织

牙周组织包括牙龈、牙周膜及牙槽骨，有固定、支持和营养牙齿的作用。

1. 牙龈　是口腔黏膜覆盖于牙槽嵴表面及牙颈的部分，呈粉红色，坚韧而有弹性。牙龈与牙颈相连，其边缘为游离龈。游离龈与牙齿间的间隙称龈沟，正常深度不超过2mm。两牙之间突起的牙龈称牙间乳头。

2. 牙周膜　是界于牙槽骨和牙根之间的结缔组织，主要为胶原纤维、呈束状排列，其两端埋入牙槽骨和牙骨质中，使牙齿稳固在牙槽窝内。

3. 牙槽骨　颌骨包埋牙根的突出部分，又称牙槽突，是支持牙齿的重要组织。

第二节　颌面部的应用解剖及生理

口腔颌面部位于头颅下前方，是机体的主要显露部分，由颌骨、颞下颌关节、涎腺及周围的软组织构成。有咀嚼、消化、吞咽、呼吸、言语、表情等功能。

一、颌骨

（一）上颌骨（maxilla）

上颌骨是面中1/3最大的骨骼。左右各一，对称于腭中缝处连接。上颌骨形态不规则，由一体、四突，即上颌骨体、额突、颧突、牙槽突和腭突构成。与鼻骨、额骨、筛骨、泪骨、犁骨、下鼻甲、颧骨、腭骨、蝶骨等邻近骨器官相接，构成眶底、鼻底和口腔顶部。

上颌体是上颌骨的主体，分为四壁一腔。上颌体内的空腔为上颌窦，呈底向鼻面，尖向颧突的棱锥状，周壁骨质菲薄，内衬黏膜，上颌窦的下壁与上颌前磨牙和磨牙的根尖很近，有的仅隔以薄骨板或黏膜，上述牙齿的根尖感染很容易侵入上颌窦内引起牙源性上颌窦炎，拔除上述牙齿应注意避免将牙根推入上颌窦内。

上颌骨为内腔宽大的拱形结构，具有相当支持力，轻微的外力可通过颌骨传导分散，但是上颌骨与邻骨连接复杂，与额、筛、鼻、泪、犁、颧、腭等骨间以骨缝相衔接又构成结构上的薄弱环节，一旦遭受较大暴力，常易造成上颌骨与邻骨的骨折，甚至累及颅脑。

上颌骨有上颌神经分布，血液供应主要来自颌内动脉的分支并且相互吻合，血运极为丰富，加之上颌骨骨质疏松，周围亦无强大肌肉附着，骨折较易愈合，炎症感染容易引流，较少发生骨髓炎。

（二）下颌骨

下颌骨是颌面部唯一可以活动且最坚实的骨骼，呈马蹄形，分为下颌体和下颌支两部分。下颌体前部正中为正中联合，上缘为牙槽突，前牙区的牙槽骨板较后牙区疏松，后牙区的牙槽骨板颊侧较舌侧厚，此对麻醉方法的选择及拔牙施力方向有临床意义。下颌体外侧前磨牙区有一骨孔称颏孔，颏神经、血管由此通过。下颌支为左右垂直部分，内侧面中央有一骨孔称下颌孔，呈漏斗状，是下牙槽神经、血管的入口。下颌支后缘与下颌体下缘相交的部分称下颌角，下颌支上端有两个突起，前方是喙突，后方是髁状突，两突之间的凹陷称下颌切迹。

下颌的正中联合、颏孔区、下颌角、髁状突颈部是结构薄弱区，为骨折好发部位。骨折后，由于周围肌肉的牵拉，常造成骨折片的明显移位。下颌血运较差，骨板较致密，且周围有强大的肌肉和筋膜包绕，脓液不容易得到引流，所以骨髓炎发生较上颌多，且较严重。

二、肌肉

颌面部肌肉分表情肌和咀嚼肌两大群。

（一）表情肌

主要肌肉有眼轮匝肌、口轮匝肌、上唇方肌、额肌、笑肌、三角肌和颊肌等，分别起自骨面或筋膜浅面，止于皮肤，当肌纤维收缩时，牵引额部、眼睑、口唇和颊部皮肤活动，显露各种表情。面部表情肌均由面神经支配运动，如果面神经受到损伤，则引起表情肌瘫痪，造成面部畸形。

（二）咀嚼肌

附着在下颌骨的浅面与深面，管理开口、闭口和下颌骨的前伸与侧方运动。分为闭口和开口两组肌群，此外还有翼外肌。其神经支配均来自三叉神经下颌神经的前股纤维，主管运动。

三、血管

颌面部血液供应特别丰富，主要来自颈外动脉的分支，有舌动脉、颌外动脉（又称面动脉）、颌内动脉、颞浅动脉。这些分支间和两侧动脉间相互吻合，构成密集的动脉网，使颌面部的血液供给非常丰富，这一解剖特点具有双重临床意义，一方面是损伤和手术时易出血，另一方面是口腔颌面部组织具有很强的抗感染能力与再生愈合能力。颌面部静脉分支细小且多，互相吻合成网状，多数静脉与同名动脉伴行，一般分为深、浅2个静脉网。

颌面部静脉系统较复杂且有变异，多与颅内海绵窦有直接或间接交通，静脉瓣发育不完善，少且薄弱，易使血液反流。因此，颌面部感染可循静脉途径向颅内扩散，引发海绵窦栓塞性静脉炎等严重的颅内并发症。

四、淋巴

颌面部淋巴组织分布极其丰富，淋巴管成网状结构，构成颌面部的重要防御系统。正常淋巴结的软硬度与软组织相似，不易触及。但在口腔颌面部某区发生炎症或恶性肿瘤时，相应的淋巴结就会肿大。

按淋巴结所在的解剖位置，可分为面部淋巴结、颏下淋巴结、颌下淋巴结。颌面部淋巴主要引流至颌下与颏下淋巴结，再引流至颈深淋巴结。了解淋巴的引流对癌症的诊断、治疗和预后的评估有重要临床意义。

五、神经

口腔颌面部的感觉神经主要是三叉神经，运动神经主要是面神经。

（一）三叉神经

三叉神经为第五对脑神经，是颌面部的感觉和咀嚼肌的运动神经。其上颌神经及下颌神经与口腔科关系密切。

1. 上颌神经　由圆孔出颅，主要分支有上齿槽后神经、上齿槽中神经、上齿槽前神经、腭前神经、鼻腭神经及眶下神经。上齿槽后神经、上齿槽中神经及上齿槽前神经分布于上颌牙、牙槽骨及唇颊侧牙龈。腭前神经及鼻腭神经分布于上颌牙腭侧牙龈及黏骨膜。眶下神经分布于眶下部皮肤、上唇皮肤及黏膜。

2. 下颌神经　主要分支有下齿槽神经、舌神经和颊神经。下齿槽神经在下颌骨内分出细支至牙槽骨及下颌牙，并在中线处与对侧的下齿槽神经吻合。下齿槽神经分支出颏孔分布于下颌第二前磨牙以前的牙龈、下唇黏膜和皮肤。舌神经分布于舌前2/3及下颌舌侧牙龈、口底黏膜。颊神经分布于下颌第二前磨牙、磨牙的颊侧牙龈及颊后部的黏膜。

（二）面神经

面神经为第七对脑神经。面神经出茎乳孔后进入腮腺，在腮腺内分出5个分支，即颞支、颧支、颊支、下颌缘支及颈支。这些分支成扇形分布于面部表情肌，支配面部表情肌的运动。

六、涎腺

口腔颌面部的涎腺组织由左右对称的三对大涎腺，即腮腺、颌下腺和舌下腺，及遍布于唇、颊、腭、舌等处黏膜下的小黏液腺构成。各有导管开口于口腔。

涎腺分泌的涎液为无色而黏稠的液体，进入口腔内则称为唾液；它有润湿口腔、软化食物的作用。唾液内含有淀粉酶和溶菌酶，具有消化食物和抑制致病菌活动的作用。

第二章　牙体牙周组织疾病

第一节　龋病

龋病（dental caries，tooth decay）是在以细菌为主的多种因素影响下，牙体硬组织发生慢性进行性破坏的一种疾病。致龋的多种因素主要包括细菌和牙菌斑、食物及牙所处的环境等。就病因角度而言，龋病也可称为牙体硬组织的细菌感染性疾病。龋病时牙体硬组织的病理改变涉及牙釉质、牙本质和牙骨质，基本变化是无机物脱矿和有机物分解。龋病的临床特征是牙体硬组织在色、形、质各方面均发生变化。初期时牙龋坏部位的硬组织发生脱矿，微晶结构改变，牙透明度下降，致使牙釉质呈白垩色。继之病变部位有色素沉着，局部可呈黄褐色或棕褐色。随着无机成分脱矿、有机成分破坏分解的不断进行，牙釉质和牙本质疏松软化，最终发生牙体缺损，形成龋洞。龋洞一旦形成，则缺乏自身修复能力。

龋病是人类的常见病、多发病之一，在各种疾病的发病率中，龋病位居前列。但由于其病程进展缓慢，在一般情况下不危及患者生命，因此不易受到人们的重视。实际上龋病给人类造成的危害甚大，特别是病变向牙体深部发展后，可引起牙髓病、根尖周病、颌骨炎症等一系列并发症，以至严重影响全身健康。随着牙体硬组织的不断破坏，可逐渐造成牙冠缺损，成为残根，终至牙丧失，破坏咀嚼器官的完整性。这样不仅影响消化功能，而且在童年时期可影响牙颌系统的生长发育，使健康素质下降。此外，龋病及其继发病作为一个病灶，引起远隔脏器疾病的案例也时有报告。

一、病因

现代龋病病因学理论认为，龋病是多因素疾病，包括宿主、微生物、饮食、时间，这4种因素相互作用，即龋齿的形成需要有易感的宿主、致龋的口内细菌、适宜的食物和需要足够的时间，被称为龋病发生的四联因素理论。

（一）细菌

口腔内多存在大量的常住微生物群，在某种因素作用下，常住菌群的平衡被破坏，可引起龋细菌繁殖增生，引起内生性感染，即发生以致龋力最强的变形链球菌为中心的混合感染，并利用蔗糖合成菌体外多糖而产酸。因此，龋病是一种细菌性疾病。

（二）饮食

食物对牙齿的生长发育具有重要的影响，也关系到对龋病抵抗力的高低。当牙齿萌出后，食物对牙齿的局部作用尤其重要，其中蔗糖则是口腔细菌致龋最适宜的基质，由于细菌不仅把糖作为自身的能量来源，而且作为构成细胞壁的物质，也作为菌斑基质的构成部分。当进食糖质时，变形链球菌利用扩散到菌斑中的糖进行新陈代谢，糖酵解后形成葡萄糖和果糖，放出大量的能量，之后在糖基转移酶作用下转化成葡聚糖和果聚糖，其能量的最终代谢产物即有机酸，使牙齿脱矿，导致龋洞的形成。

（三）宿主

影响宿主对龋病易感性高低的重要因素，主要是牙齿和唾液。

1. 牙齿

（1）牙齿形态和牙面形态：牙齿的形态是导致龋病发生的一个重要因素。牙齿的窝沟是临床上龋齿较常好发的部位，由于这个部位易使菌斑、食物堆集停滞，深的窝沟与龋病的发生关系尤其密切。牙弓的形态不规则，牙齿排列紊乱、拥挤、重叠均利于龋齿的发生。

（2）牙齿的结构：牙齿在萌出前和萌出后常有不同的物质代谢。牙齿在生长发育过程中的营养状况，可影响牙齿萌出后对龋齿的易感性。维生素A可维护成釉细胞的完整性，形成正常的釉质。钙、磷缺乏或显著不平衡会影响牙齿的正常矿化。萌出后的牙齿，牙面与口腔环境如唾液、牙菌斑之间不断地进行着物质交换。萌出不久的牙齿釉质表面易受物理、化学变化的影响。随年龄增加，牙釉质氮和氟的成分增加，牙齿对龋齿的易感性亦逐渐下降。

2. 唾液　唾液的性状和组成，包括量与质、缓冲力、唾液的抗菌物质，均影响龋病的发生发展过程。

（1）唾液量的变化：表现为流量和流速。流量大、速度快对牙面冲洗和除去食物残屑，稀释和中和口中的酸有帮助。口干症患者唾液分泌量减少，龋齿发生多且发展迅速，但动物实验观察到，即使除去唾液腺的动物，其龋齿的发生仍需要有致龋性食物，而饲养低糖类或没有糖类的饮食，动物并不发生龋齿，再次证明龋齿是多因素造成的疾患。

（2）唾液的成分：通常认为，唾液的某些成分，如铵盐、溶菌酸、乳菌酶、乳铁质等有抑龋的作用。

（3）唾液的缓冲作用：唾液具有较强的缓冲作用，能使口腔环境保持在近似中性的pH值范围，因唾液中的重碳酸盐能中和口腔及菌斑中的酸性产物，使唾液具有一定的抗龋作用。

（4）唾液的抗体：主要是分泌型免疫球蛋白，由唾液腺的免疫细胞合成，与龋病的发生有重要关系。分泌性免疫球蛋白可以对抗细菌在牙面的附着，使菌斑不易在牙面形成，以减少龋病或牙周病的发生。

（四）时间

龋病是一种慢性疾病，其发生需要经历数周、数月或数年。形成龋洞的时间，即从初期龋到临床可以探查出龋洞，平均在一年半左右。

二、病理

（一）釉质层

釉质因脱矿引起折光率的变化，并有色素沉着而呈乳白色或黑色。釉柱结构消失，柱间质界限不清，龋损沿釉柱及釉板方向进展。

釉质层病变的出现，是一种动态发展的过程。这一过程可分为以下六期。

1. 龋齿脱矿最早的表现是表层下透明带发生，此时临床和X线均不能发现。

2. 透明带的扩大，部分区域有再矿化现象，其中心部出现暗带。

3. 随着脱钙病变的发展，暗带中心出现病损体部，病损体部相对透明，芮氏线、釉柱横纹明显，临床上表现为龋白斑。

4. 病损体部被食物、烟和细胞产物等外源性色素着色，临床上表现为棕色龋斑。

5. 龋病进展到釉质牙本质界时，病势呈侧向扩展，发生潜行龋，临床上表现为蓝白色。侧向扩展与釉质牙本质界有机成分多、含氟量低有关。

6. 牙表面的龋坏，龋洞形成，可出现在上述第五期之前。

（二）牙本质层

龋蚀发展到牙本质时，向侧面发展，使牙本质病染面扩大，大量牙本质小管受损，细菌进入牙本质小管内，大量生长繁殖，并产酸，导致矿物质和有机质分解，小管肿胀呈串珠状，随即互相融合，有机质坏死崩解。此外，龋蚀使牙本质细胞的童氏纤维受刺激后，引起纤维发生脂肪球沉积而变性，牙本质小管逐渐被钙化。位于牙髓端牙本质小管被钙化物封闭，逐渐形成继发性牙本质。整个病损牙本质可从浅至深层依次为腐败层、细菌感染层、脱矿层、透明层、脂肪变性层等。

（三）牙骨质

牙骨质的龋损过程与牙本质龋相同。临床上牙骨质龋呈浅碟形，常发生在牙龈严重退缩、根面自洁作用较差的部位。初期牙骨质龋的显微放射照相表明，在牙骨质中也会发生表面下脱矿，伴有致密的矿化表面。表明这种再矿化过程类似于硬化牙本质的再矿化过程。实际上，在临床中常无法检测到单纯的牙骨质龋。在接近釉质牙骨质界处，牙骨质通常仅为20～50μm厚度，若发生龋损很快便会波及牙本质，因此称为根部龋。根部龋可同时发生于牙骨质和牙本质，在根部所见的牙本质组织病理变化与缓慢进展的冠部龋类似，随着牙本质小管的闭塞形成硬化层，其下方可能出现修复性牙本质。在初期损害时，通过光学显微镜和显微放射摄影可看到牙骨质中出现裂缝，微生物偶尔可穿过脱矿的裂缝，导致牙骨质的分段破坏。此后损害沿着牙骨质前沿广泛扩散，有时表现为"分层损害"。损害可能沿穿通纤维的走向进展，与牙根面垂直。显微放射摄影表明，由于矿物质分布的区域性差异，在X线片上表现为透射和阻射影像交替出现，因此在龋损的牙骨质区域可能呈刷状外观。混浊的外表面层覆盖着下方脱矿的牙骨质。约有1/3根部龋标本表现为牙本质小管反应，出现死区，形成透明牙本质。超微结构观察表现为羟磷灰石晶体呈板状，某些区域的晶体明显空虚，有的死区无晶体，在牙骨质表面或表面下腔隙中有细菌入侵的痕迹。

在根部牙本质发生进行性损害时，牙本质小管被细菌感染，其主管和侧支均被累及，与冠部牙本质龋一样，可能有硬化性反应，矿物质晶体部分或全部封闭牙本质小管。

三、临床表现

龋病的主要临床表现是牙齿的色、形、质的改变。

（一）浅龋

浅龋位于牙冠部时，一般均为釉质龋或早期釉质龋，但若发生于牙颈部时，则是牙骨质龋和（或）牙本质龋，亦有一开始就是牙本质龋者。位于牙冠的浅龋又可分为窝沟龋和平滑面龋。前者的早期表现为龋损部位色泽变黑，进一步仔细观察可发现黑色素沉着区下方为龋白斑，呈白垩色改变。用探针检查时有粗糙感或能钩住探针尖端。平滑牙面上的早期浅龋一般呈白垩色点或斑，随着时间延长和龋损继续发展，可变为黄褐色或褐色斑点。邻面的平滑面龋早期不易察觉，用探针或牙线仔细检查，配合X线片可以做出早期诊断。

浅龋位于釉质内，患者一般无主观症状，遭受外界的物理和化学刺激如冷、热、酸、甜刺激时亦无明显反应。

浅龋诊断应与釉质钙化不全、釉质发育不全和氟牙症相鉴别。

釉质钙化不全亦表现有白垩状损害，但其表面光洁，同时白垩状损害可出现在牙面任何部位，而浅龋有一定的好发部位。

釉质发育不全是牙发育过程中，造釉器的某一部分受到损害所致，可造成釉质表面不同程度的实质性缺陷，甚至牙冠缺损。釉质发育不全时也有变黄或变褐的情况，但探诊时损害局部硬而光滑，病变呈对称性，这些特征均有别于浅龋。

氟牙症又称斑釉症，受损牙面呈白垩色至深褐色，患牙为对称性分布，地区流行情况是与浅龋相鉴别的重要参考因素。

（二）中龋

当龋病进展到牙本质时，由于牙本质中所含无机物较釉质少，而有机物较多，在构造上又有很多小管，有利于细菌入侵，因此龋病进展较快，容易形成龋洞。牙本质因脱矿而软化，随色素侵入而变色，呈黄褐或深褐色，同时出现主观症状。

中龋时患者对酸甜饮食敏感，过冷过热饮食也能产生酸痛感觉，冷刺激尤为显著，但刺激去除后症状立即消失。龋洞中除有病变的牙本质外，还有食物残渣、细菌等。

由于个体反应的差异，有的患者可完全没有主观症状。颈部牙本质龋的症状较为明显，这是由于该部位距牙髓较近之故。中龋时牙髓组织受到激惹，可产生保护性反应，形成修复性牙本质，它能在一定程度上阻止病变发展。

中龋有其典型的临床特征，因此诊断并不困难。

（三）深龋

龋病进展到牙本质深层时为深龋，临床上可见很深的龋洞，易于探查到。但位于邻面的深龋洞及一些隐匿性龋洞，外观仅略有色泽改变，洞口很小而病变进展很深，临床检查较难发现，应结合患者主观症状，仔细探查。必要时需在处理过程中除去无基釉质然后再进行诊断。

四、并发症

（一）牙髓炎

龋齿最常见的并发症是牙髓炎。由于龋损及牙本质深层，细菌沿牙本质小管进入髓腔，或龋蚀穿透牙本质，感染直接进入髓腔，导致牙髓发生炎症、变性或坏死等，临床表现以自发的剧烈疼痛为主。

（二）牙龈炎

邻面或牙颈部龋引起食物嵌塞，破坏牙间龈乳头表皮的完整性而被病菌感染，使龈乳头红肿、出血，甚至发生牙龈脓肿。

五、实验室及其他检查

X线片显示龋坏处釉质失去连续性，牙体密度降低，透光度增强，呈现明显的阴影。

六、诊断和鉴别诊断

根据龋的色、形、质改变的特征，仔细观察牙齿的颜色改变，用探针仔细探查牙齿的好发部位，大多可以确诊。必要时可借助X线检查，龋在牙齿的X线平片上呈现黑色透射影。

诊断龋病时还应注意与下列疾病相鉴别。

（一）釉质发育不全

由牙齿发育过程中造釉器发育障碍所致，在釉质表面形成深浅、大小各不相同的带状或窝状凹陷缺损，凹陷处光滑且质地坚硬，亦可有色渍附着，釉质发育不全常对称性地出现在同时期形成与萌出的牙齿上，如患者出生至1岁期间有营养障碍，则上下第一磨牙与上、下前牙常出现釉质发育不全。

（二）斑釉（又称氟斑牙）

斑釉是由于牙齿发育形成期中，长期饮用含氟量较高的水所致的一种地域性牙齿病变。表现为牙冠表面出现白垩或黄褐色斑块，重者釉质表面可出现凹陷缺损，甚至有骨骼系统的病变，但牙面坚硬无软化。

（三）四环素色素沉着

婴幼儿时期服用四环素族药物，四环素就可能在牙本质沉积，而使牙齿变色，颜色由黄色变成暗棕或灰色，牙变色的深浅与牙本质生长时期给药的早晚、服药时间长短有关。

（四）楔状缺损

楔状缺损是发生在牙体的唇颊侧牙颈部的"V"形缺损。牙体颈部釉质牙本质界处结构较为薄弱，加之长期横行刷牙造成光滑的缺损，牙弓转弯处的尖牙、前磨牙的颈部多见，对温度与酸甜刺激敏感，缺损部位质地坚硬而无软化。

（五）磨损

常见于牙𬌗面，因长期咀嚼粗、硬食物致釉质过度磨耗，淡黄色的牙本质暴露，也可由夜间磨牙等非咀嚼因素造成。重症者牙𬌗表面可磨成深凹，对冷、热、酸、甜与探诊都很敏感，但表面坚硬。

七、治疗

龋病过程的特殊性决定了该病的治疗特点。首先，由于龋病发生在矿化程度很高的牙体硬组织，因此该病发展缓慢。开始时，龋病在釉质中进行，而釉质中无神经分布，故在开始相当长时间内患者可无自觉症状，因此难于早期发现而贻误治疗。第二，龋病是一进行性疾病，不经治疗难停止其破坏过程，治疗不彻底也可再次发生。第三，由于牙体硬组织的新陈代谢很弱，釉质内无细胞和体液循环，没有任何基于细胞活动的修复功能，一旦遭到破坏，不能通过细胞再生来恢复其缺损的组织，必须用人工材料来修复。第四，从对外界刺激的应答反应来看，牙本质与牙髓可以说是一个整体，对牙本质的任何刺激都可引起牙髓的相应反应。从解剖关系来看，牙体组织与牙髓十分密切，如龋病早期未得到及时治疗，病变向纵深发展，可引起牙髓和根尖周组织的感染。所以，一旦发现龋齿，应尽早治疗，且在治疗过程中必须尽量减少对牙髓的刺激。

龋病治疗的目的在于阻止病变过程，保护牙髓，恢复牙的形态、功能及美观，并维持与邻近软硬组织的正常生理解剖关系。其治疗原则是针对不同程度的龋损，采用不同的治疗方法。一般来说，早期釉质龋可采用保守治疗，有组织缺损时，则应采用修复性方法治疗，这也是龋病治疗中最常用的方法。深龋近髓时，应先采取保护牙髓的措施，再进行修复。

近年来，随着龋病预防研究的深入及修复材料技术的发展，龋病的治疗也在不断地改进和更新。牙体修复更趋于保守，尽量保存更多的牙体结构，且扩大了治疗的适应证。

（一）保守治疗

保守治疗是采用药物或再矿化法以治疗龋损。

1. 药物治疗　适应证是恒牙早期釉质龋，尚未形成龋洞者；乳前牙邻面浅龋及乳磨牙𬌗面广泛性浅龋，1年内将被恒牙替换者；静止龋和根面浅龋。

采用75%氟化钠甘油糊剂、8%氟化亚锡溶液、酸性磷酸氟化钠（APF）溶液、含氟凝胶（如1.5%APF凝胶）及含氟涂料等多种氟化物。氟化物对软组织无腐蚀性，不使牙变色，安全有效，前后牙均可使用。有形成氟磷灰石，增强釉质抗酸能力，促进早期龋损的再矿化及阻止细菌生长，抑制细菌代谢产酸等作用。其用法是清洁牙面后直接涂擦。

目前多采用38%氟化胺银溶液局部牙面涂擦，此溶液不引起牙体硬组织钙、磷的丢失。以前采用的氟化钠局部牙面涂擦，可引起牙体硬组织磷的丢失。而采用硝酸银局部牙面涂擦，可引起牙体硬组织钙的丢失。

2. 再矿化疗法　是指用人工的方法使已经脱矿、变软的釉质发生再矿化，恢复硬度，使早期釉质龋终止或消除的方法。

再矿化液含有不同比例的钙、磷和氟，可配制成漱口液，每日含漱。亦可将浸有药液的棉球置于患处，每次放置几分钟，反复3~4次。

3. 窝沟封闭（pit and fissure sealing）　是窝沟龋的有效预防方法。封闭剂作为屏障，可使窝沟与口腔环境隔绝，以阻止细菌、食物残渣及其酸性产物等致龋因子进入窝沟。含氟封闭剂有屏障和持续释放氟促进再矿化的双重作用。临床研究表明，封闭剂下方微生物的存活力是相当低的，同时封闭剂阻止了发酵底物进入窝沟，使其致龋活性减弱甚至停止。

（1）适应证：①主要用于窝沟可疑龋；②𬌗面与充填窝洞相邻的无龋深沟裂，不需做预防性扩展，仅用封闭剂处理即可。

（2）封闭剂：窝沟封闭剂主要由树脂、稀释剂、引发剂及一些辅助成分，如填料、氟化物、染料等组成。树脂是封闭剂的主体材料，双酚A甲基丙烯酸缩水甘油酯（Bis-GMA）是目前常用的、性能较好的树脂。

（3）应用方法：临床操作步骤一般包括清洁牙面、酸蚀、隔湿、涂布及固化封闭剂。具体方法参考复合树脂修复部分。

（二）充填法

将腐败牙体组织除净后，制备成一定固位洞形，选择合适材料填塞缺损部位，以恢复牙齿外观形态和功能叫作充填疗法，是治疗龋齿最常用而有效的方法，包括以下几方面。

1. 窝洞预备　用牙体外科手术的方法将龋坏组织去净，并按要求备成一定形状的洞形，以容纳和支持修复材料，这一步骤叫窝洞预备，简称备洞，所备成的洞叫窝洞。

（1）窝洞的分类：方法较多，常用有以下几种。

1）G. V. Black分类：1908年Black根据龋洞发生的部位将龋洞分为五类，为目前国际上普遍采用的窝洞分类法。

Ⅰ类洞：指发生在所有牙面发育点隙裂沟的龋损所备成的窝洞。包括磨牙和前磨牙的𬌗面洞、上前牙腭面洞、下磨牙颊面𬌗2/3的颊面洞和颊𬌗面沿、上磨牙腭面𬌗

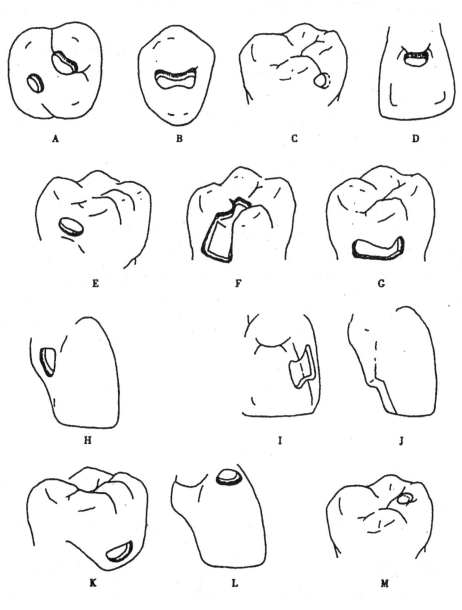

图2-1 窝洞的分类

A~D. Ⅰ类洞　E~G. Ⅱ类洞　H~I.Ⅲ类洞　J.Ⅳ类洞　K~L.Ⅴ类洞　M.Ⅵ类洞。

2/3的腭面洞和腭𬌗面洞。

Ⅱ类洞：指发生于后牙邻面的龋损所备的窝洞。包括磨牙和磨牙的邻面洞、邻𬌗面洞、邻颊面洞、邻舌面洞和邻𬌗邻洞。

Ⅲ类洞：为前牙邻面未累及切角的龋损所备成的窝洞。包括切牙和尖牙的邻面洞、邻舌面洞和邻唇面洞。

Ⅳ类洞：为前牙邻面累及切角的龋损所备成的窝洞。包括切牙和尖牙的邻切洞。

Ⅴ类洞：所有牙的颊（唇）舌面颈1/3处的龋损所备成的窝洞。包括前牙和后牙颊舌面的颈1/3洞（图2-1）。

由于Black分类法不能把临床上所有的龋损包括在内，又有人提出了Ⅵ类洞。

Ⅵ类洞：发生在前牙切嵴和后牙牙尖等自洁区的龋损所备成的窝洞。

2）按窝洞涉及的牙面数分类：可分为单面洞、双面洞和复杂洞。

（2）窝洞的命名：窝洞的名称以其所在牙面命名。如位于𬌗面的洞叫𬌗面洞，颊面的叫颊面洞。

（3）窝洞的结构：由若干洞壁、洞角和洞缘组成。

（4）窝洞预备的基本原则：①去净龋坏组织；②保护牙髓组织；③尽量保留健康牙体组织；④预备抗力形和固位形。

窝洞的主要抗力形有：①洞深：窝洞须有一定深度，才使修复体有足够厚度，从而具有一定强度。②盒状洞形：底平、壁直、线角清楚，不留无基的悬空釉质。③阶梯的预备：双面洞的牙合面洞底与邻面洞的轴壁应形成阶梯。④窝洞的外形：外形线呈圆缓曲线，避开承受咬合力的尖、嵴；圆缓的外形有分散应力的作用，尖锐的转角可使传向牙体组织的应力集中而致牙折裂。⑤去除无基釉和避免形成无基釉：无基釉缺乏牙本质支持，在承受咬合力时易折裂。⑥薄壁弱尖的处理：应酌情降低高度，减少牙合力负担。

窝洞的基本固位形有：①侧壁固位：窝洞有足够深度，不低于2mm，呈盒状。②倒凹固位：窝洞较浅，侧壁难以使充填体固位时，用倒锥车针在洞壁上做倒凹，使洞形成外口小，底部大，以增强固位作用。③鸠尾固位：复面洞大多需要在𬌗面或舌面作鸠尾状洞形固位，防止咀嚼产生的力使侧面的充填体移位和脱落。④梯形固位：此种固位也用于双面洞。邻𬌗洞邻面预备成龈方大于𬌗方的梯形，防止修复体从与梯形底边呈垂直方向的脱位。

（5）窝洞预备的一般步骤：为了更好地预备洞形，洞形预备可分成初期和后期两个阶段。

1）初期洞形预备（initial cavity preparation stage）：此阶段，应在规定的洞深范围内扩展洞形，提供进入龋损的通道，确定外形，初步建立固位形和抗力形。①开阔洞口及进入病区：对于病变较为隐蔽的龋洞，为了使视野清楚，查清病变的范围和程度，应正确设计洞的外形，以便于操作，首先应开阔洞口，寻找进入龋损的通道。如𬌗面潜行性龋，洞口很小，下面破坏大，应先去除洞口的无基釉，再扩大洞口。而邻面隐匿性龋损应视具体情况采取不同的方式进入。后牙邻面龋，在接触点已破坏时，应磨除殆面相应边缘嵴，从殆面进入龋洞。如尚未累及接触点，仅局限于牙颈部，可从颊或舌侧进入。这样可减少磨除健康牙体组织，并保持了原有的完整接触点。同时，由于未涉及殆面，修复体不直接承受咀嚼压力。前牙邻面洞，一般从舌侧进入，这样可保持唇面的完整和美观。如龋损靠近唇面，由于牙色修复材料的使用，也可从唇面进入，这样可保留较坚固的舌侧边缘嵴，利于承受咀嚼压力。②设计和预备洞的外形：窝洞的洞缘构成了洞外形。洞的外形既要将所有病变部分包括进去和最大限度地减少洞缘继发龋的发生，又要尽量保留健康牙体组织。因此，须按下列原则设计外形：以病变为基础设计外形；洞缘必须扩展到健康的牙体组织；外形线尽量避开牙尖和嵴等承受咬合力的部分；外形线呈圆缓曲线，以减少应力集中，也利于材料的填充；为了便于清洁，防止继发龋，邻面的颊舌洞缘应位于接触区以外，分别进入楔状隙，龈缘与邻牙之间至少应有0.5mm宽的间隙，不必扩展到龈下。③初步建立抗力形和固位形：根据抗力形和固位形预备原则，修整洞形，初步建立抗力形和固位形。

2）后期洞形预备（final cavity preparation stage）：在此阶段，完成洞形的预备，包括以下步骤：①去除残存的龋坏牙本质：在初期备洞过程中，大部分龋坏组织已被除去，初步洞形的建立也为去净龋坏牙本质提供了清晰的视野和通路。原则上应彻底去除软化的感染牙本质，以防止继发龋。②预备辅助的抗力形和固位形：对于一些双面洞和复杂洞往往需要预备辅助的固位形和抗力形，才可使修复体获得最好的固位。③洞缘的完成：包括洞缘釉质壁的修整和洞面角的设计等。④清理窝洞：最后需彻底清洗窝洞，除去窝洞内所有碎片和残屑，检查有无残存感染牙本质、无基釉及任何不利于修复的情况。

（6）减轻疼痛的方法：在预备窝洞时，切割牙本质往往使患者产生难以忍受的酸痛。为减轻磨牙时的疼痛，可选用下列方法。

1）使用锋利器械和正确手法：用锋利器械高速、间断切割牙本质，轻柔而准确的操作可减少对牙髓的刺激，使疼痛时间短，且程度轻。

2）脱敏药物处理：选用脱敏药物处理洞壁，此法作用表浅，需反复使用。

3）针刺麻醉：针刺合谷和与治疗牙相关的穴位，可使痛阈升高，以便降低备洞时的敏感性。

4）局部麻醉：对于上述方法无效和一些紧张的患者可行根尖区骨膜下浸润麻醉或外周齿槽神经阻滞麻醉，必要时可做牙周膜内注射。局部麻醉的效果较好。

5）化学机械去龋：用特殊的化学药剂，如单氯甘氨酸溶液，使软化牙本质中的胶原解体而容易被去除。经由压缩泵、手机和喷头组成的特殊给药装置，将药液喷入洞内，通过机械冲洗和化学作用选择性地去除软化牙本质。此法有不产热、对牙髓刺激小、安全、无痛等优点，但操作时间长，对质地坚硬的慢性龋去龋效果较差。

2. 充填材料　应选择在口腔环境中性能稳定、膨胀系数接近牙体、有足够的硬度、便于雕塑、为不良导体、色泽与牙齿协调特性者，常用于后牙的是银汞合金，用于前牙的有复合树脂、自凝塑胶等，也可用于后牙。

3. 垫底材料　由于目前使用的充填材料大都对牙髓有刺激，银汞合金又是温度和电的良导体，所以需用能隔绝物理和化学刺激的材料垫底，以保护牙髓。另外，因咬𬌗时能产生很大的咬𬌗力，垫底材料能缓解咬𬌗力的传导。常用垫底材料有：磷酸锌粘固粉、聚羧酸锌粘固粉、氧化锌丁香油粘固粉、氢氧化钙等，分别由粉剂和液体按适当比例调和而成。

4. 垫底　牙本质层中等深度窝洞用探针探及洞底时，无明显症状者，用磷酸锌粘固粉或聚羧酸锌粘固粉垫底即可，叫作单层垫底。因磷酸锌粘固粉可产生游离酸，对牙髓有一定的刺激作用，所以窝洞较深、探诊症状明显者，应先用氧化锌丁香油粘固粉垫底后，上面再垫一层磷酸锌粘固粉，称为双层垫底。其操作方法是：备洞完成后，常规隔湿，用樟脑酚消毒并干燥窝洞后，用粘固粉充填后将其向下推压平铺于洞底，需做双层垫底时，如法垫第二层，待硬固后用倒锥车针去净洞壁上的粘固粉，并磨平洞底。垫底厚度以能有充填体足够厚度为宜。

5. 充填　选用适当的修复材料，填入预备好的窝洞，恢复牙的外形和功能。这是牙体修复的最后一步。

（1）充填材料的性能要求：直接用于充填窝洞的修复材料叫充填材料。从修复体的临床要求出发，为了达到最佳的修复效果，充填材料要求具备以下性能。

物理和机械性能：①有足够的机械强度（包括抗压强度、抗张强度、抗弯强度和抗冲击强度），且耐磨；②弹性模量大，受力后变形小；③热膨胀系数与牙体组织相近；④绝缘性好，不传导温度和电刺激；⑤色泽与牙接近，抛光性好；⑥对X线阻射。

化学性能：①化学性能稳定，在口腔内不溶解，不腐蚀，不变色；②固化收缩小；③对牙体组织有化学粘接性；④充填后在适当的时间固化，固化前可塑性好，操作方便。

生物学性能：①对机体无毒、安全；②对牙髓、黏膜和牙龈无刺激性。

其他：①必要时易于去除；②价格便宜。

目前，尚无一种充填材料完全符合上述要求。近年来，随着材料学的迅速发展，口腔修复材料已有很大进展，新产品不断问世，如高铜银汞合金、微球形银汞合金等。

（2）充填材料的选择：由于充填材料品种较多，方法各异，在此仅介绍常用的银汞合金与复合树脂光固化充填。

1）银汞合金充填：银汞合金是历史最悠久的充填材料，在现存的充填材料中，银汞合金具有最大抗压强度、硬度和耐磨性。银汞合金由银合金粉与汞按3∶1的比例混合研调而成，是至今使用最广泛的充填材料，但由于色泽不理想，仅适用于后牙充填。充填时将患牙隔湿、消毒、干燥窝洞，复面洞先装置成形片，用银汞合金输送器将研调好的银汞合金逐次送入窝洞，用银汞充填器用力逐层填压，尤其是洞壁边缘及龈壁等处不能遗漏，使其与洞壁密合，直至充填物略高于洞口边缘，最后进行雕刻修整。首先修整雕刻殆面，恢复其生理形态和咀嚼功能，嘱患者咬牙后无早接触点即可；其次修整龈缘壁，去除龈缘壁外的银汞，切忌有悬突存在，最后嘱患者2小时内不用该牙咀嚼。如有条件者24小时对充填体进行磨光。

2）复合树脂光固化充填：这种充填材料有一定的硬度，色泽较齐全，可用调色板选择与牙齿颜色协调的型号，是用于前牙较理想的充填材料。方法是：先用细石英粉和水调为糊剂，涂于牙面，用橡皮杯或毛刷上在手机上进行打磨以除去牙面污垢，再用常规方法除净龋坏腐质，进行隔湿、樟脑酚消毒、干燥后，用氢氧化钙或聚羧酸锌粘固粉遮盖牙本质，在周围釉质上涂布酸蚀剂（切勿涂及裸露牙本质）停留3分钟，使其脱矿后用水枪冲洗3分钟，吹干水分见酸蚀部釉质呈均匀的白色改变，失去光泽，有粗糙感，如无上述改变可再进行一次脱矿。常规隔湿、干燥患牙后，将黏结剂均匀地涂布在窝洞及酸蚀部牙面，取适量与牙齿色泽协调的树脂填入洞内和覆盖酸蚀部牙面，用充填器扁平端稍用力加压磨均匀，并进行雕塑成形，恢复牙天然形态，再用卤素灯光（光敏灯）照射30秒即固化，用磨光车针，磨光砂片磨光。最后，用橡皮杯蘸75%氟化钠糊剂打磨脱敏。

6. 牙体修复法　主要用于牙体组织缺损而用充填法治疗不易固定的龋齿。

7. 拔牙　对龋坏严重，完全丧失其功能，并用各种方法均不能治疗的患牙应给予拔除，以免成为其他系统疾病的病灶。

（三）并发症及处理

充填术是治疗龋病的有效方法，在治疗过程中，按照正规程序进行处理，一般情况下，是不会出现问题的。如诊断不正确，或操作不当则可造成治疗失败。

1. 意外穿髓　在洞形预备过程中，因操作不当可造成健康牙髓的意外暴露，常见原因如下。

（1）对髓腔解剖不熟悉：操作中应对髓腔解剖做到心中有数，髓腔的大小、髓角高低与患者年龄和龋病类型有关，乳牙和年轻恒牙的髓腔大、髓角高，急性龋软化牙本质多，修复牙本质薄。不了解这些情况则易造成意外穿髓。

（2）髓腔解剖结构的变异：个别牙的髓角特别高，如有的第一磨牙的近颊髓角非常高，不易防范。术前X线照片有助于了解髓腔的情况。

（3）操作不当：去软龋时，操作粗糙和使用器械不当均可引起穿髓。尤其在急性龋时，软化牙本质多，修复性牙本质薄，更易发生。扩展洞型时，以与洞底平齐的深度向牙尖扩展，可造成髓角穿通。深部龋坏组织应用挖器挖除或大球钻慢速提磨，切忌用高速涡轮机去除。预备洞形时，深窝洞不能磨平，而应垫平。

处理：意外穿髓的牙髓多为正常牙髓，其处理视患者年龄、患牙部位和穿髓孔大小而选择不同的牙髓治疗方法。

2. 充填后疼痛　根据引起疼痛的原因和疼痛性质的不同可分为牙髓性疼痛和牙周性疼痛。

（1）牙髓性疼痛：

1）激发痛：充填后出现冷、热刺激痛，但无明显延缓痛或仅有短暂的延缓痛，常见原因有以下几点。

①备洞过程中对牙髓的物理刺激：过冷的水冲洗窝洞、连续钻磨产热及钻牙的负压均可激惹牙髓，致牙髓充血。

②未垫底或垫底材料选择不当：中、深龋未垫底直接汞合金充填可传导冷、热刺激。复合树脂直接充填或深龋直接用磷酸锌粘固剂垫底可造成对牙髓的化学刺激而激惹牙髓。

处理：症状轻者，可进行观察，如症状逐渐缓解可不予处理，如症状未缓解，甚至加重者则应去除充填物，经安抚治疗后再重新充填。

2）与对颌牙接触时痛：用汞合金充填的牙，在与对颌牙接触时出现短暂的疼痛，脱离接触或反复咬合多次后疼痛消失。这种情况多见于对颌相对的牙有不同金属的修复体，当上下牙接触时，唾液作为导电介质将两种具有不同电位的金属连在一起，形成电位差，产生电流而引起。

处理：去除汞合金充填物，用非导体类材料，如复合树脂充填，或改做同类金属的嵌体修复。

3）自发痛：充填后出现阵发性、自发性疼痛，不能定位，温度刺激可诱发或加重疼痛，此种情况应考虑有牙髓炎的可能。

近期出现的原因是：

①对牙髓状况判断错误。

②上述引起激发痛的各种因素严重或持续时间长。

③小的穿髓孔未被发现。

远期出现的原因是：

①充填材料对牙髓的慢性刺激，使牙髓逐渐发炎，甚至坏死。

②洞底留有较多的龋坏组织，致病变继续发展，累及牙髓。

处理：首先去除充填物，开髓引流，待症状缓解后根据患者年龄和牙髓情况选择适当的牙髓治疗方法。

（2）牙周性疼痛：

1）咬合痛：充填后，咀嚼时疼痛，与温度刺激无关。多由于充填物过高，咬合时出现早接触所致。检查时会出现汞合金充填物有亮点，复合树脂充填物可用咬合纸检查出高点。

处理：确定早接触部位，磨除高点，症状即可消除。

2）自发痛：持续性自发性疼痛，可定位，与温度刺激无关，咀嚼可加重疼痛，主要原因有以下几点。

①术中器械伤及牙龈，甚至牙周膜，或酸蚀剂溢至牙龈而致牙龈发炎。

②充填物在龈缘形成悬突，易沉积菌斑，且压迫牙龈，造成牙龈发炎、出血，时间长后可引起牙龈萎缩，甚至牙槽骨吸收。

③接触点恢复不良，造成食物嵌塞，引起牙龈炎症、牙龈萎缩及牙槽骨吸收。

针对不同原因作不同处理：①轻度牙龈炎者，局部冲洗，上碘甘油。②去除悬突，清除局部刺激物。③接触点恢复不良者应重新充填，必要时需要做固定修复（嵌体或冠），以恢复正常接触关系。

3. 充填物折断、脱落　充填物在口腔内经过一段时间后发生折断或松动脱落，常由下列原因造成。

（1）洞形预备因素：没有足够的抗力形和固位形，如洞的深度不够或垫底太厚，使充填材料过薄，不仅固位差，且材料的抗力也低。邻𬌗洞的𬌗面鸠尾与邻面洞大小不平衡、鸠尾峡过宽、洞口大于洞底等原因可造成充填体固位不足。鸠尾峡过窄、轴髓线角过锐、洞底不平、邻面洞的龈壁深度不够等原因可致充填物折裂。

（2）充填材料调制不当：各组分的比例不当、材料被唾液或血污染及调制时间过长等均可使充填材料的性能下降。

（3）充填方法不当：未严格隔湿、充填压力不够、材料未填入倒凹或有气泡等。

（4）过早承担咬合力：材料未完全固化前，其机械强度差，如过早受力，易折裂。

处理：去除原残存充填物，针对洞形存在问题，按照备洞原则修整洞形，按正规操作调制材料和完成窝洞充填。

4. 牙折裂　有部分和完全折裂两种情况。主要由于牙体组织本身的抗力不足所致，常见原因有以下几点。

（1）制洞时未除去无基釉，脆弱牙尖未降低咬合，特别在承受咬合力大的部位。

（2）磨除过多牙体组织，削弱了牙体组织的抗力。

（3）窝洞的点、线角太锐，导致应力集中。

（4）充填体过高、过陡，引起𬌗创伤。

（5）充填材料过度膨胀，如汞合金在固化过程中与水接触所造成的延缓性膨胀。

处理：

（1）部分折裂者可去除部分充填物后，修整洞形，重新充填。如固位和抗力不够，可行粘接修复术、附加固位钉修复术、嵌体或冠修复。

（2）完全折裂至髓底者应予拔除。

5. 继发龋　充填后，在洞缘、洞底或邻面牙颈部等处发生龋坏，主要原因如下。

（1）备洞时未去净龋坏组织，致使充填后龋损继续发展。

（2）洞壁有无基釉，特别在承受咬合力处，受力时易破碎，在洞缘留下缝隙，利于菌斑沉积。

（3）洞的边缘在滞留区内，或在深的窝沟处。

（4）充填材料与洞壁界面间的微渗漏：充填材料硬固时本身的体积收缩、小于牙体硬组织的热膨胀系数、被腐蚀、充填压力不足及洞缘的垫底粘固剂溶解等原因都可造成洞壁与充填材料之间出现微渗漏。

（5）充填体的羽毛状边缘和承受咬合力部位洞缘短斜面上的充填体可在受力时破碎、折裂，而使充填体边缘出现缝隙。

处理：去除原充填物及继发龋，修整洞形，重新充填。洞漆和黏结剂的使用可增加充填材料与洞壁间的密合度，从而降低微渗漏的发生率。

最近的研究表明，黏结剂不仅能降低复合树脂充填的微渗漏，也可减少银汞合金充填的微渗漏。在银汞合金充填中，虽然洞漆有一定减少微渗漏的作用，但其作用是对修复体与牙体组织间微间隙的机械封闭，随着修复时间的延长，这种封闭可因温差、老化等因素而逐渐降低。而具有粘接性的各种黏结剂在银汞合金与牙体组织界面间的作用则不同，黏结剂既可起到机械封闭作用，又可与釉质、牙本质、银汞合金形成一定形式的粘接。

八、护理

（一）一般护理

注意口腔卫生、正确掌握刷牙方法、消除菌斑。注意饮食，多吃含纤维素性食物，少吃糖。加强卫生宣传，开展龋病的普查和防龋工作。合理应用防龋药物，如含氟牙膏、含氟凝胶、防龋涂料及氟化水源等。

（二）充填术护理

1. 器械准备 常用器械有调拌刀、调拌板、研磨器、水枪、气枪、各式钻头、粘固粉充填器、汞合金充填器、雕刻刀、成形片，成形片夹、汞合金输送器等。

2. 药物准备 窝洞消毒药物有丁香油酚、樟脑酚、木馏油、50%麝香草酚酒精溶液等。

3. 术中配合与护理

（1）安排患者就位，调节椅位及光源，做好患者的解释工作，消除对钻牙的恐惧心理。

（2）制备洞型：医师制备洞型时，协助牵拉口角，如使用电动牙钻机无冷却装置时，用水枪对准钻头缓慢滴水，防止因产热刺激牙髓而引起疼痛，用吸唾器及时吸净冷却液，保持术野清晰。

（3）隔湿、消毒：准备好棉条及窝洞消毒的小棉球，消毒药物根据龋洞情况及医嘱选用。

（4）调拌垫底及充填材料：遵医嘱调拌所需材料。浅龋不需垫底；中龋用磷酸锌粘固粉或玻璃离子粘固粉单层垫底；深龋则需用氧化锌丁香油粘固粉及磷酸锌粘固粉双层垫底，再选用永久性充填材料充填。后牙多采用银汞合金，前牙可选用复合树脂或玻璃离子粘固体。

4. 术后指导　协助医师完成充填术后，告知患者注意事项。银汞合金充填的牙齿24小时内不能咀嚼食物，以免充填物脱落。

（三）健康教育

向社区居民和患者宣传预防龋病的有关知识，增强人们的健康意识。

第二节　牙髓病

牙髓病是指牙髓组织的疾病，包括牙髓充血、牙髓炎、牙髓坏死和牙髓变性等，其中以牙髓炎最常见。牙髓炎多由感染引起，牙髓的感染又可经根尖孔扩散到根尖组织，甚至发展成颌面部感染，影响全身健康。

一、牙髓形态及组织结构

牙髓是牙组织中唯一的软组织，位于由牙本质围成的牙髓腔内，仅借狭窄的根尖孔与根尖周组织相连。牙髓作为一种疏松结缔组织，所含的细胞、血管和神经对环境变化的反应与其他疏松结缔组织的反应基本一样，但牙髓还有自身的特点：①被无让性的牙本质包围。②基质富含纤维且具有黏性。③无有效的侧支血液循环。以上特点可使牙髓的损伤难以恢复，且易产生疼痛。

（一）形态学特点

牙髓一般不能直视，仅可通过X线观察它的大致外形。牙髓是一个坚实的、黏性的和具有弹性的实体，由明胶状基质构成，其内富含胶原纤维和纤维束。

在显微镜下，牙髓被人为地被划分为4层。

1. 成牙本质细胞层　位于牙髓的最外层，主要由成牙本质的细胞体构成，细胞间含有毛细血管和神经纤维。

2. 无细胞层　也称魏氏层或成牙本质细胞下层，位于成牙本质细胞下方，宽约40μm。该层细胞成分很少，主要由无髓鞘的神经纤维、毛细血管和成纤维细胞的胞浆突构成。在牙本质快速形成时，该层可以缩小或暂时消失。

3. 多细胞层　位于无细胞层的下方，主要由大量的成纤维细胞和储备细胞（未分化的间质细胞）构成。该层在冠髓区较根髓区明显。

4. 中央区　即固有牙髓，是牙髓疏松结缔组织的核心和主体，含有较粗大的神经纤维和血管，以及成纤维细胞。

（二）结构特点

牙髓的结构特点基本上与机体其他疏松结缔组织一样，由细胞、细胞间质和细胞间液组成。

1. 细胞　牙髓的细胞成分包括成牙本质细胞、成纤维细胞、防御细胞和储备细胞。

（1）成牙本质细胞：是一种特殊的牙髓结缔组织细胞，具有形成牙本质的作用，是牙髓本质复合体的特征性细胞。

（2）成纤维细胞：是牙髓中的主体细胞，又称为牙髓细胞。

（3）防御细胞：①巨噬细胞。②其他细胞：如树突细胞、淋巴细胞、肥大细胞等，与牙髓的免疫监视作用有关。

（4）储备细胞：是牙髓细胞的储备库，可根据需要分化成不同类型的细胞。

2. 细胞间成分　包括胶原纤维、不定型基质和细胞间组织液，它们在维持牙髓结构的完整性和牙髓的生理功能方面具有重要意义。

二、病因

引起牙髓病的原因很多，主要有细菌感染、物理和化学刺激、创伤以及免疫反应等，其中细菌感染是导致牙髓病和根尖周病的主要因素。

（一）细菌因素

牙髓病的常见类型均由细菌感染所致。人类对牙髓细菌感染的认识可追溯到130多年前，即Miller于1890年首次证实了在人坏死牙髓组织中有细菌的存在。此后，许多研究亦相继证实了细菌与牙髓病和根尖周病的密切关系。

1. 炎症牙髓　炎症牙髓中的细菌无明显特异性，细菌的种类与牙髓的感染途径和髓腔开放与否有关。临床所见的牙髓炎多继发于龋病，因此炎症牙髓中所分离到的细菌多为牙本质深层的一些细菌，主要是兼性厌氧菌和厌氧杆菌，如链球菌、放线菌、乳杆菌和G¯杆菌等。牙本质深层是一个相当缺氧的环境，它有利于上述兼性和专性厌氧菌的生长和繁殖。

若牙髓炎时髓腔是开放的，则口腔内的许多细菌，包括真菌，都能在炎症牙髓中检出，但厌氧菌极少能被检出。一般而言，牙髓的炎症程度与感染细菌的数量和作用时间呈正相关。

2. 感染根管　指的是含有坏死牙髓的根管。研究表明，厌氧菌尤其是专性厌氧菌是感染根管内的主要细菌，根管内通常是5～8种细菌的混合感染，其中以1～2种细菌为优势菌。较常见的优势菌有卟啉菌、普氏菌、梭形杆菌、消化链球菌、放线菌、真杆菌、韦荣球菌等。卟啉菌和普氏菌在以往分类上属于类杆菌属中的产黑色素菌群，现已成为独立的菌属，是感染根管内最常见的优势菌，其中的牙髓卟啉菌几乎只在感染根管内出现，且检出率较高，被认为是牙髓感染的特有病原菌。

（二）物理因素

1. 创伤　包括急性创伤和慢性创伤，它们是否能引起牙髓或根尖周的病变主要取决于其强度。偶然的轻微创伤不至于引起组织的病变或仅造成一过性的影响。

（1）急性创伤：交通事故、运动竞技、暴力斗殴或咀嚼时突然咬到硬物等均可导致急性牙外伤；医疗工作中的意外事故，如牙列矫正治疗时加力过猛使牙移动过快，拔牙时误伤邻牙，刮治深牙周袋时累及根尖部血管等，也可引起急性牙外伤。这些创伤都可造成根尖部血管的挫伤或断裂，使牙髓血供受阻，引起牙髓退变、发炎或坏死。

（2）慢性创伤：创伤性咬合、磨牙症、窝洞充填物或牙冠修复体过高等都可引起慢性的咬合创伤，从而影响牙髓的血供，导致牙髓变性或坏死。

2. 温度过高的温度刺激或温度骤然改变　如饮热茶、热汤后，立即进食过冷食品，便会引起牙髓充血，甚至转化为牙髓炎。临床上异常的温度刺激主要与下列因素有关。

（1）备洞产热：大量研究表明，用牙钻备洞尤其是未用冷却剂时不可避免地会导致可复性牙髓炎，有时还会引起不可复性牙髓炎，且所产生的热被认为是备洞时造成牙髓损伤的主要原因。

（2）充填材料和抛光产热：用银汞合金材料充填深洞时，若未采取垫底及隔离措施，外界温度刺激会反复、长期地经充填物传至牙髓，可导致牙髓的变性，甚至坏死。对修复体进行抛光时所产生的热也可能刺激牙髓，导致牙髓的损伤。这种情况多发生在麻醉下用干粉抛光修复体，过高的温度刺激会导致牙髓的变性或坏死。

3. 电流　临床上所见电流刺激牙髓，常发生在相邻或对颌牙上用了两种不同的金属修复体，咬合时可产生电流，通过唾液传导刺激牙髓，长时间后也可引起牙髓病变。其次是使用牙髓活力电测验器或进行离子导入治疗牙本质敏感症时，操作不当，使过大的电流刺激了牙髓。行电外科手术时，若不慎接触了银汞合金充填体，有可能导致牙髓的坏死。

4. 激光　不同种类的激光，对牙髓组织可造成不同程度的损伤。红宝石激光对牙髓最具破坏性，可以造成牙髓充血，成牙本质细胞局限性坏死，甚至牙髓的凝固性坏死。Nd激光对牙髓的危害程度明显低于红宝石激光，但仍可造成一定的伤害。

（三）化学因素

1. 充填材料　近期的研究表明，窝洞充填后发生牙髓病变的主要原因是细菌及其毒性产物在起作用。细菌可通过充填物与洞壁之间的微漏进入牙髓，另外，牙本质涂层中的细菌也可以是牙髓病变的根源。充填材料确实具有一定的毒性作用，尤其是充填后即刻发生的牙髓炎症反应，很可能就是由充填材料中的有害物质所致。

实验研究证实，直接用磷酸锌粘固剂做窝洞充填，可引起下方牙髓中度甚至重度的炎症反应，随着修复性牙本质的形成，牙髓炎症可逐渐消退。磷酸锌粘固剂在凝固之前所释放的游离酸，被认为是引起牙髓炎症或充填后即刻疼痛的直接原因。氧化锌丁香油酚粘固剂对牙髓有镇痛作用，一直被用作深洞的垫底材料。越来越多的研究证实，该粘固剂以及其中的氧化锌和丁香油酚对体外牙髓细胞具有很强的毒性作用；用该粘固剂直接作深洞垫底，亦可导致牙髓的中度炎症反应。因此，很多学者建议，在用氧化锌丁香油酚粘固剂作深洞垫底前，应首先垫一层氢氧化钙制剂。用一些可塑性材料如自凝塑料和复合树脂充填窝洞时，若未采取垫底等保护措施，这些材料中的有毒物质可穿过牙本质小管，引起牙髓的变性或坏死。

2. 酸蚀剂和黏结剂 实验表明，酸处理牙本质是否会导致牙髓反应与酸的强度、酸蚀的时间和剩余牙本质的厚度等因素相关，如对深洞做了酸蚀处理，会导致暂时的酸痛症状，甚至导致牙髓的损伤。用50%柠檬酸或磷酸处理牙本质1分钟，牙髓对充填材料的反应明显增加，而用酸短时间处理牙本质，一般不会引起牙髓的炎症反应，也不影响牙髓的修复功能。对深洞应先行氢氧化钙制剂垫底，以避免酸对牙髓的刺激。

3. 消毒药物 有实验表明，用硝酸银处理浅洞时，能严重损伤牙髓组织；用酚处理深洞后，会导致牙髓严重的病变。目前认为，如做窝洞消毒，也要用刺激性较小的药物如乙醇、氟化钠等。

（四）免疫因素

一些研究证实：①牙髓和感染根管内的细菌及其产物具有抗原特性，甚至许多根管治疗药物在体内也可与组织中的蛋白质结合成为全抗原，从而引起变态反应。②在炎症牙髓和根尖周组织中有许多T淋巴细胞、各种免疫球蛋白、补体C_3和免疫复合物等，提示牙髓炎和根尖周炎的发生可能与几种变态反应都有关系。③将抗原引入实验动物根管使动物致敏，间隔一定时间后再将相同抗原注入动物皮内，则产生了皮肤红肿、硬结等炎性反应，而未根管致敏的对照组动物就没有这种现象；此外，若先从实验动物的腹腔内注入抗原使之致敏，然后再将抗原引入根管内，则可见到根尖周组织内的抗原抗体反应。这些实验部表明了根管也与身体其他器官或组织一样，可以成为抗原侵入的门户，引发免疫反应。

除上述细菌、物理、化学和免疫因素之外，牙髓病还可由其他一些较少见的原因引起，同时，也有少数牙髓病变的原因尚未明了。如原因不明的牙外吸收也可引起牙髓的病变，牙内吸收的发生可能与外伤或备洞所造成的创伤有关，但其确切的原因仍不清楚。而有些病毒如带状疱疹病毒、人类免疫缺陷病毒可感染牙髓，导致牙髓的病变。

三、分类

（一）组织病理学分类

在组织病理学上，一般将牙髓分为正常牙髓和病变牙髓两种。对于病变牙髓一直沿用如下分类。

1. 牙髓充血

（1）生理性牙髓充血。

（2）病理性牙髓充血。

2. 急性牙髓炎

（1）急性浆液性牙髓炎：急性局部性浆液性牙髓炎；急性全部性浆液性牙髓炎。

（2）急性化脓性牙髓炎：急性局部化脓性牙髓炎；急性全部性化脓性牙髓炎。

3. 慢性牙髓炎

（1）慢性闭锁型牙髓炎。

（2）慢性溃疡型牙髓炎。

（3）慢性增生型牙髓炎。

4. 牙髓坏死与坏疽。

5. 牙髓变性或牙本质细胞　空泡性变、牙髓纤维性变、牙髓网状萎缩、牙髓钙化。

6. 牙内吸收。

Seltzer从人牙组织学连续切片检查结果中发现，难以将所见到的牙髓病变按上述分类法划分。因此，他提出如下的分类。

（1）完整无炎症牙髓。

（2）萎缩性牙髓（包括各种退行性变）。

（3）完整牙髓，但有散在的慢性炎症细胞（称为移行阶段）。

（4）慢性局部性牙髓炎（包括部分液化性坏死或部分凝固性坏死）。

（5）慢性全部性牙髓炎（包括局部液化性坏死或局部凝固性坏死）。

（6）全部牙髓坏死。

无炎症牙髓出现的萎缩性变化可能与既往的治疗或龋病史有关。对于临床医师来说，最重要的是需要判断患牙的牙髓是否可通过实施一些临床保护措施而得以保留，其生活状态且不出现临床症状。因此，临床上确实需要一套更为实用的分类和诊断标准。

（二）临床分类

根据牙髓病的临床表现和治疗预后可分为以下几种。

1. 可复性牙髓炎。

2. 不可复性牙髓炎

（1）急性牙髓炎（包括慢性牙髓炎急性发作）。

（2）慢性牙髓炎（包括残髓炎）。

（3）逆行性牙髓炎。

3. 牙髓坏死。

4. 牙髓钙化

（1）髓石。

（2）弥漫性钙化。

5. 牙内吸收。

四、临床表现

（一）急性牙髓炎

临床特点是发病急，疼痛剧烈。

1. 充血阶段　冷、热、甜、酸刺激可引起短暂酸痛，刺激移去后即消失，无自发痛。

2. 浆液性阶段　有激发痛，刺激移去后持续时间稍长。有自发痛，其性质为阵发性的尖锐疼痛，病变范围越广，间歇时间越短，可自睡中痛醒。有放射痛，一般不能指出牙痛位。当根管内牙髓有病变时，可有轻度叩痛和咀嚼痛，探诊疼痛。

3. 化脓性阶段　疼痛加剧，持续的剧烈搏动痛，间歇期短，热刺激可增加疼痛，而冷刺激可缓解疼痛。有放射痛，平卧时加剧，往往不能指出牙痛位，可有轻度咀嚼痛及叩痛。

（二）慢性牙髓炎

这是临床上最常见的一型牙髓炎，有时临床症状很不典型，易误诊而延误治疗。

1. 一般无剧烈自发痛，可有不明显的阵发痛。长期遇冷热刺激痛，刺激去除后，常有短时间持续痛，当炎症波及根尖组织，可有轻微叩痛。

2. 临床分型

（1）慢性闭锁性牙髓炎：无穿髓孔，无明显的自发痛，但温度改变可引起疼痛。

（2）慢性溃疡性牙髓炎：有穿髓孔，其暴露牙髓表面有溃疡。多有自发痛，如果穿髓孔被堵塞，可产生剧烈的自发痛。受温度刺激或食物嵌入龋洞内，可产生剧痛。

（3）慢性增生性牙髓炎：多发生在年轻人，牙髓已暴露，牙髓组织向髓腔外增生，形成息肉。一般无自发痛，可有进食痛或进食出血。牙髓息肉来自牙髓腔。

（三）牙髓坏死与坏疽

牙髓坏死是指非细菌感染（外伤、过度矫正、化学药物刺激等）引起的牙髓组织活力丧失。多由外伤或过度矫正等使根尖孔血管损坏，断绝了牙髓营养而形成。表现为牙齿发暗、变色、不透明，温度及电测活力试验无反应。

牙髓坏疽是指细菌感染，造成牙髓腐败性坏死。临床上牙髓炎的自然发展过程最终形成牙髓坏疽。牙齿变暗灰色，髓腔内腐败发臭，牙髓失去感觉。

（四）牙髓变性

当牙髓受到某种刺激，引起血液循环不良或代谢障碍时，则牙髓可以形成各类型的变性：牙髓纤维性变、牙髓钙化和内吸收。临床上多无症状，仅有少数病例可以引起类似三叉神经痛的症状，但无扳机点。在考虑牙髓钙化和牙内吸收时，可借助X线检查。

（五）并发症

1. 根尖周炎　牙髓大部坏死或坏疽，感染经根尖孔到达根尖周，引起根尖周膜发炎而出现咬合牙痛或牙齿上浮等症状。

2. 根尖肉芽肿　牙髓炎引起根尖周发生慢性炎症，骨质被破坏吸收，形成炎性肉芽组织增生，出现咬合不适，轻度疼痛，或牙龈瘘管流脓等。

3. 根尖周囊肿　根尖肉芽组织被结缔组织包裹，中央组织坏死，形成囊肿，逐渐长大并破坏周围骨质，一般不出现临床症状。

五、诊断和鉴别诊断

（一）诊断标准

1. 急性牙髓炎

（1）牙体有缺损。

（2）有自发性剧痛，加放射到颞、面部。

（3）温度刺激疼痛加重，不能准确定位。

2. 慢性牙髓炎

（1）大多数有牙髓暴露，并有活力。

（2）有自发痛史，呈持续性钝痛，也可出现中度自发痛，能指出痛牙。

（3）温度刺激痛不尖锐。

3. 牙髓坏死、坏疽

（1）有外伤或化学药物刺激史。

（2）有自发痛史。

（3）牙冠变色。

（4）牙髓无活力，开髓后有臭味。

（二）鉴别诊断

1. 深龋　患有深龋的患牙对温度刺激也敏感。但往往是当冷、热刺激进入深龋洞内才出现疼痛反应，且其刺激去除后症状并不持续。在实际临床检查时，深龋与可复性牙髓炎有时很难区别，此时可按可复性牙髓炎的治疗进行处理。此外，无典型自发痛症状的慢性牙髓炎有时与深龋不易鉴别，可参考温度测验结果进行判断。

2. 牙本质过敏症　患有牙本质过敏症的患牙往往对探、触等机械刺激和酸、甜等化学刺激更敏感。而可复性牙髓炎主要是对冷、热温度刺激一过性敏感。

3. 三叉神经痛　发作一般有疼痛"扳机点"，患者每触及该点即诱发疼痛。患者在诉说病史时，往往忽略此点，应特别加以详细询问。再者三叉神经痛很少在夜间发作，且冷、热温度刺激并不引发疼痛。

4. 龈乳头炎　可出现剧烈的自发性疼痛，但疼痛性质为持续性胀痛，对温度测验的反应较为敏感，一般不会导致激发痛，患者对疼痛多可定位。检查时可发现患者所指示的部位龈乳头有充血、水肿现象，触痛极为明显。患处两邻牙间可见有食物嵌塞的痕迹或可问及食物嵌塞史。一般不能查及可引起牙髓炎的牙体硬组织损害及其他疾患。

5. 急性上颌窦炎　患有急性上颌窦炎时，患侧的上颌后牙可出现类似牙髓炎的疼痛症状。这是因为上颌后牙根尖区的解剖部位恰与上颌窦底相连接，且分布于该区域牙髓的神经是先经过上颌窦侧壁或窦底后再进入根尖孔内的。因此，上颌窦内的急性炎症可牵涉到相应上颌后牙的牙髓神经而引发"牙痛"，此时疼痛也可放散至头面部而易被误诊。但通过仔细检查，可发现急性上颌窦炎所出现的疼痛为持续性胀痛，患侧的上颌前磨牙和磨牙可同时受累而至二三颗牙均有叩痛，但无引起牙髓炎的牙体组织疾患。上颌窦前壁可出现压痛，同时，患者还可能伴有头痛、鼻塞、脓涕等上呼吸道感染的症状。

6. 干槽症　患侧近期有拔牙史。检查可见牙槽窝空虚，骨面暴露，出现臭味。拔牙窝邻牙虽也可有冷、热刺激敏感及叩痛，但无明确的牙髓疾患指征。

7. 慢性根尖周炎　患有慢性根尖周炎的病牙也可无明显的临床自觉症状。有窦型的慢性根尖周炎在进行临床检查时，可发现牙龈上有患牙根来源的窦管口。拍照X线片，若发现有根尖周骨质影像密度减低或根周膜影像模糊、增宽，即可以此做出鉴别诊断。

六、治疗

（一）治疗程序

牙髓病的治疗首先是缓解疼痛并去除感染物，一旦患牙的急性症状得到控制，则应该对患者进行全面检查和常规治疗。

牙髓治疗一般可按以下程序进行。

1. 控制急性牙髓疼痛或根尖周疼痛。
2. 拔除无保留价值的患牙。
3. 治疗其他龋患牙。
4. 治疗牙髓病患牙，以及进行根管治疗失败后的再处理。
5. 牙周治疗。
6. 充填或修复。

以上治疗程序可以根据患者的健康状况、患牙条件或患者的职业及经济能力做适当调整，特别要重视主诉患牙的治疗。

（二）术前谈话

在治疗前，医护人员应向患者解释治疗的方法，让患者了解治疗的过程、预后和其他相关情况，从而避免患者在治疗中表现出紧张、恐惧或不合作，减轻患者的担忧和误解，使患者同意治疗计划。

（三）应急治疗

主要是缓解疼痛，常用的方法有如下几种。

1. 药物止痛　可用挖匙去除龋洞内软化牙本质与食物残屑，放入浸有丁香油酚、樟脑酚或市售牙痛水的小棉球，同时口服止痛药物，能暂时缓解疼痛。

2. 开髓减压　对疼痛剧烈者仅用药物往往难以奏效，临床上常用牙钻将牙髓腔穿通，建立引流，使髓腔内压力减低，多可立即止痛。然后用温盐水清洗溢出的脓血分泌物，再放置丁香油棉球。

3. 针灸止痛　常选用合谷为主穴，根据不同牙位加刺激其他穴位，上牙加四白穴、迎香穴、下关穴、颊车穴、颧髎等穴位，下牙加承浆穴、大迎穴或颊车穴等穴位，强刺激留针待疼痛缓解。

4. 局部麻醉止痛　注射部位及方法与拔牙相同，但不必麻醉舌、颊及腭神经，只用于短时间止痛。

（四）保存活髓治疗

牙髓炎充血期的牙髓组织是可逆的，经过治疗可使其恢复为健康牙髓。备洞时的意外穿髓和年轻恒牙外伤后的全部或部分牙髓都可以用护髓剂覆盖于暴露牙髓（小面积）处，从而恢复为健康牙髓被保存下来。常用的护髓剂有：氢氧化钙、三聚甲醛、氧化锌丁香油粘固粉。对炎症仅局限于冠髓、年轻且牙根尚未形成的恒牙，可在麻醉下将冠髓切除，经丁香油等消毒后，用护髓剂覆盖根管口，保存生活的根髓，用常规充填方法充填窝洞。

（五）干髓术

干髓术又称坏死牙髓切断术或失活牙髓切断术，是除去感染的冠髓，保留干尸化的根髓，保存患牙的治疗方法。

1. 适应证和禁忌证

（1）牙髓早期病变，不能行保存活髓治疗，根尖孔已发育完成的恒后牙。

（2）上颌第三磨牙行根管治疗操作困难，或老年人后牙因张口受限，难以行根管治疗时，可选用干髓术。

（3）如果肉眼已可见到有部分冠髓坏死时，则不宜行干髓治疗。

（4）前牙不宜行干髓治疗，因治疗后牙体变色，影响美观。

2. 操作步骤

（1）牙髓失活：钻通髓腔使牙髓暴露，取少许牙髓失活剂置于暴露牙髓处，上面放一个小丁香油或樟脑酚棉球（一方面止痛，另一方面因棉球松软，可缓解髓腔内的压力），用丁香油氧化锌糊剂暂封。常用的失活剂有：①亚砷酸：封24～48小时。②金属砷：封5～7天。③三聚甲醛：封10～14天。牙髓失活剂对组织的作用不能自限，渗透力很强，应严格封药时间，尤其是亚砷酸的封药时间。此外封药必须严密，特别是龈缘，切勿遗漏失活剂。

（2）干髓法：牙髓失活后，去除髓室顶，用锐匙切除冠髓，5%氯胺T钠液和3%过氧化氢或生理盐水冲洗髓腔及窝洞内污物杂质，隔离唾液，吹干窝洞，用甲醛甲酚或酒精消毒髓室和根管口，吹干水分，在根管口处放置干髓剂全部遮根管口，最后垫底永久充填。

3. 预后和转归　干髓术的成功与否与适应证的选择、干髓剂、无菌操作等关系密切。因此，行干髓术时，对这些情况应加以注意。此外，干髓术后，由于牙髓已失去活力，牙体组织变得干、脆，易折断，应采取一定的防护措施。

干髓术完成后，失活的根髓无菌性干化，经过3~4个月，牙周膜长入根尖孔，并有牙骨质沉积，最后封闭根尖孔。若根管内的根髓未失活干化，可产生炎症反应，最后导致根尖周炎。

4. 失误和防治

（1）封失活剂后疼痛：多出现在封失活剂后数小时内，应事先告知患者，并给予镇痛剂。若疼痛剧烈，必须立即除去暂封物，缓解髓腔内压力，并将浸有丁香油酚的棉球放入窝洞中，以减轻疼痛，随后重新置入失活剂，并将小棉球覆盖作为缓冲，以暂封物封闭窝洞，注意勿施加过大压力。若重封药后仍出现剧痛，则立即除去暂封物，最好在局部麻醉下彻底去除牙髓。

（2）失活剂引起的牙周组织坏死：多发生于以亚砷酸失活剂置于邻面龋洞时，因封闭不严、药物渗漏，造成龈乳头及其深部组织坏死所致。患者表现为牙龈充血、水肿，呈暗红色，探时易出血，深探可有感觉。患者自感觉胀痛、咬合痛。如果封药时将失活剂推出窝洞直接接触龈组织，可使得牙龈及牙槽骨均发生坏死，甚至造成局部化学性骨髓炎。也有在取出失活剂时将其推入牙间隙，造成牙周组织烧伤的情况，往往在完成治疗后数日，患者感觉胀痛时才被发现，检查可见牙间隙内留有失活剂。

预防：①慎用或不用亚砷酸失活剂。②处理近牙龈处的窝洞，封药前应特别注意干燥窝洞。③位于牙龈下的窝洞应采用分层封药法，如先用小棉球覆盖穿髓孔，在龈壁处紧贴牙龈封一层氧化锌丁香油酚粘固剂，然后取出穿髓孔处的小棉球，改换为失活剂，再用氧化锌丁香油酚粘固剂密封。④若牙龈乳头出血多，又不易止血，或牙龈长入龋洞中时，应在麻醉下将窝洞扩展到𬌗面，行麻醉干髓术。当然，最好在麻醉下开髓，行根管治疗术。

对已造成牙周损伤者，可采取以下措施：①若仅龈乳头表面坏死，应用锐利挖匙除去坏死部分，以3%过氧化氢溶液冲洗后涂碘甘油，碘与砷剂结合成为稳定的碘化物，可防止砷剂对深部组织的继续破坏。②若烧伤达牙槽骨时，应将牙龈及牙槽骨的坏死部分去除。直至刮到骨面使患者有感觉为止，用3%过氧化氢溶液冲洗，擦干后敷以碘仿纱条于牙间隙的创面上，然后用氧化锌丁香油酚粘固剂覆盖。碘剂可以与已进入组织内的砷剂结合成AsI沉淀物，还可以保护创面，防止继发感染，促进愈合。开始时2～3天换药1次，以后1～2周更换1次，直到骨面有龈组织覆盖为止。

因失活剂封药不当造成的牙周组织损伤或坏死，往往需要数周创面才可痊愈。因牙槽骨不能再生，易造成牙间隙过大、食物嵌塞和邻牙根面过敏等后遗症。故操作时，应特别谨慎、细心，尽力避免这类问题的发生。

（3）失活剂引起药物性根尖周炎：封砷剂时间过长，会损伤根尖周组织。因此，应严格控制封药时间，嘱患者按时复诊。根尖孔尚未形成的年龄，恒牙禁用砷剂失活，最好不采用干髓术治疗。发生药物性根尖周炎时，患牙出现明显的咬合痛及持续性的自发痛，牙髓已无活力，应当即时彻底拔除牙髓，清洗根管，封碘仿糊剂或其他碘制剂于根管中，2～3周后复诊，对于无症状者，行根管充填。

（4）髓腔穿孔：对牙髓腔解剖形态不熟悉，或开髓的方向与深度掌握有失误，常可造成髓腔穿孔。穿孔多位于颈部，扁根牙尤易发生。临床上常见上颌前磨牙或上颌磨牙由近、远中穿孔，下颌磨牙则易穿通舌侧髓室底，操作中要务必随时注意器械进入的方向与长轴的关系。发生穿孔后，应注意修整孔缘，用银汞合金充填；同时调整开髓方向修改洞形，在根管口处放干髓剂，完成干髓术。同时要注意穿孔的严密封闭，干髓剂绝不能从穿孔泄漏，以免损伤牙周组织。对已造成穿孔的患牙，最好改行根管治疗术，彻底去除坏死牙髓，充填根管。正确判断髓室底是否已穿孔，临床上十分重要，如判断错误而误将穿孔处出血、探痛的牙周组织当成未失活的牙髓组织，并重新封入砷剂，则将造成严重后果，引起牙周组织坏死。坏死仅于髓室底下方时，尚可刮除坏死组织，过氧化氢冲洗，局部施用碘仿药物处理。若牙周组织坏死范围较大时应拔除患牙。若穿孔过大，难以修复者，也应拔除患牙。

（5）残髓炎：干髓术后数周，以至数年，如发生急性牙髓炎或慢性牙髓炎的临床表现，可诊断为残髓炎。除去充填物，探查根管，若根髓仍有探痛，更可证实为残髓炎。残髓炎是因根髓失活不全，或行麻醉干髓术后，干髓剂未能使根髓继续失活而又发生牙髓炎症。处理残髓炎的有效方法是行根管治疗术，彻底去除残留根髓，行根管充填，也可以施行牙髓化治疗。

（6）牙体折裂：干髓术后，牙体硬组织失去了来自牙髓的营养和修复功能，牙体组织相对薄弱，容易折裂。如果折断只发生在冠部，原封的干髓剂和洞底完好者，可以修整洞形，重做银汞合金充填。全冠修复可以增强充填后患牙的抗折裂强度，但由于干髓术的远期疗效欠佳，不提倡在充填后用全冠修复。

（六）根管治疗

牙髓已全部发生炎症，已坏死、坏疽或引起根尖周感染者，应清除根管内坏死组织、牙髓，用根管充填物严密充填根管消除炎症。

1. 根管预备 包括开髓，进入髓腔，清理病变牙髓组织，测量根管工作长度，根管扩大及冲洗。

2. 根管消毒　在很长一段时期内，许多学者强调根管消毒的作用，因而一旦有新的消毒或抗菌药物问世，就被用于根管消毒。所以在20世纪20年代~20世纪40年代中，有关根管消毒的文献很多，并且用细菌培养检查方法来鉴定根管是否已达到无菌。这样的结果，就导致根管治疗术的次数较多，无法简化。20世纪50年代中期，在临床实践中提出了两个问题：一是根管能不能消毒到无菌，二是根管要不要消毒到无菌方能充填根管。现代研究发现，在根管内取标本进行细菌培养，本身存在一些误差的可能；常用的根管消毒药物效果都是表面性的，暂时性的。因此，无论培养阴性或阳性后再充填，与预后无显著关系。大量细菌培养也不符合我国目前实际。根管的细菌培养可作为一个研究根管细菌的方法，但临床上并不需要作为常规应用，根管也不需要在消毒到无菌后方能充填根管。根管消毒不能忽视，但又不能过分强调。它是为愈合创造条件，但不是由它决定能否愈合。根管消毒的方法大致有5种：药物消毒、电解治疗、高频电疗、微波治疗及激光治疗，其中药物消毒最常用。

（1）药物消毒：将药物蘸在棉球上置于根管口，或将药物浸润纸尖或棉捻后封于根管内。要求药物对根尖周组织无刺激性；有较强的杀菌作用；有渗透力；有持续的消毒作用并且使用方便。

（2）电解治疗：是将药物离子导入根管而达到消毒作用，其消毒力约为药物的3倍。常用的电解药物是碘溶液。

处方：碘化锌15g，碘0.6g，蒸馏水50mL。

方法：根管经扩大冲洗后，吸干，并将牙隔离防湿，在根管内注入电解溶液，插入阴极，患者将阳极握于手中，连于电解治疗器上，然后接通电流，缓缓地加大电流量，至患者感微痛时为止。在治疗过程中，可见根管内药物有气泡溢出。药液减少时，可酌加至充满根管，治疗完毕后，可以将药液封于根管内，也可即时进行根管充填。

（3）高频电疗：是用高频电灼将根管消毒，其方法是采用小型高频电刀，选择针状的单极电极插入根管内，通电后根管内因电灼产生蒸气，起到高压消毒的作用，使根管壁连同侧副根管都达到消毒目的。电灼的时间以1~2秒为宜，间隔5~6秒，注意电极切不可超出根尖孔及折断在根管内。治疗后可以即时充填根管，也可以在数日后再治疗一次，然后充填根管。

（4）微波治疗：微波是一种高频波，在治疗针周围形成一个较大的微波场，在场内空气分子随之振动，增加振幅加速碰撞，产生大量的热效应，同时针周围电磁效应和分子的极化又形成一个强大的磁场。微波治疗就是通过电场、磁场、微波场及热效应共同作用的结果，它使病变组织及致病体的蛋白质固化，加速深层组织的血液循环并减少炎症渗出。热效应可改善组织的营养状况，提高局部抗炎能力，故微波具有根管消毒杀菌作用。

在临床工作中应该注意微波剂量的选择和辐射时间的控制，并且切不可忽视高剂量微波或长时间辐射可能给患牙带来的严重结果。

（5）激光治疗：医用激光经历了从气体到固体，从体外到体内，从连续到脉冲的发展。20世纪60年代使用的多是He-Ne激光，20世纪70年代多使用二氧化碳激光，20世纪80年代发展为连续YAG激光，今天，脉冲YAG激光站在了时代的前列。产品有Pulse Master TM-600型Nd：YAG激光机，国产有HSM-Ⅲ型脉冲YAG固体激光治疗机。该类机器的主要功能是利用脉冲YAG激光对生物组织产生瞬间高强度光热作用、光化学作用、光电磁作用，使组织瞬间气化、熔融或凝固，达到封闭牙本质小管、切割软组织、杀菌消炎及凝固止血的目的。

（6）暂时封固：根管经上述消毒后，若不打算本次就诊时及时充填根管，则应将洞严密封闭，防止唾液侵入污染，并防止药液稀释失效。常用的暂时封固剂为氧化锌丁香油酚粘固剂，它封闭较严密，至少可维持一周，去除也较容易。如果不易挖除时，可以钻针除去部分封物后再挖。窝洞亦可用牙胶封固，但密合度及强度均较差。另一种有效的前牙封固剂是cavit，它装于塑料管内，用时挤压出需要量，填塞洞门，嘱病员1小时内勿用该牙咀嚼食物。有人试验了9种暂时充填料的封闭性能，只有氧化锌丁香油酚粘固剂和cavit充填后，与洞壁间无缝隙。

3. 根管充填　此法需去净根管内容物及软化牙本质，扩大根管，使充填能到达根尖孔处，才能达到治疗目的。

（1）根管制备：经牙髓失活后，或在麻醉下（根髓有活力时），用拔髓针拔除根管内牙髓组织，按根管扩大针从小到大依次扩锉，到达根尖孔为宜，分别用3%过氧化氢和5%氯胺T钠冲洗根管，将消毒棉捻或纸尖放入根管吸干水分，再放有甲醛甲酚的棉捻或纸尖进行消毒。根尖周炎症轻者消毒后即可进行根管充填，重者可将药捻用氧化锌或牙胶暂封5~7天后再进行充填。

（2）根管充填：根管治疗术的最后一个步骤是根管充填，它的意义在于消灭手术后遗留下的无效腔，杜绝再感染及炎症发生的源地。实际操作是将氧化锌与丁香油调和成较稀的糊剂，用光滑髓针或小号根管扩大针将糊剂导入根管内，X线摄片检查充填到达根尖孔，根管内无空隙即可，如根尖周有明显病变，可用少量氧化锌进入病变区。也可用氯仿将牙胶溶解为糊剂后，先用根管充填器蘸上氯仿糊剂插入根管，在牙片上取牙胶尖与根管相同的长度放入根管内，再用根管充填器插入根管，再放牙胶尖，如此反复直至充填器不能插入为止，目的使牙胶尖与氯仿糊剂充分黏合，充填严密。因氯仿对组织有严重的毒性作用，牙胶不被组织吸收，所以充填不能超出根尖孔，也不适用乳牙根管充填。

4. 根管塑化　将未聚合的塑化液注入根管内，可将残存的牙髓组织和其他杂质聚合在一起，成为对人体无害的物质。本疗法适用于狭窄或弯曲，扩大针不能到达根尖孔的根管。因塑化液有较强的渗透性，所以，根管制备无特殊要求，只需拔除部分根髓，经5%氯胺T钠和过氧化氢冲洗后，隔湿，干燥窝洞，用冲洗注射器将塑化液注入髓室，再用光滑髓针导入根管内，髓针到达根管深度3／4即可，反复提插后用棉球吸出髓室内塑化液，再重新放入，继续导入根管，如此反复多次，最后一次先用氧化锌糊剂填入髓室，再用带塑化液的棉球加压，擦干洞壁，垫底，永久充填。此法不适用根管粗大，根尖孔未形成的恒牙和所有的乳牙。

5. 其他　可适当口服消炎药及止痛药物。

6. 拔除患牙　凡治疗效果不良，或病牙无保留价值，可予拔除。

七、护理

（一）应急处理的护理

急性牙髓炎主要症状是难以忍受的疼痛，故应首先止痛。止痛最有效的方法是开髓减压。在局麻下，用牙钻或探针将髓腔穿通，使髓腔内的炎性渗出物得以引流，以减小压力，缓解疼痛。开髓前，应对患者进行心理安慰，稳定情绪，向其说明钻牙的目的，消除恐惧心理，以取得患者的合作。局麻下开髓时，备1%碘酒棉签，抽取2%普鲁卡因肾上腺素4mL供局麻之用。

（二）病情观察与护理

治疗中严密观察患者有无对针麻晕针和对普鲁卡因变应反应。极少数患者对普鲁卡因发生变应反应，甚至发生过敏性休克，也有少数患者对针刺止痛出现心慌、头昏、恶心、脉弱、气短、面色苍白、出冷汗等现象，发生上述情况，及时通知医师，共同采取紧急措施，防止意外发生。为了避免患者对药物发生过敏现象，使用前询问患者对普鲁卡因是否有过敏史，必要时先做皮肤过敏试验，患高血压及心脏病患者使用麻药时不能加用肾上腺素。

（三）健康教育

注意口腔清洁，早晚、饭后要漱口、刷牙，牙刷要用保健牙刷。早晚行保健按摩。忌食粗糙坚硬食品。

第三节　根尖周病

根尖周病是牙齿根尖部及其周围组织发生病变的总称。临床上一般分为急性根尖周炎和慢性根尖周炎两大类型。

一、根尖周组织生理学特点

根尖周组织是指根尖中的牙周组织，包括牙骨质、牙周膜和牙槽骨，其组织生理学特点与牙髓有着明显不同。

（一）牙骨质

牙骨质是覆盖在牙根表面的一层钙化结缔组织，色淡黄，55%为无机盐。牙根冠方2/3的牙骨质为薄的板层状结构，而根尖1/3的牙骨质为较厚的不规则的板层状，多为细胞性牙骨质，牙骨质的基本功能是将牙周膜的主纤维附着于根面上，除此之外，牙骨质还可行使一些其他的生理功能。

（二）牙周膜

牙周膜是介于牙根与牙槽骨之间的结缔组织，它位于牙骨质与牙槽骨的间隙中，通过根尖孔与牙髓相接。其纤维一端埋在牙骨质内，一端埋入牙槽骨和牙颈部之牙龈内，具有悬吊和支持牙的作用。在胶原纤维束之间的疏松结缔组织中含有神经、血管和各种细胞成分，它们可发挥不同的生理功能。

牙周膜内分布有触觉（压觉）感受器和疼痛感受器，触觉感受器可传导压力和轻微接触牙体的外部刺激，发挥本体感受功能；而疼痛感受器可传导痛觉，参与防御反应。当根尖周组织发生炎症时，由于炎症介质的释放、血管的扩张和局部组织压力的增加，患者既可感受到痛觉，又能指出患牙所在。

牙周膜的侧支血液循环较为丰富，其血供有3个来源：①牙槽动脉在进入根尖孔前的分支。②牙槽的血管通过筛状孔进入牙周膜。③牙龈血管也可分支至牙周膜。这些血管在牙周膜内形成血管网，能较好地清除炎性产物，使病变在接受合理治疗后易恢复和痊愈。根尖周淋巴管也较丰富，因此在根尖周炎时，所属淋巴结可肿大和扪压时产生疼痛。另外，牙周膜丰富的血液供应还有营养牙骨质的功能。经过治疗的无髓牙或死髓牙仍能保留于颌骨内并行使其咀嚼的功能，就是借助于牙周膜的联系和营养。

根尖周牙周膜内含有成纤维细胞、组织细胞和未分化的间质细胞，后者在炎症过程中可分化成各种细胞，如成牙骨质细胞、成骨细胞或破骨细胞等。根尖周牙周膜内还含有来源于赫特维希上皮根鞘的外胚叶细胞索即牙周上皮剩余，它受到炎症刺激时可增殖，从而在根尖周囊肿的形成中起重要作用。

（三）牙槽骨

牙槽骨是颌骨包围牙根的突起部分，由固有牙槽骨和支持骨组成，固有牙槽骨为薄层致密骨，构成牙槽窝的内壁，它在X线片上呈围绕牙根的连续阻射白线，又称为硬骨板。持续性根尖周炎症可导致根尖周硬骨板的吸收，在X线片上可表现为阻射白线的模糊、中断甚至消失。研究表明，硬骨板矿物质被吸收30%～50%时，在X线片上才能显示出来，因此，早期根尖周病损不一定能被X线片检出。

固有牙槽骨上有许多小孔，它们是血管、神经进出的通道，这些小孔使固有牙槽骨呈筛状外观，因此，又被称为筛状板。因为固有牙槽骨的筛状特点，牙周间隙就不至于与牙髓一样处在一个无让性的环境中，所以，由根尖周炎压力引发的疼痛没有牙髓疼痛那么剧烈。

二、病因

造成牙齿根尖周炎的原因有三种。

（一）感染

根尖周病大多来自牙髓感染。牙髓病变的产物：细菌、毒素、脓性渗出物等通过根尖孔向根尖周围组织扩散，成为根尖周病的主要病源刺激物，刺激并引起根尖周围组织发炎。在治疗牙髓病时，扩锉根管器械可将牙腔内的感染带出根尖孔；冲洗根管时压力过大可将感染推入根尖周引起根尖周炎。死髓牙根管内的细菌主要为厌氧菌，且多为混合感染，常见的菌种有产黑色素类杆菌、放线菌、消化链球菌、厌氧乳酸杆菌等。

（二）创伤

急剧的外力撞击牙体时可造成根尖周炎。根管治疗时器械超出根尖孔外，或充填物超填过多，都可造成根尖部组织损伤，引起根尖周炎。长期的创伤可引起根尖周炎。

（三）化学刺激

在行根管治疗、塑化治疗时，若使用药物不当，或药物渗出根尖孔外，刺激根尖周围组织可引起根尖周炎；干髓治疗时封含砷失活剂时间太长，药物通过根尖孔扩散到根尖周，也可引发本病。

三、临床表现

（一）急性根尖周炎

从根尖部牙周膜出现浆液性炎症到根尖周组织形成化脓性炎症的一系列反应过程，可发展为牙槽骨的局限性髓炎，严重时还将发生为颌骨骨髓炎。

1. 急性浆液性根尖周炎

（1）患牙有咬合痛，自发性、持续性钝痛。患者因疼痛而不愿咀嚼，影响进食。患者能够指明患牙。

（2）患牙可见龋坏、充填体或其他牙体硬组织疾患，有时可查到深牙周袋。

（3）牙冠变色：牙髓活力测验无反应，但乳牙或年龄恒牙对活力测验可有反应，甚至出现疼痛。

（4）叩诊疼痛（＋）～（＋＋），扣压患牙根尖部有不适或疼痛感。

2. 急性化脓性根尖周炎　又称根尖周炎的急性化脓期，多由急性浆液期发展而来，也可由慢性根尖周炎转化而来，此阶段亦通常称作急性牙槽脓肿或急性根尖周脓肿。

（1）患牙区剧烈持续性跳痛，牙齿明显浮出，不能咀嚼，相应面部肿胀，如为第三磨牙可出现张口困难，患者多有发热、便秘等全身反应。

（2）有深龋、牙齿松动或深的牙周袋，叩痛明显，颌下淋巴结肿大及压痛，相应面颊部肿胀并有波动感。

（3）实验室及其他检查：白细胞计数增加，牙片可显示根尖处牙周间隙加宽。

（二）慢性根尖周炎

由于根管内存在感染及其他病原刺激物长期不断地刺激根尖周组织，导致慢性根尖周炎的形成。一般无明显症状，多有肿胀疼痛史。临床表现形式有以下3种。

1. 根尖肉芽肿　根尖周围组织受感染刺激，局部长期存在着慢性炎症反应，破坏牙周膜的正常结果，形成炎性肉芽组织。无明显症状，仅感咀嚼不适，咬合无力，叩诊时有异样感，牙齿变色。X线片示根尖周有圆形或椭圆形边界清楚的透视区。

2. 慢性根尖脓肿　可由根尖肉芽肿中央细胞坏死液化而形成；也可以由急性牙槽脓肿的急性炎症消退后，根尖部潴留的少量脓液被周围的纤维结缔组织包绕而形成。临床症状与根尖肉芽肿基本相同。有些病例有瘘管形成，如瘘管排脓不畅时，可引起根尖周炎的急性发作。X线片示根尖周有弥散性透射区，边缘不整齐。

3. 根尖周囊肿　可以由根尖肉芽肿或慢性牙槽脓肿发展而来。根尖周囊肿生长缓慢，一般无自觉症状，逐渐增大后可见根尖部呈半球状隆起，不红肿，扪诊时有乒乓球感。穿刺可见囊液中有胆固醇结晶。X线片示根尖区有边界清晰的圆形透明区，周围有阻射白线。小根尖周囊肿在X线片上难以和根尖肉芽肿相鉴别。

四、诊断和鉴别诊断

急性根尖周炎的诊断主要依靠其临床症状，由疼痛、红肿的程度来判断其所处的阶段。浆液期轻度自发性、持续性痛，不敢咬合，叩痛明显，能明确指出患牙等，可与牙髓炎相鉴别。根尖脓肿阶段，其持续性的跳痛可与浆液期相鉴别。骨膜下脓肿时，根尖部红肿明显，叩痛剧烈，并可伴有全身症状；黏膜下脓肿时疼痛明显减轻，但局部肿胀显著。

慢性根尖周炎多无自觉症状，但常有自发痛或反复肿胀的病史。患牙多为死髓牙，牙体变色，牙髓活力试验无反应等，出现瘘管的慢性牙槽脓肿较易诊断，但应与牙周病引起的瘘管相鉴别，后者牙髓未坏死，活力试验有反应。对慢性根尖周炎的诊断主要依靠X线检查来推断。慢性根尖周炎急性发作与原发性急性根尖周炎的区别也在于两者的X线片所显示的影像不同。

急性根尖周炎时，X线片上根尖部看不出有明显的改变，而慢性根尖周炎的急性发作时，X线片上可见根尖部有不同程度的牙槽骨破坏所形成的透射区。

急性牙槽脓肿应与牙周脓肿鉴别，较大的根尖周囊肿应与造釉细胞瘤相鉴别。

五、治疗与护理

（一）急性根尖周炎

1. 应急治疗　应急治疗则是减轻、缓解患者痛苦，控制感染继续向周围扩散，起到暂时止痛的作用，但不能使根尖周炎得到根本的治疗。

（1）开放髓腔：扩开龋洞，揭去髓顶，拔除残髓，使根尖周渗出物通过根尖孔向根管引流。以3%过氧化氢、生理盐水冲洗髓腔、根管，然后吸干，根管内放置短松的细棉捻，其上放置无菌棉球。

（2）脓肿切开：急性根尖周炎骨膜下脓肿及黏膜下脓肿，脓液已穿出牙槽骨壁，单纯开放髓腔，达不到排脓目的，应同时切开骨膜或黏膜排脓，从而达到引流，有效地控制炎症。

用4%可卡因或氯乙烷喷雾冷冻麻醉或2%普鲁卡因注射液做局部浸润麻醉。切口位置和长度，原则上切口方向要与神经、血管走行一致，避免损伤，在脓肿低位切开利于引流。切开深度可达牙槽骨面，从口外切口深度达皮下，再分离组织，使深部脓液排出。脓液过多时，应放置引流条。

（3）安抚治疗：对于根管外伤和化学药物刺激引起的根尖周炎，应去除刺激物，反复冲洗根管，重行封药，或封无菌棉捻，避免外界感染或再感染。如是根管充填引起，应检查根管充填情况。如根管超充填可去除填充物，封药安抚，以后再行充填。

（4）调𬌗磨改：由外伤引起的急性根尖周炎，应调𬌗磨改使患牙降低咬合、减轻功能，得以休息，必要时局部封闭或理疗。通过磨改，牙髓及根尖周症状有可能消除。死髓牙治疗也应常规调𬌗磨改，除缓解症状外，还可以减少牙纵折的发生。

（5）全身治疗：给予抗炎、镇痛药物。流质或半流质饮食，适当休息。

2. 其他　死髓牙开髓后，经根管换药后做根管治疗或塑化治疗，多根牙可采用牙髓切除术或塑化术，保守疗法无效时，可酌情采用根尖切除，凡治疗效果不佳或病牙无保留价值的，可予拔除。

（二）慢性根尖周炎

急性炎症消退后，应根据情况行牙体治疗，如根管治疗术、牙髓塑化术等。大多数患牙经治疗后可以恢复正常。如经治疗后，病久不愈合，可施行根尖切除术。如患牙缺损较大不能修复者可予拔除。

第四节　牙周组织疾病

牙周组织疾病是指发生在牙周组织（牙龈、牙周膜、牙槽骨和牙骨质，也称牙周支持组织）的慢性、非特异性、感染性的疾病。根据疾病侵犯的部位可分为两大类，即牙龈炎和牙周炎。牙龈炎是病变局限于牙龈组织而不侵犯其他牙周组织的炎症。常见的牙龈炎有边缘性龈炎、牙龈肥大、妊娠期龈炎等；牙周炎是病变除发生在牙龈外，还破坏牙周深层组织，如牙槽骨、牙周膜及牙骨质。常见的牙周炎有成人牙周炎、青少年牙周炎、快速进展性牙周炎等。牙龈炎与牙周炎在病因、发病机制、症状和治疗方法上有很多相似之处，但预后是不同的。牙龈炎的病变是可逆的，一旦病因被除去，炎症可以完全消退，牙龈组织恢复正常。但如果病因未去除，炎症未被控制，一部分牙龈炎可进一步发展成为牙周炎。长期慢性炎症使牙周膜、牙槽骨破坏吸收，牙齿的支持组织减少，因而牙齿逐渐松动，终因疼痛和不能行使咀嚼功能而需要拔除。一旦患了牙周炎，现有的治疗手段可以使牙龈的炎症消退，疾病停止发展，但已被破坏的牙周支持组织则不能完全恢复到原有的正常水平，其危害远大于牙龈炎。

一、牙周组织的应用解剖和生理

牙周组织由牙龈、牙周膜、牙骨质和牙槽骨组成。牙骨质与牙龈、牙周膜和牙槽骨共同构成了一个功能系统，该系统可将牙牢固地附着于牙槽骨，承受咬合力，同时可使口腔黏膜与牙体硬组织间呈一良好的封闭状态。牙骨质、牙龈、牙周膜和牙槽骨4种组织合称为牙周支持组织。

（一）牙龈

牙龈是指覆盖于牙槽突表面和牙颈的口腔黏膜，内与腭或舌下区、外与牙槽黏膜相连。牙龈的边缘称为龈缘，呈波浪状，其突入牙间部分称为龈乳头（或牙间乳头）。牙龈无黏膜下层。固有膜直接与骨膜相连，坚韧而不能移动，牙龈手术时，应将黏骨膜作为一层切开，自骨面将其完整剥离。在口腔内行浸润麻醉时，药物应注入口腔前庭沟黏膜下层内，而不应注入牙龈深部，以免引起疼痛或牙龈撕裂。

（二）牙周膜

又称牙周韧带，是围绕牙根并连接牙根和牙槽骨的致密结缔组织，它与牙龈的结缔组织相延续，牙周膜最主要的成分是胶原构成的主纤维，主纤维呈束状排列，一端埋入牙骨质内，另一端埋入牙槽骨，从而将牙悬吊固定在牙槽窝内。

牙周膜中有4种类型的细胞：结缔组织细胞、马氏（Malassez）上皮剩余细胞、防御细胞（巨噬细胞、肥大细胞和嗜酸性粒细胞）以及与神经血管相关的细胞。结缔组织细胞包括成纤维细胞、成骨细胞、破骨细胞以及未分化的间充质细胞。成纤维细胞是牙周膜中最主要的细胞，呈卵圆形或细长形，排列方向与主纤维平行，并伸有伪足。该细胞的主要功能是合成胶原，同时具有吞噬并经酶的水解而降解陈旧胶原纤维的能力，还可能发育为成骨细胞和成牙骨质细胞。在一生中，成纤维细胞不断形成新的主纤维和牙骨质，并改建牙槽骨。这种功能对牙周组织的修复十分重要，是牙周炎的治疗后形成牙龈和牙根面之间新附着的主要细胞来源。

牙周膜也含有大量充填于纤维束间和细胞间的基质。基质主要有两种成分：糖胺多糖（透明质酸）和糖蛋白（纤维粘连蛋白和层粘连蛋白）。基质在维持牙周膜的代谢，保持细胞的形态、运动和分化方面起重要的作用；在牙承受咀嚼力时，也具有明显的支持和传导殆力的作用。

牙周膜含有丰富的血管和神经。牙周膜通过三叉神经传递触、压和痛觉，能感受和判断加于牙体的压力大小、位置和方向。故当牙周膜发生急性炎症或临床叩诊检查时，患者能指明患牙的位置。

（三）牙骨质

牙骨质是覆盖在牙根表面的一层钙化结缔组织，色淡黄，含无机盐55%，构成和硬度与骨相似，但无哈弗管。牙骨质借牙周膜将牙体固定于牙槽窝内。当牙根表面受到损伤时，牙骨质可新生而有修复功能。

牙骨质在近牙颈部最薄，仅16~50μm，向根尖方向逐渐增厚，在根尖1/3和根分叉区可厚达150~200μm。在牙颈部的牙骨质与牙釉质交界处即釉质牙骨质界（cemento-enamel junction，CEJ）有3种形式：60%~65%的牙为牙骨质覆盖釉质，约30%为二者端端相接，另5%~10%为二者不相连接，其间牙本质暴露。后一种情况，当发生牙龈退缩而牙颈部暴露后易发生牙本质敏感。在牙周治疗时，牙颈部菲薄的牙骨质也容易被刮去而暴露牙本质。

牙骨质内只有少量细胞，这些细胞无增殖和形成新牙骨质的功能，也无血管、神经和淋巴，代谢很低，没有生理性的改建。它的新生有赖于牙周膜中的细胞分化出成牙骨质细胞，在原有的牙根表面成层地沉积新的牙骨质，同时新形成的牙周膜纤维也埋入新牙骨质中（Sharpey纤维），重新在新形成的牙骨质中建立功能性关系。牙骨质新生在活髓牙和死髓牙上均可发生。在牙周炎病变的愈合过程中，这种生理功能是形成牙周新附着所必要的，但牙骨质新生需要有活力的结缔组织存在。

（四）牙槽骨

牙槽骨是颌骨包围牙根的部分，骨质较疏松，且富于弹性，是支持牙齿的重要组织。牙根位于牙槽窝内。牙根和牙根之间的骨板，称牙槽中隔，牙槽骨的游离缘称为牙槽嵴。当牙齿脱落后，牙槽骨即逐渐萎缩。

牙槽骨是牙周组织中，也是全身骨骼系统中代谢和改建最活跃的部分，牙槽骨的改建受局部和全身因素的影响。局部因素如牙功能的需要和改变及炎症，全身因素可能是性激素、甲状旁腺素、骨钙素等。牙槽骨的改建影响着牙槽骨的高度、外形和密度。主要表现在3个区域：与牙周膜邻接区，颊舌侧骨板的相应骨膜及骨髓腔的骨内膜表面。当牙萌出时牙槽骨开始形成、增高，并提供形成中的牙周膜一个骨性附着面。牙槽骨在牙失去后逐渐吸收、消失。如果牙位置特别偏向颊侧或舌侧，则该侧的牙槽骨很薄，甚至缺如，致使牙根面的一部分直接与骨膜和牙龈结缔组织相连，称为"骨开窗"；如果呈"V"形缺口直达槽嵴顶，则为"骨开裂"。此两种情况较多见于前牙的唇侧和上颌磨牙的颊侧，发生率约为20%。"骨开窗"和"骨开裂"也可并发于正畸治疗或牙周手术之后。

牙周疾病是指发生于牙周组织（包括牙龈、牙周膜、牙槽骨和牙骨质）的疾病的总称，临床上主要为牙龈炎和牙周炎两大类。牙龈炎是局限在牙龈上而不侵犯深部其他牙周组织的牙周病。牙周炎是发生在牙齿周围组织的慢性进行性疾病，它不仅累及牙龈，而且累及牙周深层组织。由于牙龈病进一步发展，常可形成牙周炎，故及时治疗牙龈炎对牙周炎具有重要意义。

二、牙龈炎

牙龈炎是指局限于牙龈未侵犯深部牙周组织，以炎症为主的一组疾病，包括①炎症为原发变化的慢性龈缘炎。②某些全身因素所致的或伴发的炎症，如药物性牙龈增生。③有些全身情况加重或促发的炎症，如青春期和妊娠期牙龈炎。④局部因素如菌斑等的刺激所表现的良性肿瘤样病变，如牙龈瘤等。牙龈炎若未及时治疗，病损有可能发展成为牙周炎。

（一）急性坏死性溃疡性龈炎

急性坏死性溃疡性龈炎（acute necrotixing ulcerative gingiveits，ANUG）又称奋森龈炎，是指发生于龈缘和龈乳头的急性坏死和炎症。目前在经济发达国家里本病已不多见，在我国已逐渐减少。

1. 病因 下列因素与本病的发生有关。

（1）慢性龈缘炎或牙周炎是本病发生的主要条件。由于某些原因降低了局部抵抗力，致使存在牙龈炎和牙周炎菌斑中的梭形杆菌和螺旋体大量繁殖，直接或间接地造成牙龈的坏死和炎症，这是一种机会性感染，病变部位的涂片可见大量梭形杆菌和螺旋体。

（2）吸烟的影响：多数急性坏死溃疡性龈炎有大量吸烟史，吸烟可能使牙龈小血管收缩，影响血液循环。据报道吸烟者白细胞的趋化功能和吞噬功能均有减弱并减少唾液IgA水平，从而加重了牙龈的病变。

（3）心身因素：过度疲劳、情绪紧张，有精神刺激者，可使局部抵抗力降低而引发本病。此外，精神压力也可能使患者吸烟增多，疏忽口腔卫生等。

（4）其他：如维生素C缺乏，某些全身消耗性疾病如恶性肿瘤、急性传染病、血液病、严重的消化功能紊乱等易诱发本病。艾滋病患者常出现本病的症状，需提高警惕。

2. 病理 本病的组织病理学表现为牙龈的急性坏死性炎症，病变由表及里可分为以下几区。

（1）坏死区：上皮坏死，表层由纤维素、坏死的白细胞和上皮细胞、细菌等构成的假膜，在坏死区与生活组织的可见大量梭形杆菌和螺旋体。

（2）坏死区下方：此区的结缔组织中血管增生并扩张充血，有大量多形核白细胞浸润。此区在临床上表现为一鲜红带状区。

（3）慢性炎症浸润区：更下方的结缔组织内有慢性炎症细胞浸润，主要为浆细胞和单核细胞，螺旋体侵入结缔组织深达0.25mm处，主要为大型和中型螺旋体。

3. 临床表现　好发于青壮年，以男性多见，可发生于营养不良或患麻疹、黑热病等传染病的儿童，本病分急性和慢性两型，后者较少见。急性坏死性溃疡性龈炎起病急，主要表现为龈乳头和边缘龈的坏死，前牙尤其是下前牙最多见。开始时龈乳头充血水肿，在个别牙间乳头的顶端发生坏死性溃疡，上覆有灰白色污秽的坏死物，去除坏死物后可见牙间乳头的颊、舌侧尚存，而中央凹下如火山口状。病变迅速沿龈边缘向邻牙扩展，使龈边缘如虫蚀状，坏死区出现灰褐色假膜，易于擦去，其下为出血面，创面较平，乳头和边缘龈成一直线，如刀切状。患处极易出血，甚至有自发出血。唾液增多且黏稠，有特殊的腐败臭味。病损区疼痛明显，或有木胀感。患者一般无明显的全身症状，重者可有低热、疲乏等。颌下淋巴结肿大、压痛。

急性期如未能及时治疗且患者抵抗力低时，坏死还可波及与牙龈病损相对应的唇、颊侧黏膜上，而成为急性坏死性龈口炎（necrotixing gingivostomatitis）。在机体抵抗力极度低下者还可并发感染产气荚膜杆菌，使面颊部组织迅速呈黑色坏死，甚至穿孔，称为走马牙疳（noma）。此时患者有全身中毒症状甚至死亡。

4. 诊断　根据上述临床症状特点，如起病急、牙龈疼痛、自发出血、有特殊腐臭、牙龈乳头及龈缘的坏死为特点，病损区龈乳头变平，不难诊断出急性坏死性溃疡性龈炎，病变区的涂片做革兰染色可见大量梭形杆菌和螺旋体，有助于诊断。

5. 治疗与护理　急性期　可先轻轻除去坏死组织并初步刮除大块牙石。局部用氧化剂溶液冲洗和反复含漱；全身给予维生素C等支持治疗。及时进行口腔卫生指导，有全身因素者予以治疗。

（二）急性龈乳头炎

急性龈乳头炎是指病损局限于个别牙间乳头的急性非特异性炎症，是急性牙龈病损中较为常见的一种疾病。

1. 病因　发生于牙间乳头处的食物嵌塞、不适当的剔牙、坚硬食物的刺伤、邻面龋尖锐边缘的刺激等，均可引起牙间乳头的急性炎症。另一个重要的原因是不良修复体引起，如充填体的悬突、松动牙固定后因邻面树脂过多而压迫龈乳头、义齿卡环尖或过宽的冠边缘的刺激等。

2. 临床表现　牙间乳头发红肿胀，探触和吸吮时易出血，有自发性的胀痛和明显的探触痛。女性患者常因在月经期而疼痛感加重。有时疼痛可表现为明显的自发痛和中等度的冷热刺激痛，易与牙髓炎混淆。检查可见龈乳头鲜红肿胀，探触痛明显，易出血，有时局部可查到刺激物，牙可有轻度叩痛。

3. 治疗与护理　首先除去邻面的牙石、菌斑、食物残渣及其他刺激因素。用1%～3%过氧化氢溶液冲洗牙间隙，然后敷以碘制剂、抗生素等，炎症可很快消退。急性炎症消退后，应积极彻底去除病因，如消除食物嵌塞的原因、充填邻面龋和修改不良修复体等。

4. 预防 口腔医生在做各种治疗中，凡是涉及邻面的充填、修复或松牙固定时，应注意防止对龈乳头的刺激，以防急性炎症的发生。

三、牙周炎

（一）成人牙周炎

成人牙周炎（adult periodontitis，AP）又名慢性成人牙周炎（chronic adult periodontitis，CAP），为最常见的一种牙周炎，约占牙周炎患者的95%，由长期存在的慢性牙龈炎向深部牙周组织扩展而引起。牙龈炎和牙周炎之间虽有明确的病理学区别，但在临床上，二者却是逐渐、隐匿的过渡，因此早期发现和诊断牙周炎十分重要。牙周炎患病率在35岁以后明显增高，且随着年龄增长，其严重程度也增加。

1. 病因 主要是龈下菌斑、龈下牙石、食物嵌塞、不良修复、咬合创伤等。全身因素主要可影响牙周组织对局部刺激的反应。

2. 临床表现 本病多发生在30～35岁以后，一般由牙龈炎发展而来。病变累及多个牙，但组织破坏缓慢。一般都存在有利于菌斑滞留的因素，如牙齿排列不齐，不良的充填体、修复体等。其主要症状如下。

（1）牙龈的炎症：牙龈红肿，呈深红色或暗红色，点彩消失，龈缘变厚，龈乳头圆钝，牙龈组织松软脆弱、探易出血、扪诊溢脓。

（2）牙周袋形成：正常情况下龈沟深度<2mm，牙周炎时上皮附着丧失，真性牙周袋形成，探诊深度>3mm。

（3）牙槽骨吸收：正常情况下，牙槽嵴顶距釉质牙骨质界1～2mm，牙周炎时，牙槽骨吸收、高度降低。

（4）牙齿松动、扇形移位：牙齿松动、移位，是牙齿支持组织特别是牙槽骨破坏到一定程度产生的症状。牙齿移位多见于前牙。

3. 诊断 根据望诊、探诊、扪诊、叩诊和X线检查等手段，检查牙龈炎症和龈退缩、牙周袋形成、牙齿松动和牙槽骨吸收的情况。

4. 治疗

（1）全身治疗：急性炎症期用磺胺类药物或抗生素。下列药物效果较好：乙酰螺旋霉素每次0.2g，每日3次；甲硝唑每次0.2g，每日3次，7天为1疗程；牙周宁每片40mg，每次6～8片，每日3次，病情稳定后酌减；复方新诺明每次1g，每日2次；青霉素每次80～160万IU，每日2次，肌内注射；3%过氧化氢溶液冲洗牙周袋，每日1次；5%氯胺T钠溶液冲洗牙周袋，每日1次。此外可补充维生素C、维生素B_1及维生素A、维生素D。

（2）局部治疗：

1）清除局部因素：包括清除牙石、控制菌斑、处理牙周袋、调整咬合关系，采用龈下刮治及根面平整术等。继而为牙周袋进行药物处理。

2）采用牙周手术治疗：包括龈切除术、内整刮除术、翻瓣术以及近年发展的引导牙周组织再生术等。

3）处理松动牙：选用牙周夹板、不锈钢丝结扎、尼龙丝结扎或金属烤瓷联冠等方法固定松动牙。对于Ⅲ度松动的牙齿应予拔除。

（3）维护期的牙周支持疗法：大多数成人牙周炎在经过恰当的治疗后，炎症消退，病情得到控制。但预防牙龈炎症及牙周袋的复发却有赖于患者日常持之以恒的菌斑控制，以及定期对病情的复查监测和必要的治疗。复查的间隔期可根据病情和患者控制菌斑的程度而定。复查内容包括牙周袋深度、牙龈炎症、根分叉病变、牙槽骨情况、修复体情况等，并进行相应的、必要的治疗。定期的复查治疗是牙周炎疗效能长期保持的关键步骤之一。

5. 护理　增加机体抵抗力，建立良好的口腔卫生习惯，掌握正确的刷牙方法，早期治疗牙龈炎是预防牙周病发展的重要措施。

（1）洁治术的护理：护士准备治疗盘，调整灯光，让患者坐好系上胸襟，为医师递龈上、龈下洁治器械2组。由于患者口腔内有大量细菌存在，有脓性分泌物溢出，在医师行洁治术前，准备具有消毒口腔作用的漱口液清洁口腔，术中由于创口易于出血，嘱患者随时漱口，并协助医师用纱布块压迫止血，洁治术毕，提供无菌敷料擦干龈面、局部涂碘甘油，嘱患者注意口腔卫生，定期清理牙石。

（2）刮治术的护理：护士准备治疗盘，调整灯光及椅位，准备好麻药和刮治器械，配合医师除去牙周袋内的刺激物，消除牙根表面以及刮除牙周袋内壁的炎症组织，随时用纱布压迫牙龈，以减少出血，刮治完毕抽取生理盐水反复冲洗牙周袋，调拌牙周塞治剂，协助医师覆盖创面，防止出血。

（3）翻瓣术的护理：护士备翻瓣器械，调整灯光和椅位，系好胸襟，准备麻药，配合医师手术翻起牙周袋，彻底刮除肉芽组织、牙根面的牙石和坏死的牙骨质，修整骨外形，使龈组织恢复正常形态，缝合。提供调制好的塞治剂敷盖伤口。按医嘱给予抗生素，嘱患者注意口腔卫生，术后24小时内不漱口刷牙，7天拆线。

（4）健康教育：患者治疗后嘱患者经常去除菌斑，每日用含氟牙膏刷牙去除菌斑，教会使用牙线去除牙齿间隙中的菌斑，定期检查以清除牙菌斑和牙石，做到早期发现，及时治疗，合理的饮食，摄取充足的蛋白质、维生素、钙、磷等的营养物质来维护牙周组织的健康。戒除烟酒，改正不良修复，避免牙齿承受过重压力。坚持锻炼身体，增强体质，早晚叩齿、按摩牙龈，有助于牙周组织健康。

（二）青少年牙周炎

青少年牙周炎（juvenile periodontits，JP）是早发性牙周炎（early-onset periodontitis, EOP）中主要的一型。

1. 病因　患者龈下菌斑的成分主要为革兰阴性杆菌，其中最主要的为伴放线杆菌。此外大量研究表明，约有75%的青少年牙周炎患者，其周缘血中的中性白细胞的趋化功能降低，吞噬功能也减退，这种白细胞功能缺陷常为家族性。

2. 临床表现　本病可分为局限型（localized juvenile periodontitis，UP）和弥漫型（generalized juvenile periodontitis，GJP）。前者的病变局限于切牙和第一恒磨牙，患者年龄一般较小，通常所称的青少年牙周炎即此型。弥漫型则波及全口多数牙齿，患者年龄相对稍大。

局限型青少年牙周炎主要发生于青春期至25岁的青少年，可在11～13岁开始发病，故可归入早发性牙周炎。但因早期无明显症状，患者就诊时常已20岁左右。女性多于男性。早期患者的菌斑、牙石量很少，牙龈炎症轻微，但却已有深牙周袋，牙周组织破坏程度与局部刺激物的量不成比例。牙龈表面虽然无明显炎症，实际上在深袋部位是有龈下菌斑的，而且袋壁也有炎症和探诊后出血，晚期还可以发生牙周脓肿。好发牙位为第一恒磨牙和上下切牙，而尖牙和前磨牙区很少受累。全口患牙不超过14个（切牙、第一磨牙，外加任何2个牙位）多为左右对称。弥漫型青少年牙周炎则可侵犯全口多数牙齿。X线片可见第一磨牙的近远中均有垂直型骨吸收，形成典型的"弧形吸收"。在切牙区多为水平型骨吸收。有的文献报道还可见牙周膜间隙增宽，硬骨板模糊，骨小梁疏松等。牙周破坏速度比成人牙周炎快3～4倍，在4～5年内，牙周附着破坏可达50%～70%，患者常在20岁左右已需拔牙或牙自行脱落。早期出现切牙和第一恒磨牙松动，自觉咀嚼无力。切牙可向唇侧远中移位，出现牙间隙，多见于上切牙，由于𬌗力的影响致呈扇形散开排列。后牙移位较少见。可出现不同程度的食物嵌塞。家族中常有多人患本病，患者的同胞有50%的患病机会，以母系遗传为多。其遗传背景可能与白细胞功能缺陷有关，也有人认为是X连锁性遗传或常染色体显性遗传等。

3. 诊断　根据年轻患者的牙石等刺激物不多，炎症不明显，而有少数牙松动、移位或邻面深袋，局部刺激因子与病变程度不一致，可做早期诊断。重点检查切牙及第一磨牙邻面，并拍摄X线片，𬌗翼片有助于发现早期病变。有条件的医院，做微生物学检查发现伴放线杆菌，或检查中性多形核白细胞有无趋化和吞噬功能的异常。若为阳性，对本病诊断有助。

4. 治疗
（1）早期发现，及时治疗。进行洁治术、刮治术等去除局部刺激因素，保持口腔卫生。

（2）抗生素治疗，口服四环素、螺旋霉素等，以彻底消灭致病菌。

（3）必要时进行手术治疗、调𬌗等。

5. 护理　同前。

（三）快速进展性牙周炎

快速进展性牙周炎（rapidly progressive periodontitis，RPP）发生于年轻的成年人，发病年龄大致在青春期到35岁之间，个别患者可超过35岁。本病由Page等于1983年提出为一独立病名，是指在连续一段时间内观察到病情进展迅速，破坏严重，疗效欠佳，则诊断为本型牙周炎，但关于它的确切定义及诊断标准尚欠完善。

1. 病因　主要的微生物有牙龈卟啉单胞菌、中间普氏菌、福赛类杆菌、侵蚀艾肯菌、核梭形杆菌、直肠弯曲菌、牙密螺旋体等。有66%～80%的本病患者有中性多形核白细胞的趋化功能低下或自体混合淋巴细胞反应异常。也有人报告有些患者对胶原、IgG等有自身免疫反应。

2. 临床表现和诊断

（1）患者的年龄是在青春期至35岁之间，个别患者可在40岁以下。

（2）病损呈弥漫型，累及大多数牙。

（3）某些病例以前有过青少年牙周炎病史。

（4）有严重及快速的骨破坏，然后破坏过程自然停止或显著减慢。

（5）在活动期，牙龈有急性炎症呈鲜红色，并可伴有龈缘区肉芽性增殖，易出血，并有溢脓。

（6）菌斑牙石的沉积量在各病例间相差悬殊。

（7）多数患者具有中性粒细胞及（或）单核细胞的功能缺陷。

（8）本型有时伴有全身症状，如体重减轻、抑郁及全身不适等。

（9）一般患者对常规治疗如刮治和全身药物治疗有明显的疗效，但也有少数患者经任何治疗都效果不佳，病情迅速加重直至牙齿丧失。

3. 治疗　应遵循早发性牙周炎的治疗原则，实行早期、积极的治疗，严格设计并执行维护期治疗。通过微生物学检查明确龈下菌斑中的优势菌后，选用针对性的抗生素，如甲硝唑、米诺环素、氯己定等。进入维护期后，应进行牙周支持疗法强调定期复查，严密监控病情，同时给予必要的口腔卫生指导和洁治。

4. 护理　同前。

第三章 口腔黏膜病

第一节 口腔单纯性疱疹

单纯疱疹病毒（herpes simplex virus，HSV）对人体的感染极为常见，世界上约1/3以上的人群曾患复发性疱疹性口炎，而有30%～90%的调查对象的血清中有抗单纯疱疹病毒抗体存在，说明他们曾发生或正发生单纯疱疹病毒感染。一般认为，人类是单纯疱疹病毒的天然宿主，口腔、皮肤、眼、会阴、神经系统等是易受侵犯的部位。

一、病因和发病机制

本病主要是由Ⅰ型单纯疱疹病毒感染引起。病毒常潜伏于正常人体细胞内，上呼吸道感染、月经期、消化不良等导致机体抵抗力低下或存在局部因素刺激时，病毒可活跃繁殖，导致疱疹复发。传染途径为唾液飞沫或接触传染。

二、临床表现

临床上分原发性和复发性两型。

（一）原发性单纯疱疹

6岁以下儿童多见，尤多见婴幼儿。潜伏期4～7日，后出现发热、头痛、疲乏不适、全身肌痛、咽喉肿痛、颌下淋巴结肿大、患儿流涎、拒食、烦躁不安，经1～2日，口腔黏膜可出现广泛充血水肿，附着龈和边缘龈红肿明显、易出血，发生成簇的小水疱，疱小而透明，薄而易破，破后形成糜烂，并相互融合，外形不规则，面积较大，继发感染可有假膜覆盖。颊和唇部则覆以假膜和痂皮，表现为一种较严重的广泛性龈炎和口腔黏膜多处溃疡损害，即急性疱疹性龈口炎，经7～10日可自愈。极度营养不良，抵抗力虚弱儿童可伴发脑膜感染和坏疽性龈口炎。

（二）复发性单纯疱疹

原发性损害愈合后，3/10～5/10可发生复发性损害。唇部（尤其唇红皮肤、黏膜交界处）易发，称复发性唇疱疹。如发生在口角，称疱疹性口角炎。其临床表现特征如下。

1. 多发生于成年人。

2. 精神紧张、发热性疾病、口腔局部刺激、创伤等是本病的激发因素，HIV感染者可出现复发性疱疹性口炎（recurrent herpetic stomatitis）。

3. 全身及口腔损害均较轻。

4. 口腔损害为成簇的小水疱、小溃疡，可融合成片。

5. 好发于硬腭、牙龈、软腭及牙槽黏膜。

6. 7～10天愈合，不留瘢痕。

三、实验室及其他检查

（一）血常规检查

白细胞总数正常或略低于正常。

（二）组织病理检查

取水疱底部组织染色，可见到多核巨细胞，细胞核内有嗜伊红病毒小体。在电镜下观察，能见到六角形疱疹病毒位于细胞核中央。

（三）免疫学检查

1. 抗原检测　利用抗HSV各类抗原的单克隆抗体，用免疫荧光或其他免疫组化技术，从受损细胞中查找特异性抗原。

2. 抗体检测　用HSV抗原与患者的血清进行抗体中和试验、补体结合试验或ELISA检测抗体滴度是否升高，但此项检测对早期诊断价值不大。

（四）病毒分离

将病损处刮取物或水疱液接种于易感组织培养细胞或新生小鼠，在所造成的病损细胞或组织中可分离到HSV病毒，并进行型别鉴定，但成功率不高。

（五）基因诊断

近年来采用核酸杂交、酶切图谱及聚合酶链反应（polymerase chain reaction，PCR）等，均可利用特异的DA信号来确定HSV感染诊断，PCR法灵敏、快速，但有较高的假阳性。

四、诊断

多数病例，根据临床表现都可做出诊断。如原发性感染多见于婴幼儿，急性发作，全身反应重，口腔黏膜的任何部位和口唇周围可出现成簇的小水疱。然后口腔黏膜形成浅溃疡，口周皮肤形成痂壳。复发性感染成人多见，全身反应轻。但口角、唇缘及皮肤仍出现典型的成簇小水疱。

五、鉴别诊断

本病应与口炎型口疮、三叉神经带状疱疹、手-足-口病、疱疹性咽峡炎、多形性红斑相鉴别。

六、治疗与护理

（一）抗病毒治疗

如吗啉胍可抑制病毒R.A多聚酶的形成；金刚烷能封闭细胞膜受体的通路，阻止病毒进入宿主细胞等即可控制病毒的繁殖而达到治疗作用。

1. 阿昔洛韦　对于单纯疱疹病毒原发感染者，阿昔洛韦不能阻止病毒潜伏到机体内，故不能控制以后的复发。近来的研究认为，本品对免疫能力差的病员患单纯疱疹时效果较好。

2. 利巴韦林　又名病毒唑（viraz ole）或三氮唑核苷（ribavirin），为一种强的单磷酸次黄嘌呤核苷（IMP）脱氧酶抑制剂，从而阻碍病毒核酸的合成，有广谱抗病毒作用（包括 DNA、RNA病毒）。对疱疹病毒有防治作用。本品口服每日0.6～1.0g，分3～4次；肌内注射每千克体重10～15mg，分两次；0.1%溶液滴眼治疗疱疹性结膜炎。本品不宜大量长期使用，以免引起严重的肠胃反应，孕妇禁用。

3. 干扰素和聚肌胞干扰素（interferon）　是机体细胞对病毒感染或一些非病毒诱生剂反应合成的一种糖蛋白，具高度生物活性，可促进机体的自然杀伤细胞（NK细胞）和巨噬细胞对病毒感染细胞的杀伤作用，并能抑制病毒在新入侵的组织细胞内的复制增殖。外源性干扰素和从受感染细胞中释放的内源性干扰素，通过作用于未感染细胞的细胞膜上受体，诱导生成多种胞浆酶，破坏病毒RNA，而影响病毒的蛋白质的合成，限制了病毒感染的扩散。干扰素还能抑制磷酸多萜醇氨基葡萄糖苷的合成，影响病毒糖蛋白囊膜的形成。干扰素抑制病毒具有种属的特异性、广谱性、高活性，作用迅速，相对无毒和无过敏性等特点。每日1～2次，肌内注射或皮下注射后均在4～8小时内达到血药峰值。不能通过胎盘。不良反应有发热、头痛和肌肉痛。大剂量可出现疲乏无力，胃肠不适，四肢麻木。偶可见白细胞、血小板和网状红细胞减少，可能与本品抑制造血细胞的分裂有关。若多次反复使用，部分患者的血中可出现抗干扰素抗体，而影响疗效。由于IFN-仅治疗HSV-1感染的效果并不高于ACV，且不良反应较多，价格较贵，一般不作为首选药物，但对复发频繁或有免疫力低下的患者可考虑采用。

聚肌苷酸（聚肌胞）是人工合成的干扰素诱生剂，同时能刺激巨噬细胞，增加吞噬功能和抗体形成。采用肌内注射，12～24小时达到血峰值，因此每天或间隔1天给药即可。对慢性和复发性HSV感染有一定的疗效。不良反应为一过性低热。

（二）疫苗和免疫球蛋白

疫苗是预防病毒感染最有效的方法，但HSV疫苗尚在研究中。注射免疫球蛋白可使机体获得短暂的抗病毒能力（被动免疫），在HSV感染流行时，在一定的人群中使用，有预防和治疗的效果。

（三）免疫调节剂及其他

对于单纯疱疹感染复发较严重而频繁者，除抗病毒药物，还应选用免疫调节剂。

1. 胸腺素、转移因子、左旋咪唑　有报道用胸腺素1～5mg肌内注射每天1次，治疗1～12岁的儿童患者3～6天后均出现疗效。转移因子及左旋咪唑等对HSV感染均有辅助治疗作用。

2. 环氧合酶抑制剂　如吲哚美辛（消炎痛）25mg，每日3次，口服；布洛芬每次服200mg，每日4次，使用1个月至数月。据认为本品可使复发性疱疹的复发频率和发作严重程度明显下降。

（四）局部用药

1. 口腔黏膜用药　口腔黏膜用药对原发性HSV感染引起疱疹性龈口炎是不可或缺的，常使用的制剂有溶液、糊剂、散剂及含片。

（1）0.1%～0.2%葡萄糖酸氯己定（洗必泰）溶液，复方硼酸溶液（多贝尔漱口液），0.1%依沙吖啶（利凡诺）溶液漱口，皆有消毒杀菌作用。2.0%～2.5%的四环素水溶液漱口能消除继发感染，减轻症状（如止痛）。

（2）抗生素糊剂，如5%金霉素甘油糊剂，或5%四环素甘油糊剂局部涂搽。0.5%达克罗宁糊剂局部涂搽可止痛。

（3）散剂，如锡类散、养阴生肌散、西瓜霜粉剂均可局部使用。

（4）含片，葡萄糖酸氯己定片（5mg），溶菌酶片（20mg）、华素片等含化。

2. 口周皮肤及唇部用药

（1）5%磺甙的二基亚砜液局部涂搽，据报道可缩短病程50%。碘苷即碘苷（IDU）。亦可用碘苷或ACV滴眼剂涂搽。

（2）5% ACV软膏、酞丁胺（增光素）软膏或人白细胞干扰素软膏局部涂搽。

（3）唇疱疹继发感染时，可用温的生理盐水、0.1%～0.2%氯己定溶液或0.01%硫酸锌溶液湿敷。锌可抑制Ⅰ型单纯疱疹病毒DNA聚合酶，进而直接影响病毒的复制。

（五）抗感染

一般抗生素及碘胺类药治疗本病无效，但使用广谱抗生素可预防和控制糜烂面的继发细菌感染，使病程缩短。

（六）对症治疗

全身发热时可适当给予退热药，常用小儿退热片：6个月～1岁每次1／3片，1～2岁，每次1／2片，2～4岁，每次1片，4～6岁，每次1～1／2片，6岁以上每次2片。

（七）维生素及支持疗法

如口腔溃烂严重，进食困难及全身发热后影响全身营养，应支持全身治疗，根据病情，可选用：①复合维生素B；每次1～2片，每日3次。②维生素 C：

100mg～300mg，每日3次。③5%葡萄糖盐水注射液，或复方氯化钠注射液，静脉滴注，根据病情及体重确定给液量。

（八）收敛止痛药

这类药在于止痛便于进食，增加营养和收敛溃烂面，促进溃疡的愈合，药用：①0.5%～1%丁卡因：饭前涂抹溃疡区。②2%亚甲蓝：涂溃疡面，每日3次。③1%甲紫涂搽黏膜，每日2次。

（九）物理疗法

口腔单纯疱疹的复发感染或用氦氖激光治疗。据报道，局部照射点功率密度100mW／cm²，每处照射60秒钟，照射3～5处；每次总共照射3～5分钟，每日1次，共治疗6～7次。重型复发性疱疹治疗10次。治疗结果显示，激光治疗1～2次即有明显的止痛效果。并使病灶局限和上皮形成加快；治疗2～3次全身情况改善，平均6～7天治愈。若采用一般疗法需7～9天，方可治愈。研究认为，氦氖激光100mW／cm²可刺激细胞三磷酸腺苷（adenosine triphosphate，ATP）含量增高。细胞ATP含量的变化可评定细胞的生物能反应水平，而生物能的提高可激活免疫系统和机体的再生修复过程，所以氦氖激光治疗单纯疱疹的复发损害是有效的。

（十）其他

也可选用中药治疗。

（十一）健康教育

1. 注意口腔卫生，根据年龄采用不同的方法，如多喂水、漱口、刷牙等。忌不适当擦拭。

2. 注意奶瓶、奶头及所有奶具的清洁消毒。

3. 积极治疗原发病。注意维生素的补充。

4. 避免长期口服广谱抗生素或不合理使用肾上腺皮质激素。

5. 防止吮手指等不良习惯。

第二节　手-足-口病

手-足-口病（hand-foot-mouth disease，HFMD）是一种儿童传染病，又名发疹性水疱性口腔炎。本病以手、足和口腔黏膜疱疹或破溃后形成溃疡为主要临床特征。

一、病因

最常见的病原微生物为柯萨奇A-16型病毒与肠道病毒71型。我国主要为前者，此外尚有A-2、4、5、7、10型及Bl-5型等。柯萨奇A-16型多在婴幼儿中流行，而肠道病毒常致较大儿童及成年人罹患。

二、病理

病毒可在人体肠壁细胞内增殖，通过血液循环，从体表受压迫或摩擦部位的皮下和黏膜下组织逸出，在上皮细胞中增殖出现疱疹。疱疹液中含有高浓度病毒；上皮细胞核内有嗜酸性包涵体；电镜下亦可发现胞浆中排列整齐的病毒颗粒。

三、流行病学

传染源为患者和健康携带病毒者。患者口咽部分泌物及唾液中的病毒，可通过空气飞沫传播，或唾液、粪便污染手和用具传播。接触或饮用被污染的水源也可致病。

幼儿园是本病的主要流行场所，3岁以下的幼儿是主要罹患者。本病可发生于四季，但夏秋季最易流行。

四、临床表现

潜伏期为3~4天，多数无前驱症状而突然发病。可有1~3天的持续低热，口腔和咽喉部疼痛，或有上呼吸道感染症状。皮疹见于发病后第2天，呈离心性分布，多见于手指、足趾背面及指甲周围，也可见于手掌、足底、会阴及臀部。起始时为玫红色斑丘疹，一天后形成半透明的小水疱，如不破溃感染，常在2~4天吸收干燥，呈深褐色薄痂，脱落后无瘢痕。

口内颊黏膜、软腭、舌缘及唇内侧也有散在红斑及小疱疹，多与皮疹同时出现，或稍晚1~2天出现。口内疱疹极易破溃成糜烂面，上覆灰黄色假膜，周围黏膜充血红肿。患儿可有流涎，拒食，烦躁等症状。本病的整个病程为5~7日，个别达10日。但少数患者可复发（据国内调查复发率仅为3‰）。

五、诊断和鉴别诊断

根据夏秋季托幼单位群体发病；患者多为3岁以下幼儿；手、足、口部位的突然发疹起疱，皮肤的水疱不破溃；全身症状轻，可自愈。诊断不难。

发病初期（1~3天）采咽拭子、疱液或粪便标本可分离出病毒，疱液中分离病毒可确诊。血清学检查急性期和恢复期患者标本，其特异性抗体滴度可增高4倍以上。

本病应与水痘、单纯性疱疹性口炎及疱疹性咽峡炎相鉴别。

六、治疗与护理

1. 对症治疗　由于本病的症状较轻，预后良好，应注意患儿的休息和护理，给予稀粥、米汤、豆奶及适量冷饮，用淡盐水或0.1%氯己定液（口泰液）洗口，口服维生素B_1、维生素B_2、维生素C。同时应注意患儿的全身情况，警惕并发症（心肌炎、脑膜炎）的出现。

2. 抗病毒治疗　可用利巴韦林口服（见单纯性疱疹）。

3. 中医中药　可用口炎宁颗粒剂、板蓝根颗粒剂或抗病毒颗粒剂（见单纯性疱疹）口服；特别是幼儿园的群体发病情况下用中草药口服，有较好的疗效。

4. 局部用药　主要用于口腔溃疡。含珍珠粉和利多卡因的溃疡糊剂有止痛和促使溃疡愈合的作用。较大的患儿可给予西瓜霜或华素片含化。

5. 健康教育　及时发现疫情和隔离患者是控制本病的首要措施。幼儿园所应注意观察体温、双手和口腔，发现患儿应隔离1周，同时注意日用品，食具和玩具、便器的消毒。对于密切接触过患者的婴幼儿可注射1.5～3.0mL的国产丙种球蛋白，以增强机体防护能力。

第三节　口腔念珠菌病

口腔念珠菌病（oral candidiasis）是由真菌——念珠菌感染而引起的口腔黏膜疾病。近年来，由于在临床广泛使用抗生素和免疫抑制剂，造成菌群失调或免疫力低下，口腔念珠菌病的发生率有所增高。雪口或鹅口疮（thrush）是一种急性假膜型念珠菌病，多见于哺乳期婴幼儿，以在充血的口腔黏膜表面形成凝乳状斑片为特征。

一、病因

白色念珠菌为单细胞真菌，25%～50%的健康人寄生于口腔黏膜、肠道、肛门、阴道及皮肤等部位，但一般不致病。当宿主防御功能降低以后，此非致病菌转化为致病性细菌。白色念珠菌和热带念珠菌致病力最强，大量繁殖后而致病。婴儿雪口病多为分娩时产道念珠菌感染、母亲乳头及哺乳用具不洁所致。

二、临床表现

（一）念珠菌性口炎（candidal stomatitis）

1. 急性假膜型（雪口病）　急性假膜型念珠菌口炎，可发生于任何年龄的人，但以新生婴儿最多见，发生率为4%，又称新生儿鹅口疮或雪口病。

新生儿鹅口疮多在出生后2～8日发生，起病较急，初起在唇、颊、舌软硬腭及咽部黏膜上形成乳白色片状物，颇似奶块，但不易擦去，病变周围黏膜可充血水肿。全身情况尚好，可有轻度体温高升，无明显疼痛，轻者不影响食欲，重者拒食不安。

2. 急性红斑型　急性红斑型念珠菌性口炎，有称为萎缩型者，多见于成年人，常由于广谱抗生素长期应用而致，且大多数患者原患有消耗性疾病，如白血病、营养不良、内分泌紊乱、肿瘤化疗后等。某些皮肤病在大量应用青霉素、链霉素的过程中，也可发生念珠菌性口炎，本型被称为抗生素口炎。主要表现为黏膜充血糜烂及舌背乳头呈团块萎缩，周围舌苔增厚。患者常首先有味觉异常或味觉丧失，口腔干燥，黏膜灼痛。

3. 慢性肥厚型　本型或称增殖型念珠菌口炎，多见于颊黏膜、舌背及腭部。由于菌丝深入到黏膜或皮肤的内部，引起角化不全、棘层肥厚、上皮增生、微脓肿形成及固有层乳头的炎细胞浸润，而表层的假膜与上皮层附着紧密，不易剥脱。

本型的颊黏膜病损，往往对称地位于口角内侧三角区，呈结节状或颗粒状增生，或为固着紧密的白色角质斑块，类似一般黏膜白斑。腭部病损可由义齿性口炎发展而来，黏膜呈乳头状增生。

4. 慢性红斑型　本型又称义齿性口炎，损害部位常在上颌义齿腭侧面接触之腭、龈黏膜，多见于女性患者。黏膜呈亮红色水肿，或有黄白色的条索状或斑点状假膜，有90%患者的斑块或假膜中，可查见白色念珠菌。

（二）念珠菌性唇炎（candidal cheilitis）

本病为念珠菌感染引起的慢性唇炎，多发于高龄（50岁以上）患者。一般多见于下唇，可同时有念珠菌口炎或口角炎。

Gansen将本病分为两型，糜烂型者在下唇红唇中份长期存在鲜红色的糜烂面，周围有过角化现象，表面脱屑，因此极易与盘状红斑狼疮病损混淆，亦类似光照性唇炎。颗粒型者表现为下唇肿胀、唇红皮肤交界处常有散在突出的小颗粒，极类似腺性唇炎。念珠菌唇炎应刮取糜烂部位边缘的鳞屑和小颗粒状组织，镜检多次发现牙生孢子和假菌丝，并经培养证明为白色念珠菌时，才能确诊。

（三）念珠菌口角炎（candidal angular cheilitis）

本病的特征是双侧口角区的皮肤与黏膜发生皲裂，常有糜烂和渗出物，或结有薄痂，张口时疼痛或溢血。念珠菌口角炎多发生于儿童、身体衰弱患者和血液病患者。

儿童在寒冷干燥的冬季，因口唇干裂继发的念珠菌感染的口角炎也较常见。儿童的念珠菌唇炎或口角炎还有一个共同的特点，即唇周皮肤呈干燥状并附有细的鳞屑，伴有不同程度的瘙痒感。

三、实验室及其他检查

1. 直接涂片　将口腔黏膜区假膜、脱落上皮等置于载玻片上，滴10% KOH，微加热以溶解角质。光镜观察，可见折光性强的芽生孢子和假菌丝。

2. 革兰染色　用棉签或竹片刮去病损组织固定，常规革兰染色呈阳性。

3. PAS染色　标本干燥后用PAS染色，芽孢呈红色，假菌丝较蓝，利于观察。涂片法只能发现真菌而不能确定菌种，其阳性率也较低。

必要时，可行分离培养、活检、免疫、生化和基因检查等。

四、诊断

除根据病史和临床特征来诊断外，上述实验室检查也有重要意义。

五、治疗与护理

（一）局部药物治疗

1. 2%～4%碳酸氢钠（小苏打）溶液 用于哺乳前后洗涤婴幼儿口腔，轻症患儿病变在2～3天内即可消失，但仍需继续用药数日，以预防复发。也可用本药在哺乳前后洗净乳头，以免交叉感染或重复感染。

2. 氯己定 选用0.2%溶液或1%凝胶局部涂布，冲洗或含漱。可与制霉菌素配伍成软膏或霜剂，加入少量曲安奈德，以治疗口角炎、义齿性口炎等。

3. 西地碘华素片 每次一片含化后吞服，每日3～4次。

4. 咪康唑散剂 可用于口腔黏膜，霜剂适用于舌炎及口角炎，疗程10日。

（二）全身抗真菌药物治疗

1. 克霉唑 成人每日1.5～3g，儿童每日30～60mg，分3次服用。

2. 曲古霉素肠溶片 5万U，每日3～4次口服；每毫升2万～8万IU混悬液含漱或局部涂搽，每日2～3次。

3. 两性霉素B 用于广泛或较重症患者，每日0.1～0.25mg／kg，临用时以注射用水10mL将药溶解，后按每毫克药物以5%～10%葡萄糖30～40mL稀释后缓慢静脉滴注，每1～2天1次或每周2次。本药不良反应多，治疗时应密切观察。

4. 酮康唑 本品为人工合成咪唑类抗真菌药物200mg，顿服。

5. 咪康唑 咪唑类抗生素，抗菌谱广，治疗念珠菌和隐球菌病的疗效肯定。治疗浅表真菌感染时宜用软膏，阴道白色念珠菌感染可用阴道栓剂。深部真菌病需静脉用药，每日用量为600～3000mg，分3次给予，疗程2～20周不等。开始治疗宜给小剂量（200mg），根据患者耐受情况调整用量。

6. 益康唑 本品作用机制同其他咪唑类抗真菌药抗菌谱与咪康唑相似。对治疗皮肤、口腔真菌感染、阴道念珠菌感染的治愈率高达90%以上。口服250mg，2.5小时后达血清浓度高峰，为3mg／mL，1～2小时血浓度迅速下降，也可局部外用或静脉用药。

7. 伊曲康唑 为广谱抗真菌药，与酮康唑相似。成人每日100～200mg，儿童每日3～5mg／kg顿服，疗程2～5个月。不良反应较酮康唑轻，可有消化道反应、低钾血症、肝酶升高等。

8. 制霉菌素 对肠道感染有效，50万～100万单位，每日3次口服。直到粪便检查阴性，损害痊愈为止。

9. 大蒜素或大蒜新素 是一种低毒有效的抑制念珠菌的制剂，以0.015%浓度的大蒜注射液（50～100mL），溶于5%葡萄糖500mL中静脉滴注，可控制系统性念珠菌病。

10. 碳酸镁 0.3～0.5g，每日3次口服（使肠道成为碱性，不利念珠菌生长）。

（三）增强机体免疫力

对于身体衰弱、有免疫缺陷或与之有关的全身性疾病，长期使用免疫抑制剂的白色念珠菌感染患者，以及慢性念珠菌感染者，需辅以增强免疫力的治疗措施，如注射胸腺素、转移因子。

（四）手术治疗

对于白色念珠菌白斑中的轻度、中度上皮异常增生，经以上药物治疗后（疗程可达3～6个月），可能逆转或消失。对于此种癌前损害，在治疗期间应注意严格观察白斑的变化，定期复查。如果治疗效果不明显或患者不能耐受药物治疗，应考虑手术摘除。

（五）健康教育

注意避免产房交叉感染，分娩时应对会阴、产道、接生人员双手及所有接生用具进行消毒。注意保持口腔清洁，防止损伤口腔黏膜。积极治疗原发病，如因抗生素使用过久引起者，应停药。饮食器具消毒，喂奶前清洗乳头以防感染，给营养丰富的流食或半流食，多饮新鲜果汁。此外应密切观察患儿，如鹅口疮延及咽喉而发生呼吸困难者，应紧急救治。

第四节　球菌性口炎

球菌性口炎（coccigenic stomatitis）又称膜性口炎，是由金黄色葡萄球菌、溶血性链球菌、肺炎双球菌等为主的球菌感染所致，临床上以形成假膜损害为特征。

一、临床表现

假膜呈灰白或黄白，较厚微突出黏膜表面，致密光滑，易拭去，遗留渗出糜烂面，有非特异性口臭，涂片可查出大量成堆的球菌，区域淋巴结肿大、压痛，全身症状较轻。

二、诊断和鉴别诊断

原发性球菌性口炎少见，常继发于其他口腔黏膜病（如单纯疱疹、药疹），要注意原发损害和全身情况。球菌性口炎的假膜为灰黄色，加涂片检查，应与白喉、鹅口疮相鉴别。

三、治疗与护理

（一）局部治疗

1. 给予0.1%～0.2%氯己定液、复方硼砂漱口水（多贝尔液）漱口。

2. 5%金霉素甘油糊剂涂搽，口疮膜贴有消炎、抗菌、止痛作用。

3. 西瓜霜喷剂、锡类散局部散布。

（二）全身治疗

1. 抗生素　一般可选用青霉素、庆大霉素、螺旋霉素等，疗效不佳时，可取患处假膜涂片或培养，结合血浆凝固酶实验及药物敏感试验，以选用对致病菌敏感的抗生素。

2. 维生素　补充维生素B_1 10mg、维生素B_2 5mg、维生素C 100mg，每日3次。

3. 其他　若有口渴思饮、心烦便秘、小便黄少等心脾积热症状，可口服口炎宁颗粒剂，每次1~2包。

第五节　坏疽性口炎

坏疽是某局部组织发生急性坏死后，并发腐败菌感染的一种特殊病理过程，即组织的腐败性坏死。发生在口颊的坏疽过去较常见，称为坏疽性口炎（gangrenous stomatitis）或走马牙疳（noma）。

一、病因

坏疽性口炎的直接病因是樊尚螺旋体和梭形杆菌，还并发产气荚膜杆菌与化脓性细菌的感染。儿童可在急性传染病如麻疹、猩红热、黑热病后期发生。成人多见于慢性消耗性疾病后期，如白血病、糖尿病、结核病等全身营养极差、抵抗力极度低下时。

二、临床表现

本病特点是早起常在单侧颊黏膜上出现紫红色硬结，迅速变黑脱落遗留边缘微突起的溃疡面，向深层扩展，并有大量坏死组织脱离。同时，颊部皮肤肿胀发亮，腐烂脱落，终致内外贯通，"穿腮露齿"。病程中有特异性腐败恶臭，但病员疼痛感轻微。严重时病情恶化，可致死亡。如治疗及时，痊愈后常遗留颜面部及牙颌系统的严重缺损。

本病早期绝大多数出现坏死性龈口炎的症状，因此应早期诊断和治疗，以避免发展为坏疽性口炎。

三、治疗与护理

1. 1.5%~3%过氧化氢清洗患部，现用氯己定液拭洗，每1~2小时1次，彻底除去坏死组织。

2. 青霉素、链霉素联合肌内注射，必要时应采取静脉滴注。

3. 甲硝唑口服或静脉滴注，每天用量口服1g，分次口服。静脉滴注每瓶0.5g（溶于5%葡萄糖液250mL中），首次15 mg／kg，以后每6小时用7.5mg／kg。

4. 加强支持疗法，补液，输血，给足量维生素B、维生素C。

第六节　药物过敏性口炎

药物过敏性口炎（allergic medicamentosus stomatitis）是由于药物通过不同给药途径如口服、注射或局部涂搽、含漱等进入机体内，使过敏体质者发生变态反应而引起的黏膜及皮肤的炎症反应性疾病。

一、病因

由于过敏体质者使用药物引起变态反应而发病。引起过敏的药物一般以抗原性较强的化学药物所产生的反应最多。常见解热镇痛药、安眠镇静药、磺胺类药、抗生素类药。有些药物本身是完全抗原如血清生物制剂及蛋白制品等，但多数药物是半抗原。药物过敏性口炎多为Ⅰ型变态反应，而接触性过敏口炎多为Ⅳ型变态反应。除了局部使用药物外，为充填和修复材料也可引起此病，如银汞合金、自凝塑料等。

初次用药一般经4～20日（均7～8日）潜伏期后，才发生过敏反应。如过去用药已产生过敏，再次用该药时可在数分钟至24小时（10小时左右）发生药物过敏反应。

二、病理

组织病理变化表现为急性炎症。上皮细胞内及细胞间水肿，或有水疱形成。结缔组织水肿，可见炎症细胞浸润。早期嗜酸性粒细胞多，以后中性粒细胞增多，血管扩张明显。

三、临床表现

轻型患者可无全身症状，或仅在病损出现前有轻度全身不适，头痛、咽痛及低热等前驱症状。口腔病变多见于口腔前部，如唇及颊、舌的前2/3部分。上腭亦常发生病变，口腔黏膜明显充血发红、水肿，有时出现红斑、水疱。疱破溃后形成糜烂或溃疡，表面有较多渗出物，形成灰黄或灰白色的假膜。局部淋巴结可肿大，压痛。

皮肤病损好发于口唇周围，四肢下部，手、足的掌背两面，以及躯干等部位。常见的病损为圆形红斑，典型的称虹膜状红斑，亦可出现丘疹，有时表现为固定型药疹。有灼热感，或红斑中心有水疱。经停用过敏药物及治疗处理后，病损于10天左右消退，而遗留色素沉着。如再用该过敏药物常于数分钟或数小时后在原处又出现病损。

重型药物过敏，可出现较重的全身症状。如高热39～40℃、咽峡炎、头痛、肌肉痛、关节痛等。除口腔及皮肤发生病损外，身体其他腔孔的黏膜，如眼睛、鼻腔、阴道、尿道、肛门等均可出现病损，发生炎症及糜烂等。有些严重患者气管、食管黏膜均可糜烂脱落，甚至内脏器官亦可受累，可出现电解质紊乱症状，称为中毒性表皮坏死松解症。

四、诊断

根据发病前用药史，且用药时间和发病时间的潜伏期相符合。起病突然，口腔黏膜红肿，有红斑、疱疹及大面积糜烂，且渗出多。皮肤有圆形红斑、虹膜状红斑、疱疹及丘疹等病变。因为各种药物引起的过敏性口炎，其病损表现无特异性，因此，可以参考某些药物最常引起的病变情况及患者用药及发病的时间关系等进行分析判断，找出确切的致敏药物后立刻停用，病变很快痊愈而可确定致敏药物。

五、治疗与护理

1. 寻找可疑致敏原　立刻停用与可疑致敏药物结构相似的药物并拆除充填物、修复体。

2. 抗过敏药物　抑制药理活性介质的释放，降低机体对组胺的反应，减少各种过敏症状。可选用氯苯那敏（扑尔敏）、阿司咪唑（息斯敏）、氯马斯汀（吡咯醇胺）、赛庚啶等。

3. 局部注射　10%葡萄糖酸钙加维生素C做静脉注射可增加血管的致密性以减少渗出，减轻炎症反应。

4. 肾上腺皮质激素治疗　视病情轻重，轻者可给泼尼松（强的松）每日15～30mg分3次口服，控制病情后逐渐减量。重症者可给氢化可的松100～200mg、维生素C 1～2g加入5%～10%的葡萄糖1000～2000mL中静脉点滴，每日1次。用药3～5日病情改善后停用滴注，以适量泼尼松口服代替。加入5%葡萄糖液500mL中滴注，但有心血管系统疾病、甲状腺功能亢进及糖尿病的患者应禁用。

5. 抗感染治疗　预防继发感染，谨慎选用一种与致敏药物在结构上应不相似的抗生素，以免引起交叉过敏反应。

6. 中药　柴胡、防风、五味子、乌梅、甘草各9g。用水煎服。

7. 局部治疗　局部以对症治疗及预防继发感染为主。可用0.1%依沙吖啶（利凡诺）、0.05%氯己定（洗必泰）等做唇部湿敷及含漱。局部病损处涂抹消炎、防腐、止痛药膏，如抗生素及氟轻松软膏、中药养阴生肌散等。

8. 健康教育

（1）对已知为变应原的药物及与其同类结构的其他药物不可再接触。

（2）用过敏性抗原（已确定的过敏药物）浸出液做脱敏治疗。

第七节　过敏性接触性口炎

过敏性接触性口炎（allergic contact stomatitis）是由于过敏体质患者于局部接触药物后，发生变态反应而引发的一种炎症疾病。

一、病因

分为原发性刺激因素和变态反应2种。前者因接触物本身具有强烈的刺激作用，如强酸、强碱或其他有毒物质等，此种情况不属于变态反应性口炎。变态反应性（过敏性）接触性口炎的接触物本身不具有刺激性，每个接触者并不一定都发病，仅过敏体质者发病。如充填材料中的银汞合金、义齿修复材料中的甲基丙烯酸甲酯、自凝塑料、抗生素软膏、磺胺软膏或其他药物可以成为变应原，作用于机体后，可使T细胞致敏，并大量增殖。当再次接触相应抗原就会致病。

二、病理

组织病理表现为急性炎症变化。可见组织水肿、血管扩张、有炎症细胞浸润，苔藓样病变时可见部分上皮粒层较明显，表层轻度过角化。

三、临床表现

机体接触过敏源后，一般经2～3天在接触部位发生病变，轻者黏膜肿胀发红、形成红斑，重者发生水疱、糜烂或溃疡，甚至组织坏死。口腔科临床常见为修复材料引起的接触性口炎。一般在带义齿2～3日后，与义齿基托相接触部位的黏膜充血、发红、肿胀，患者有灼热刺痛感。重者可形成水疱、糜烂或溃疡。若及时除去过敏因素，不戴义齿，病变可于1～2周内好转。

四、诊断

根据病史及发现局部变应原，除去过敏因素后病变很快消失可做诊断。

五、治疗与护理

1. 停止接触变应原。
2. 非特异性抗过敏药物。
3. 较重的患者可应用皮质激素。
4. 治疗继发感染。
5. 避免再次接触变应原。

第八节 血管神经性水肿

血管神经性水肿（angioneurotic edema）又称巨型荨麻疹（urticaria giant），亦称昆克氏水肿（Quincke's edema），为一种急性局部反应型的黏膜皮肤水肿，属一种变态反应性疾病，临床特点是突然发作局限性水肿，但消退亦较迅速。

一、病因

为一种过敏性疾病。属 I 型变态反应。其变应原可能为食物、药物、感染因子、情绪激动、寒冷刺激等多种因素，亦有些是家族性的遗传因素。其被认为是常染色体显性遗传疾病。但也有部分患者不易找到确切的变应原。

二、病理

病理变化为深层结缔组织内可见毛细血管扩张充血，有少量炎症细胞浸润。

三、临床表现

急速起病。少数患者可有头昏及轻度发热等前驱症状。好发部位为头部疏松结缔组织处，如唇、舌、颊、眼睑、耳垂、咽喉等。上唇较下唇好发，下眼睑较上眼睑好发，外阴部、胃肠道黏膜也能被侵犯，有时也发生于手、足部的背、侧面。起初患处瘙痒、灼热痛，随之即发生肿胀。肿胀区界限不明显，按之较韧而有弹性。肿胀部位可呈淡红色或无色泽改变。如肿胀发生在舌或软腭，可引起口腔功能障碍。如肿胀发生在会厌处则影响呼吸而可窒息，如不立即施行气管切开，可致死亡。肿胀可在数小时或1～2天内消退，不留痕迹，但能复发。

四、诊断

根据上述临床表现如发病突然而急速，病变为局限性水肿，但界限不清，按之韧而有弹性，好发部位为皮下结缔组织疏松处，如唇及眼睑最常见。病变在十几分钟或数十分钟内发生，常在数小时或1～2天内消失，而不留痕迹。常有复发史。部分患者可追寻到过敏因素，更能明确诊断。

五、鉴别诊断

应与颌面部蜂窝织炎及丹毒相鉴别。

六、治疗与护理

首先要寻找变应原，并加以隔离。给予皮下注射0.1%肾上腺素0.25～0.50mL。有心血管系统疾病的患者慎用。其他药物的应用可根据情况参看药物过敏性口炎的治疗。

对伴有喉头水肿、呼吸困难的病例应严密观察病情的发展。发生窒息应立即施行气管切开术以抢救生命。有感染疾病的患者，要控制感染，除去病灶。

第九节　多形性红斑

多形性红斑（erythema multiforme）是黏膜皮肤的一种急性渗出性炎症性疾病。黏膜和皮肤可以同时发病，或只侵犯一方。病损形式多种多样，如红斑、丘疹、疱疹、糜烂及结节等。又因糜烂表面往往有大量的纤维素渗出物，故又称多形渗出性红斑。

一、病因

本病的病因比较复杂，迄今仍未定论，可能由于皮肤小血管对某些致敏物质引起变态反应。其变应原的种类很多，如病毒感染、细菌感染、真菌感染、原虫感染、疫苗、食物，或某些药物等，某些器官系统病变可引起本病。其他如月经、妊娠、受寒冷、日晒、X线照射、接触过敏、拔牙，饮食当中如鱼虾、贝壳类、啤酒等，均有激发本病的临床报道。

二、临床表现

本病好发于青年女性，常见于春、秋两季，病程具有自限性，一般2~3周自愈。

（一）轻型

一般无全身症状。皮疹好发于手掌手背，足底足背，颜面，前臂等处，常对称发生。皮疹呈多形性，如斑疹、丘疹、风团、水疱等。典型者呈虹膜状。口腔黏膜病损分布广泛，可发生于唇、颊、舌、腭等部位。黏膜充血水肿，有时可见红斑及水疱。但疱很快破溃，故最常见的病变为大面积糜烂。糜烂表面有大量渗出物形成厚的假膜。有时渗出物过多，甚至形成胶冻状团块而影响闭口。病损易出血，在唇部常形成较厚的黑紫色血痂。疼痛明显，影响进食。颌下淋巴结肿大，有压痛。部分患者除口腔黏膜外尚可有其他黏膜如眼或外阴黏膜病变。但均较轻仅表现为急性炎症。

（二）重型

重型称"重症多型红斑"，有全身症状，高热、头痛、乏力，皮疹为红斑、丘疹、水疱、大疱或紫癜，常累及黏膜，可有内脏病变，病情严重。冬季气候寒冷时发生在手足时，称"寒冷性多形红斑"。黏膜病损除口腔表现与轻型者相同外，眼睛、鼻腔、阴道、尿道及直肠等部位黏膜均可受累，发生糜烂及炎症。特别是眼睛的病变较严重。眼结膜毛细血管广泛充血发红有炎症。亦可出现小丘疹或疱疹。严重时可引起角膜溃疡，脉络膜炎等。个别病例处理不当可致失明。此种情况因身体各腔孔均受累则称为多腔孔糜烂性外胚叶病，亦即斯-约综合征。

三、实验室检查

如损伤肾脏可出现血尿、蛋白尿、尿素氮增高等。

四、诊断

1. 为突然发生的急性炎症。发病与季节有关，春、秋季常见。可有复发史。有些患者能询问出发病前的用药史。或进食某些食物，接触某些环境而诱发疾病。

2. 口腔黏膜广泛地充血、发红、水肿，并有大面积糜烂，表面渗出多，形成厚的假膜。易出血，有剧烈疼痛。皮肤病损如红斑、丘疹、疱疹，特别是虹膜状红斑有诊断意义。

五、鉴别诊断

本病应与荨麻疹、冻疮、药物性皮炎相鉴别。重症多形性红斑须与大疱性类天疱疮、川崎病、中毒性表皮坏死性松解症等相鉴别。

六、治疗与护理

（一）全身治疗

1. 抗组胺药物　可阻断平滑肌、神经、毛细血管内皮细胞等组织上的组织胺受体，从而与组织胺起竞争性的拮抗作用，并有显著的中枢安定作用。①异丙嗪：每次12.5～25mg，每日2～3次。②氯苯那敏：其抗组织胺作用与氯丙嗪相似而不良反应少，更适用于儿童。每次4mg，每日2～3次，儿童按每日0.35mg/kg，分3～4次。

2. 钙剂　葡萄糖酸钙10mL，静注，每日1次或用多维钙片1～2片，每日2～3次。能减轻炎症反应。

3. 类固醇皮质激素　激素可促进蛋白分解，增加糖原异生，提高血糖，能排钾留钠，具有消炎、抗过敏、抗内毒素、抑制免疫反应、减轻机体对损伤的病理反应，抑制成纤维细胞增生，刺激红细胞、血小板及嗜中性血细胞的增加，促使淋巴及嗜酸性粒细胞的减少。病情较重时，可用泼尼松每日30～60mg，分3～4次口服。

4. 抗生素　为清除感染病灶的原因，可同时用抗生素，以预防和控制感染。

5. 其他　尚可选用维生素C 0.3g，每日3次；10%硫代硫酸钠10mL，每日1次静脉滴注；40%乌洛托品2～4mL，每日1次静脉注射，10次为1疗程；关节疼痛时给予阿司匹林、水杨酸钠、吲哚美辛或布洛芬等；便秘者给予硫酸镁。

（二）局部处理

以消炎、收敛、止痒和防止继发感染为治则。轻症者外用炉甘石洗剂或类固醇皮质激素类霜剂；对大疱性或糜烂性损害先抽取疱液，然后用0.1%呋喃西林湿敷，口腔可用3%硼酸水漱口，眼部用生理盐水或3%硼酸液冲洗，然后氯霉素和醋酸可的松眼液交替点眼，睡前涂红霉素眼膏以预防眼球结膜粘连。

（三）健康教育

首先应除去可疑的病因，如控制感染，停用致敏的可疑药物；忌食鱼、虾、蟹、蛋等腥发动风之品，不新鲜者尤忌。

第十节　白塞病

白塞病（Behcet disease）是一种以口腔溃疡、外阴溃疡、眼炎及皮肤损害为临床特征的，累及多个系统的慢性疾病。病情呈反复发作和缓解的交替过程。部分患者遗有视力障碍，除少数因内脏受损死亡外，大部分患者的预后良好。本病在临床上并不多见。

一、病因

病因未明，目前认为可能与病毒或细菌感染诱发的自身免疫有关。

二、病理

在皮肤黏膜、视网膜、脑、肺等受累部位可以见到血管炎改变。血管周有炎症细胞浸润，严重者有血管壁坏死，大、中、小、微血管（动、静脉）均可受累，出现管腔狭窄和动脉瘤样改变。

三、临床表现

1. 复发性口腔溃疡　为最早表现，多为米粒或绿豆大溃疡，较深，覆黄白色苔膜，损害孤立散在于口唇、舌尖、舌侧缘、齿龈等处。

2. 外生殖器溃疡　男性以阴囊为多，其次为阴茎、龟头—冠状沟等处；女性以大小阴唇为多。

3. 眼炎　主要表现为复发性前房积脓、虹膜炎、虹膜睫状体炎、葡萄膜炎、角膜溃疡、结膜炎，严重的可致盲。

4. 皮肤损害　可有结节红斑样、血栓性静脉炎、痤疮样、毛囊炎等表现。皮肤对针刺可发生同形反应。

5. 假性坏死性毛囊炎　是一种发生于躯干、四肢的形似毛囊炎、疖、痤疮样损害。

6. 关节损害　通常表现为关节炎或关节痛，可发生在3个主症之前，同时个别病例也可在相隔17～24年出现。膝、踝、肘、肩、腕等大关节多易受累，小关节受累少见。有红肿或疼痛，多无功能障碍，常为多发性。

7. 消化道症状　表现为腹痛、腹泻、恶心、呕吐。也另有作者报告可出现复发性出血性腹泻、恶心、呕吐。另有作者报告可出现复发性出血性腹泻、肛门溃疡、结肠炎和溃疡性结肠炎。

8. 神经系统症状　临床上主要有3种表现，即脑膜炎或脑膜脑炎，颅内高压和周围神经损害。

9. 血管病变　最常见为浅表血栓性静脉炎，常随疾病复发次数而发生率增加。

10. 其他症状　可见低热，甚或高热，一般在38℃左右，少数患者可达40℃。发烧同时可有全身不适、头痛、头晕等症状。有时还可见到心、肺、肝、脾、肾受累的症状和滑囊炎。眼、口、外生殖器、皮肤4项症状出现2项，反复发作和存在皮肤同形反应者，为不完全型；4项症状悉见者，为完全型。

四、实验室及其他检查

白塞病无特异血清学检查。有时有轻度球蛋白升高，血沉轻、中度增快。约40%抗PPD抗体增高。针刺反应是本病目前唯一的特异性较强的试验。患者在接受静脉穿刺、肌内注射或皮内注射后24～48小时于针刺局部出现脓疱或毛囊炎，周边红晕，称之为针刺阳性反应。

五、诊断

临床症状和体征是主要诊断依据。由于BD症状多样，出现时间不一，且缺乏特异性，因此详细询问和收集病史具有十分重要的意义。尤其是内科、外科、神经科、妇科等方面的病史能给发现BD少见症状提供重要线索。实验室检查虽多，但缺乏特异性，仅作参考。临床可按照症状累及的系统及脏器选择相应的检查项目。例如：血常规、尿常规、体液免疫、细胞免疫、纤溶活性、微循环和血液流变学、X线（关节、胸片、GI等）、脑电图、CT、MRI等。

（一）主要症状

1. 口腔黏膜复发性溃疡，上下唇、颊黏膜、齿龈、舌缘等边缘清楚的圆或卵形疼痛性溃疡。通常于7～10天不留瘢痕治愈，反复再发。

2. 皮肤症状

（1）结节红斑样皮疹：每7～10天在四肢分批出现稍隆起发硬伴压痛的红斑，反复的消退与新发。

（2）毛囊炎样、痤疮样皮疹：面、颈、胸、背部等好发。

3. 眼症状

（1）前眼部型（虹膜睫状体炎）：典型的是数天内消退的复发性前房积脓性虹膜睫状体炎，缓解期发生虹膜后粘连、虹膜萎缩。

（2）后眼部型（视网膜-脉络膜炎）：典型的是网膜水肿样混浊、渗出和出血斑，网膜血管炎，渗出物使玻璃体混浊。常常反复恶化发作。

4. 外生殖器疼痛性溃疡。

（二）次要症状

1. 血管系症状　以血栓性静脉炎为代表的大小动、静脉闭塞及动脉瘤的出现。

2. 精神、神经症状　精神症状、锥体束征、脑神经症状等各种中枢神经症状。

3. 消化系统症状　主要为小肠的多发性溃疡，可伴有穿孔。

4. 关节炎症状　一侧性大关节一过性的轻度红、肿、痛。类风湿因子阴性。

（三）检查所见（参考手段）

1. 皮肤针刺反应　以无菌消毒针轻刺皮肤真皮层，24～48小时后局部皮肤发红，有时于针刺中央处发生小脓疱。

2. 免疫异常　C反应球蛋白增高，血沉增快，有某些炎症性产物的复合体，α_2、β球蛋白增高与病情呈正相关。血清补体中C_{3-5}、C_{8-9}均增高，尤其C_9增高显著。有关节症状而类风湿因子阳性，应首先考虑其他疾病。

（四）诊断判断

1. 确定诊断

（1）完全型：病程中同时或先后出现（一）中1～4项症状（全部主要症状）。

（2）不完全型：病程中出现（一）中3项主要症状；或具有典型的眼症状+另一项主要症状。

2. 可疑诊断　具备眼症状以外的两项主要症状。

3. 可能诊断　仅具备一项主要症状。

（五）分型

在具备主要症状，可诊断为白塞病的基础上，同时存在上述次要症状，可分别称作：①血管系白塞病。②神经系白塞病。③消化系白塞病。④关节白塞病。

国际Behcet病研究组织制定的诊断标准如下。

1. 复发性口腔溃疡（1年内至少复发3次）。

2. 下面4项出现2项者即可诊断。

（1）复发性生殖器溃疡或生殖器瘢痕。

（2）眼部损害（前、后葡萄膜炎、玻璃体内细胞或视网膜血管炎）。

（3）皮肤损害（结节性红斑、假毛囊炎、脓丘疹或发育后的痤疮样结节）。

（4）皮肤针刺反应阳性。

六、鉴别诊断

（一）口腔溃疡的鉴别诊断

BD复发性阿弗他溃疡、疱疹性口炎均以反复发作的口腔溃疡为基本特征，其病损形态相似，但前者累及多系统多脏器，有先后出现的口腔外病损症状。

（二）多系统损害的鉴别

BD与克罗恩病、斯-约综合征、Reiter综合征等均有多脏器多系统病损，且有口腔表现。

七、治疗与护理

（一）局部治疗

1. 口腔溃疡　治疗同复发性阿弗他溃疡。0.5%达克罗宁含漱可止痛；氯己定液、硼酸液含漱；溶菌酶含片；锡类散局部涂于口腔溃疡。

2. 外阴溃疡　可用1/5000高锰酸钾坐浴，每晚1次，再用四环素可的松眼膏涂于溃疡面。

3. 眼部轻型炎症　可用0.5%酸酸氢化可的松液滴眼。

4. 0.1%醋酸氟氢可的松软膏局部涂布皮肤。

（二）全身治疗

1. 肾上腺皮质激素　为首选药物。给药途径及剂量按病情轻重而定，分为短期和长期疗法。以泼尼松为例，短期疗法适用于急性发病或较严重的病例，开始剂量为每日30～60mg，6～7天后，减为每日20～30mg，然后每隔3～4日减少5mg至维持量或停药。长期疗法适用于反复迁延的顽固病例，初始每日30～40mg，病情控制后，每7日减少5～10mg至维持量5～10mg，根据皮质激素昼夜分泌的节律性，主张采用隔日服法：将2日的总剂量于晨间6～8时分泌高峰时1次顿服，隔天1次。

2. 细胞毒类　为增强肾上腺皮质激素疗效，降低不良反应，减少剂量，主张合用此类药物。如环磷酰胺和硫唑嘌呤，常用剂量为25mg，每日2次，口服，疗程不超过10日，以后用小剂量皮质激素维持。另外应用环孢素也有一定的疗效，它具有抑制白细胞介素-2及Th淋巴细胞转录的功能。

3. 非甾体激素类药物　如保泰松、吲哚美辛（消炎病）25mg，每日3次，饭后服等，如与泼尼松合用，有相加作用。

4. 雷公藤总甙　20mg，每日3次，口服，2个月为一疗程。或昆明山海棠片，每次2片，口服，每日3次。在使用上述免疫抑制剂时，应特别注意其毒不良反应。如胃肠道症状、白细胞和（或）血小板减少、头晕、乏力、月经紊乱、皮疹、胸闷等，一旦出现应立即停药。需长期大量服用皮质激素的患者，应定期复查血常规，注意大便隐血及血压情况等。

5. 环孢素　是作为一种免疫抑制剂最适用于本病。剂量为每日5～10mg/kg，分2～3次应用，可获得血浓度50～140mg/mL，对伴有眼症患者证明有效，其肾脏毒性作用常见，是可逆的。虽然该药应用时间尚短，但已发现它的明显不良反应，多毛症，齿龈肥厚，水和钠潴留性水肿和动脉性高血压等，要正确评价该药治疗白塞氏病的地位，尚需要广泛的治疗研究。

6. 秋水仙碱 Mats umura等观察发现，秋水仙碱对本病的针刺反应局部多形核白细胞的化学趋向性有明确的抑制作用，因此可达到治疗效果。国内报道用本品治疗7例，其中4例属完全型，3例为不完全型。方法为每日上午3时口服秋水仙碱1mg，服药1～8周，期间不用其他特殊治疗，结果治愈1例，显效4例，好转和无效各1例。另有人用本品0.5mg，每日3次，治疗2例不完全型。结果分别至3周、4周后口腔、外阴溃疡及下肢结节消失，头痛减轻，低热消退。

7. 免疫增强剂 能减轻症状，延迟复发，可选用左旋咪唑（成人每2周连服3日，每日150mg，分3次口服）；多次小量输入新鲜血液（每周1～2次，每次100～200mL）；转移因子（每周1～2支，肌内注射，12周为一疗程）；丙种球蛋白（3 mL，肌内注射，每2～4周1次）。

8. 抗生素 急性发作期，要给予较大剂量的广谱抗生素。

9. 异烟肼 0.1g，每日3次，连续服用一个月以上。

10. 氨苯砜 50mg，每日1～2次。

11. 氯喹 0.25g，每日2次，服用1～2个月后改为0.25g，每日1次。

12. 溶解纤维蛋白原药物Cunliffe等报道应用苯乙双胍和己雌烯醇治疗本病获得临床疗效，一般认为可应用于有血栓性静脉炎的患者。

第十一节　放射性口炎

放射性口炎（radiation stomatitis）又称放射性黏膜炎，是因放射线电离辐射引起的口腔黏膜损伤，可发生溃疡和黏膜炎。

一、病因

放射线（包括X线、镭射线、同位素射线、中子射线等）高能辐射于机体，引起组织细胞和器官的一系列反应与损害。临床常见于因口腔肿瘤接受放射治疗的患者和长期在不良环境中从事放射线工作的人员。

二、病理

损害表现为组织水肿，毛细血管扩张，黏膜上皮细胞坏死碎裂，纤维素渗出，血细胞渗出。慢性放射线损害可见到上皮连续性破坏，炎细胞浸润，毛细血管扩张等溃疡特征。可见到黏膜下组织萎缩的小唾液腺和黏膜上皮萎缩变薄等改变。

三、临床表现

（一）急性放射性口炎

一般在10Gy剂量照射后可见黏膜发红、水肿；20Gy照射后黏膜充血发红更加明显，并有黄白色假膜覆盖，易出血，触痛剧烈；30Gy照射后可见黏膜水肿减退，而被覆假膜更加明显，有灼热疼痛感；50～70Gy及以上剂量照射后，可见舌乳头萎缩，唾液腺萎缩，口腔干燥，黏膜疼痛，味觉障碍，舌灼痛，这些症状常常不可逆。全身症状有乏力、头昏、恶心、失眠。血小板减少可引起牙龈出血、鼻出血、咯血。白细胞计数减少引起继发感染和出血坏死性口腔溃疡。

（二）慢性放射性口炎

以唾液腺萎缩口腔干燥为主要表现。舌背因舌乳头萎缩而光剥发红，味觉异常。有些病例可并发白色念珠菌感染，舌背出现白色雪花状斑块，或并发牙龈出血、牙周炎等口腔病症。患者可有食欲缺乏、疲倦、头痛、记忆力下降、失眠等全身症状。皮肤常有干燥、脱发、色素沉着和出血点等变化。

四、诊断

对于接受头面部放射线治疗患者和长期从事放射线工作而又无良好完全防护措施的人员，接触射线后短期内或较长时间后口腔黏膜出现水肿、充血、糜烂、溃疡、腺体萎缩、口干、口臭等症状，并伴头昏、失眠、厌食、脱发、全血降低等全身症状，多可诊断。

五、鉴别诊断

口腔黏膜糜烂溃疡应与疱疹样阿弗他溃疡相鉴别。

六、治疗与护理

以对症治疗为主。对于黏膜充血糜烂者可用生理盐水加肾上腺素含漱。剂量为每100mL生理盐水加入0.1%的肾上腺素液1～2mL。溃疡可用复方皮质散、珠黄散等局部涂敷，也可用复方硼砂液（多贝尔液）等漱口。疼痛剧烈者可用0.5%普鲁卡因液含漱。有白色念珠菌感染可用酮康唑，晚间睡前含服，每日1片连续7天。口干明显可用人工唾液（0.2%毛果芸香碱12mL加蒸馏水至200mL），每次10mL，每日5～6次，含服。有全身症状和体质下降者，可用维生素、高蛋白食物等支持疗法。

七、预防

1. 严格掌握辐射剂量。放疗期间密切注意口腔黏膜变化情况，及时采取对症措施。

2. 放射工作人员应严格遵守防护规定，合理使用屏蔽衣等防护用品。放射场所应严格按照防护标准进行装修。

3. 透视下整复骨折、取异物、示教等其他可能超时间接受放射线辐射的特殊场合应尽可能缩短时间。

4. 儿童、孕妇应尽量避免透视和摄片。

第十二节　天疱疮

天疱疮（pemphigus）是一种严重的、慢性皮肤黏膜的自身免疫性疾病。

一、病因

天疱疮的病因不明，目前对自身免疫病因的研究较多。认为与病毒感染、紫外线照射、某些药物（如青霉胺等）的刺激，使棘细胞层间的黏合物质成为自身抗原而诱发自身免疫反应有关。

二、临床表现

（一）寻常型天疱疮

1. 口腔　通常首先有口腔黏膜损害，起疱前，先有口干、咽干或吞咽时感到刺痛，有1～2个或广泛发生的大小不等的水疱，疱壁薄而透明，易破、出现不规则的糜烂面；若将疱壁撕去或提取时，常连同邻近外观正常的黏膜一并无痛性地撕去一大片，并遗留下一鲜红的创面，这种现象被称为揭皮试验阳性。若在糜烂面的边缘处将探针轻轻置入黏膜下方，可见探针无痛性伸入，这是棘层松解的现象，对诊断有所帮助。

寻常型几乎全部有口腔病损，损害可出现在软腭、硬腭、咽旁及其他受摩擦的任何部位，如咽、翼颌韧带等处。疱可先于皮肤或皮肤同时发生。

2. 皮肤　易出现于前胸，躯干及头皮、颈、腋窝、腹股沟等易受摩擦处。在正常皮肤上往往突然出现大小不等的水疱，疱不融合，疱壁薄而松弛，疱液清澈或微浊（为淡黄色的透明血清）。用手压疱顶，疱液向四周扩散；疱易破，破后露出红湿的糜烂面，感染后可化脓而形成脓血痂，有臭味，以后结痂、愈合并留下较深的色素，若疱不破，则可渐变为混浊后干瘪。

在口腔内，用舌舔及黏膜，可使外观正常的黏膜表层脱落或撕去，这些现象称Nikol-sky征，即尼氏呈阳性为本病特征。

皮肤损害的自觉症状为轻度瘙痒，糜烂时则有疼痛，也可出现发热、无力、食欲缺乏等全身症状。若反复发作，不能及时有力控制病情，可因感染而死亡。

3. 其他部位黏膜　除口腔外，鼻腔、眼、外生殖器、肛门等处黏膜均可发生与口腔黏膜相同的病损，往往不易恢复正常。

（二）增殖型天疱疮

1. 口腔　与寻常型相同，只是在唇红缘常有显著的增殖。

2. 皮肤　常见于腋窝、脐部和肛门周围等皱褶部位，仍为大疱，尼氏征阳性，疱破后基部发生乳头状增殖，其上覆以黄色厚痂及渗出物，有腥臭味，自觉疼痛。周围有狭窄的红晕。

3. 其他部位黏膜　鼻腔、阴唇、龟头等处均可发生同样损害。

（三）落叶型天疱疮

1. 口腔　该型口腔黏膜完全正常或微有红肿，若有糜烂也是表浅的并不严重。

2. 皮肤　如寻常型表现为松弛的大疱，疱破后有黄褐色鳞屑痂，边缘翘起呈叶状，也像剥脱性皮炎。

3. 其他部位　眼结膜及外阴黏膜也常受累。

（四）红斑型天疱疮

1. 口腔　黏膜损害较少见。

2. 皮肤　表现在面部有对称的红斑及鳞屑痂，像全身性红斑狼疮的损害，患者一般全身情况良好。

三、实验室检查

1. 天疱疮细胞检查　自新鲜水疱底，用小刀轻轻刮下少许组织做涂片，用姬（Giemsa）氏染色或瑞（Wright）氏，可见松解游离的棘细胞，其核大，染色质深均匀化，核周有一透明带，周边的疱浆浓染，棘突消失，叫棘层松解细胞，有诊断意义。

2. 血液检查　血液中的钠、钙明显下降，钾及非蛋白氮增加。血沉可增快。

3. 尿检查　尿中氯化物明显减少。

4. 自身抗体检查　间接荧光免疫技术，可在棘细胞层出现荧光。用患者血清做连续稀释滴定，其抗体滴定价常较高（在1∶20以上），如达1∶120以上则表示病情严重。

四、诊断

根据上述临床表现，结合实验室检查可做诊断。

五、鉴别诊断

应与脓疱疮、疱疹样皮炎、大疱性类天疱疮、大疱性多形性红斑、大疱型药疹等相鉴别。

六、治疗与护理

（一）一般治疗

高蛋白饮食，多种维生素。加强护理，防治继发感染，避免紫外线照射。严重患者不能进食时可给能量合剂，必要时考虑少量输血。

（二）药物治疗

1. 内用药物

（1）类固醇皮质激素：为治疗该病的首选药物，根据用药的过程，可动态地分为起始、控制、减量、维持4个阶段。在起始及控制阶段强调"量大、从速"，在减量与控制阶段则侧重"渐进、忌躁"。泼尼松的起始量国外学者建议为120～180mg／d；而国内学者推荐为60～100mg／d，或1～2mg／（kg·d），具体用量可视病情而调整，但切忌由低量再递加。起始量用至无新的损害出现1～2周即病情控制后即可递减，每次递减5mg或减原量的10%较为稳妥，1～2周减1次，至泼尼松剂量低于30mg／d后减量更应慎重，减量时间也可适当延长，直到每日10～15mg为维持量。使用免疫抑制剂（硫唑嘌呤、氨甲蝶呤等）和皮质激素联合治疗，可以有较好疗效。长期大剂量应用皮质激素，要注意各种不良反应。常见的有消化道溃疡、糖尿病、骨质疏松、各种感染和中枢神经系统的毒性等，应注意观察并做有关方面的实验室检查。

对于红斑型天疱疮等病情较轻者，肾上腺皮质激素的用量较其他型别为小。

对于严重天疱疮患者，可以选用冲击疗法，以加快显效时间，降低不良反应。为降低不良反应，有利垂体和肾上腺皮质功能的恢复，还可选用间歇给药法。即大剂量给肾上腺皮质激素至病情稳定（约需10周），逐渐减量至泼尼松30mg／d，采用隔日给药或给3天药，休息4天的方法治疗。

（2）免疫抑制剂：一般用于病情控制不够满意或减药不够顺利时才考虑用，可用硫唑嘌呤每日2.5mg／kg（每日50～100mg为宜）或环磷酰胺每日1～2mg／kg口服。在使用前、使用中应注意查血常规，若白细胞总数低于$4×10^9$／L应停用。

（3）肝素：文献报道以肝素取代激素治疗13例寻常天疱疮，3例糜烂完全愈合，6例部分愈合，3例糜烂面无上皮新生但无新皮损发生，1例皮损广泛者病情加重；21例肝素加小量激素治疗的患者12例糜烂痊愈，9例逐步愈合，未见不良反应。肝素有减轻抗体对细胞的毒性作用，影响周围血淋巴细胞数量及T细胞、B细胞的协调作用，并改变T细胞、B细胞免疫增殖能力。

（4）抗生素：可酌情选用适当的抗生素控制感染。

（5）支持对症治疗药物：补充多种维生素。选用苯丙酸诺龙、丙酸睾酮肌内注射，以促进蛋白合成。重症患者宜静脉输液，维持水、电解质及酸碱平衡，可给予能量合剂，必要时可输全血或血浆。

2. 局部用药 口内糜烂而疼痛者，在进食前可用1%～2%丁卡因液涂擦，用0.25%四环素或金霉素含漱有助于保持口腔卫生。此外，研究还发现，肾上腺皮质激素可干扰抗体在角朊细胞上的反应，为皮质激素局部应用的有效性提供了理论依据。可选用商品化的皮质激素的软膏制剂或医院院内的皮质激素局部使用，以促使口腔创面的愈合。

第四章　口腔颌面部感染

第一节　智齿冠周炎

智齿冠周炎是指未全萌出或阻生的智齿牙冠周围软组织发生的炎症，一般多见于18~25岁的青年，临床上以下颌智齿冠周炎常见。食物残渣和细菌极易嵌塞于盲袋内，一般很难通过漱口或刷牙被清除干净，有利于细菌生长。当局部咬合损伤，黏膜发生糜烂和溃疡时，局部抵抗力降低，可发生冠周软组织炎症。

全身抵抗力较强时，可能症状不明显或很轻微；而全身抵抗力降低时，如感冒、疲劳和月经期等，引起冠周炎急性发作。

一、病因

下颌第三磨牙阻生是引起冠周炎的主要原因，这种原因的产生是当智齿萌出位置不足时，便出现阻生，阻生牙的牙冠与龈瓣之间形成较深的盲袋，盲袋内易积存食物残渣，利于细菌的繁殖。再加之齿龈瓣常被对颌牙咬伤，一旦全身抵抗力下降，细菌即乘虚而入，引起炎症。

二、临床表现

炎症早期冠周牙龈红肿、疼痛，尤以咀嚼吞咽时明显。炎症加重时，可出现颜面下颌角部位红肿、压痛，伴有不同程度张口受限，颌下淋巴结肿大、压痛，严重者可出现明显的全身反应。口内检查可见智齿呈不同方向阻生，智齿的牙冠被红肿的龈瓣覆盖，在冠周龈瓣下有较深的盲袋。轻压龈瓣有时会有脓液溢出。感染可向周围组织扩散，引起间隙感染或下颌骨骨髓炎。

三、并发症

冠周炎在磨牙后区形成骨膜下脓肿，感染可向颌周间隙蔓延，有以下扩散途径：感染向前方，顺外斜线在第一磨牙颊侧前庭沟处形成脓肿、穿破而形成瘘，易误诊为第一磨牙根尖感染或牙周病变；感染在咬肌前缘与颊肌后缘之间向外前方扩散形成颊部脓肿，破溃后可在面颊部形成经久不愈的瘘管；感染循下颌支外侧面向后，可形成咬肌间隙脓肿或边缘性骨髓炎；感染沿下颌支内侧往后，可形成翼颌间隙、咽旁间隙或扁桃体周围脓肿；感染向下颌体内侧扩散，可形成颌下间隙脓肿及口底蜂窝织炎。

四、诊断

根据病史、临床表现、口腔检查及X线片等可得出正确诊断。应注意与第一磨牙的感染、磨牙后区癌肿和扁桃体周围脓肿引起的疼痛和张口受限相鉴别。

五、治疗与护理

（一）急性期

1. 局部治疗　用生理盐水、1%过氧化氢溶液反复交替冲洗龈袋，拭干后龈瓣内置入碘甘油或碘酊，如有冠周脓肿形成则应切开引流。

2. 药物治疗　在局部用药处理基础上，结合患者全身情况，合理使用抗生素和解热止痛药物，必要时给予全身输液等支持疗法。

3. 物理疗法　局部红肿、疼痛、开口受限时，可采用超短波、红外线理疗。

（二）慢性期

炎症转入慢性期后，则应根据智齿的生长情况进行处理，如牙不能萌出应择期行阻生牙拔除；如为正常萌出期智牙，有足够位置萌出，且上颌对应牙正常者，可行冠周瓣切除，以消除龈袋，避免冠周炎再发。

第二节　口腔颌面部间隙感染

口腔颌面部间隙感染（facial space infection of oral and m axillofacial regions）亦称颌周蜂窝织炎，是颌面和口咽区软组织化脓性炎症的总称。在颌面部组织层次之间存在着"潜在"的筋膜间隙，其间充满疏松结缔组织，并且相互连通，当受到炎症侵袭时，化脓性炎症可在某个间隙内扩散形成弥散的蜂窝织炎，也可波及邻近的其他间隙或沿血管神经束向颅内、纵隔等处发展，引起海绵窦栓塞性静脉炎、脑脓肿、败血症及纵隔炎等严重并发症。

正常情况下，在颌面部各种组织之间，如皮下组织、肌、唾液腺及颌骨，充填有数量不等的疏松结缔组织或脂肪，其中有血管、神经、淋巴组织、唾液腺导管走行。这种结构从生理上具有缓冲运动时产生的张力和压力作用，从解剖结构上即是潜在的间隙，而且相邻的间隙之间互相通连。当感染侵入这些潜在间隙内，可引起疏松结缔组织溶解液化，炎性产物充满其中时才出现明显的间隙。

颌面部间隙较多，包括咬肌、翼下颌、下颌下、咽旁、舌下、颏下、颊、眶下、尖牙窝、颞及颞下等间隙。

最常见为牙源性感染，如下颌第三磨牙冠周炎、根尖周炎、颌骨骨髓炎等；其次是腺源性感染，可由扁桃体炎、唾液腺炎、颌面部淋巴结炎等扩散所致，在婴幼儿中多见。继发于创伤、面部疖痈、口腔溃疡和血源性感染者已少见。

间隙感染的病原菌以溶血性链球菌为主，其次为金黄色葡萄球菌，常为混合性细菌感染，厌氧菌所致的感染少见。

一、眶下间隙感染

眶下间隙（infraorbital space）位于眼眶下方、上颌骨前壁与面部表情肌之间。其上界为眶下缘，下界为上颌骨牙槽突，内界为鼻侧缘，外界为颧骨。间隙中有从眶下孔穿出的眶下神经、血管以及眶下淋巴结。此外，尚有行走于肌间的内眦动脉、面前静脉及其与眼静脉、眶下静脉、面深静脉的交通支。感染多来自上颌前牙和第一前磨牙的根尖感染，较少来自鼻侧及上唇底部的化脓感染。

（一）临床表现

以眶下区红肿热痛最明显，上、下眼睑水肿造成睁眼困难，鼻唇沟变浅或消失，脓肿压迫眶下神经时疼痛加剧。由于病灶牙的位置不同，脓肿相应部位不同：切牙局限在上唇底；尖牙及前磨牙局限在鼻侧和尖牙窝。该区前庭沟丰满，有压痛和波动感。感染可向邻近间隙扩散，引起眼眶蜂窝织炎，颧、颊部蜂窝织炎，海绵窦血栓性静脉炎。

（二）诊断

1. 以眶下区为中心肿胀、皮温升高、压痛，伴眼睑水肿，睑裂变窄，鼻唇沟消失。
2. 口内上颌尖牙和前磨牙区前庭沟丰满膨隆，触到波动感时，可穿刺出脓液。
3. 患者可有发热、白细胞总数增高。

（三）治疗

1. 全身应用抗生素及必要的支持疗法。
2. 脓肿形成时，从口腔内上颌尖牙或前磨牙根尖部前庭沟最膨隆处切开直达骨面后，建立引流。
3. 急性炎症消退后，治疗病灶牙。

二、颊间隙感染

颊间隙位于上下颌骨间相当于颊肌所在的部位。上界为颧骨下缘，下界为下颌骨下缘，前界为口轮匝肌，后外侧界浅面相当于咬肌前缘，深面是翼下颌韧带前缘。颊间隙蜂窝织炎多由上、下颌磨牙的根尖脓肿、牙槽脓肿、淋巴结炎症、颊部皮肤和黏膜感染等引起，也可由相邻颞下、翼下颌、咬肌、眶下间隙等感染引起。

（一）临床表现

1. 感染在颊黏膜与颊肌之间时，磨牙区前庭沟红肿、触痛明显，皮肤红肿较轻。

2. 感染在颊部皮肤与颊肌之间时，面颊皮肤红肿严重、发亮。

3. 红肿压痛的中心一般在颊肌下半部位置为主。

4. 脓肿形成时，可触及波动感；可穿刺出脓液。

5. 患者可伴发热等全身症状。

（二）诊断

1. 以颊肌所在位置为中心红肿、压痛明显，皮温升高，可有凹陷性水肿，张口轻度受限。

2. 脓肿形成时，可穿刺出脓液。

3. 患者可有发热、白细胞数增高。

（三）治疗

1. 全身应用抗生素及必要的支持疗法。

2. 脓肿形成时，根据脓肿的部位从口腔内或由面部脓肿区顺皮纹方向切开引流；脓肿位置较低者，也可由下颌下切开，向上潜行分离至脓腔建立引流。

3. 急性炎症消退后，治疗病灶牙。

三、颞间隙感染

颞间隙（temporal space）位于颧弓上方的颞区，借颞肌分为颞浅与颞深两间隙，借脂肪结缔组织与颞下间隙、咬肌间隙、翼下颌间隙、颊间隙相通。

颞间隙感染由咬肌间隙、翼下颌间隙、颞下间隙、颊间隙感染扩散引起。耳源性感染（化脓性中耳炎、颞乳突炎）、颞部疖痈以及颞部损伤继发感染也可波及颞间隙。

（一）临床表现

临床表现取决于是单纯颞间隙感染或伴有相邻多间隙感染，肿胀范围可仅局限于颞部或同时有腮腺嚼肌区、颊部、眶部、颧部等区广泛肿胀。病变区表现有凹陷性水肿、压痛、咀嚼痛和不同程度的张口受限。脓肿形成后，颞浅间隙脓肿可触及波动感，颞深间隙脓肿则需借助穿刺抽出脓液才能明确诊断。

（二）治疗

颞间隙脓肿形成后需切开引流者，应根据感染的部位和波及范围采用不同的切口：颞浅间隙和皮下的脓肿可在颞部发际内做单个纵行皮肤切口；颞深间隙的脓肿可做两个以上与颞肌纤维方向一致的直切口，切忌在颞肌上做与肌纤维相交的横行切口，因为切断颞肌的同时可损伤颞肌的神经、血管，破坏颞肌的功能；颞间隙脓肿切开引流后，如肿胀不消，脓液不减，应警惕继发颞骨骨髓炎，及时行死骨及病灶清除术，以免进一步发生颅内感染，此时应沿颞肌在颅骨上的附着做弧形皮肤切口，切开颞肌附着，由骨面翻起颞肌，以便彻底暴露和探查颞骨鳞部和骨膜，并使颞鳞部完全敞开引流。如为多间隙感染，还应在下颌下区另做切口行上下贯通式引流。急性炎症控制后应对原发病灶进行积极处理。

四、颞下间隙感染

颞下间隙位于颅中窝底。前界为上颌结节及上颌颧突后面；后界为茎突及茎突诸肌；内界为蝶骨翼突外板的外侧面；外界为下颌支上份及颧弓；上界为蝶骨大翼的颞下面和颞下嵴；下界借助翼外肌下缘平面与翼下颌间隙分界。该间隙的脂肪组织、颌内动静脉、翼静脉丛、三叉神经上、下颌支的分支分别与颞、翼下颌、咽旁、颊、翼腭等间隙相通；还可借眶下裂、卵圆孔和棘孔与眶内、颅内通连，借翼静脉丛与海绵窦相通。可从相邻间隙，如翼下颌间隙等感染扩散而来；也可因上颌结节、卵圆孔、圆孔阻滞麻醉时带入感染。

（一）临床表现

颞下间隙位置深在、隐蔽，单独的颞下间隙感染初期症状常不明显，易与拔牙后反应或拔牙创感染相混淆。临床查体外观表现常不明显，仔细检查可发现颧弓上、下及上颌结节后方下颌支后方微肿，有深压痛，伴有不同程度的张口受限。

但颞下间隙感染时常存在相邻间隙的感染，因此可伴有颞部、腮腺咬肌区、颊部和口内上颌结节区的肿胀，以及出现该并发间隙感染的相应症状。颞下间隙感染的临床表现有同侧眼球突出、眼球运动障碍、眼睑水肿，当出现头痛、恶心和喷射性呕吐等症状时，应警惕海绵窦静脉炎的可能性。可经口内或口外穿刺判断有无脓液形成，口外穿刺点在颧弓下乙状切迹处，口内穿刺点在上颌结节外侧。

（二）诊断

1. 病史　有牙源性感染或局部注射史。

2. 临床表现　张口受限，患侧上颌结节黏膜转折处红肿、压痛，颧弓上下及颌后靠上部有肿胀压痛；脓肿形成时，穿刺出脓液；患者的全身中毒症状明显，高热、头痛。

3. 周围血检验　白细胞总数增高，中性粒细胞明显升高。

4. CT检查　可见颞下区结构肿胀，边界不清，脓肿形成时可有局限低密度区。

（三）治疗

1. 全身给予大剂量、有效抗生素及全身支持疗法。

2. 脓肿形成时，及时进行切开引流。单侧颞下间隙脓肿，可经上颌结节外侧切开；或伴翼下颌间隙感染时，由下颌下切开贯通翼下颌及颞下间隙，达到有效引流；如同时伴有颞间隙感染应由颞上线切开颞肌下达颞下间隙直至下颌下缘的上下贯通引流。

3. 急性期过后，治疗病灶牙。

五、咬肌间隙感染

该间隙位于咬肌与下颌支外侧骨板之间，其周界上、下、前、后、内、外分别为颧弓下缘、下颌骨下缘、咬肌和下颌支前缘、下颌支后缘、下颌支外侧骨板、咬肌和腮腺。此间隙四周被致密筋膜包围，中间为疏松结缔组织。感染多来自下颌第三磨牙冠周炎，也可见于下颌磨牙的根尖感染和下颌骨骨髓炎。

（一）临床表现

咬肌间隙感染的典型症状是以下颌支及下颌角为中心的咬肌区肿胀、变硬、压痛，伴有明显张口受限。若炎症在1周以上，压痛点局限或有凹陷性水肿，常指示有脓肿形成，在下颌支中间穿刺可及脓。因咬肌肥厚坚实，故脓肿难以自行溃破，亦不易触到波动感。

（二）诊断

1. 病史　常有急性下颌智齿冠周炎史。

2. 临床表现　以咬肌为中心的红肿、跳痛、压痛，张口受限严重；当脓肿形成，凹陷性水肿明显，因咬肌肥厚，不易扪得明显波动，可根据5～7天病程结合穿刺抽出脓液证实；患者高热、白细胞总数增高。

（三）治疗

1. 全身给予大剂量抗生素。

2. 脓肿形成时，应及时沿下颌角下缘做弧形切口，分开咬肌附着进行引流。

3. 炎症缓解后，治疗病灶牙。

五、翼下颌间隙感染

翼下颌间隙（pterygomandibular space）位于下颌支内侧骨壁与翼内肌外侧面之间。前界为颞肌及颊肌；后为腮腺鞘；上为翼外肌的下缘；下为翼内肌附着于下颌支处；呈底在上、尖在下的三角形。此间隙中有从颅底卵圆孔出颅的下颌神经分支及下牙槽动、静脉穿过，借蜂窝组织与相邻的颞下、颞、颊、下颌下、舌下、咽旁、咬肌等间隙相通；经颅底血管、神经还可通入颅内。

本病常为下颌智齿冠周炎及下颌磨牙根尖周炎症扩散所致；下牙槽神经阻滞麻醉时消毒不严或拔下颌智齿时创伤过大，也可引起翼下颌间隙感染；此外，相邻间隙，如颞下间隙、咽旁间隙炎症也可波及。

（一）临床表现

1. 翼下颌韧带区红肿、疼痛。

2. 颌后区皮肤肿胀、压痛，下颌角内侧深压痛。

3. 张口受限，吞咽疼痛，进食不适。

4. 5～7日病程以上常有脓肿形成，可由下颌角内侧穿刺出脓液。

5. 患者呈急性病容，发热、白细胞总数增高。

（二）诊断

1. 病史　多有急性下颌智齿冠周炎史。

2. 临床表现　翼下颌韧带区红肿、压痛；颌后区及下颌角内侧肿胀、压痛；张口受限；患者呈急性病容，发热、白细胞总数增高。

（三）治疗

感染的初期应全身应用足量抗生素，以控制炎症的发展和扩散。脓肿的切开引流可从口内或口外进行。

口内切口在翼下颌皱襞稍外侧，纵行切开约2cm，血管钳钝性分开颊肌后，即可沿下颌支内侧进入翼下颌间隙。口内切开因受张口度的限制，一般仅用于单纯的翼下颌间隙感染，且有一定张口度者。

口外切口与咬肌间隙切口相类似，在分离暴露下颌角下缘后，在其内侧切开部分翼内肌附着及骨膜，用骨膜分离器剥开翼内肌后，进入间隙放出脓液，用生理盐水反复冲洗脓腔并以盐水纱条填塞，次日更换敷料时换以硅胶（橡皮）管或橡皮条引流。口外途径具有易于暴露间隙及有利于姿势引流的优点。

若炎症长期迁延不愈，应警惕下颌支内侧面的边缘性骨髓炎。此时应扩大口外切口，探查下颌支内侧骨面，并刮除死骨及肉芽，术中注意勿损伤下牙槽神经血管。

六、舌下间隙感染

舌下间隙（sublingual space）位于舌和口底黏膜之下，下颌舌骨肌及舌骨舌肌之上。前界及两侧为下颌体的内侧面；后部止于舌根。由颏舌肌及颏舌骨肌又可将舌下间隙分为左右两部，二者在舌下肉阜深面相连通。舌下间隙后上与咽旁间隙、翼下颌间隙相通，后下通入下颌下间隙。

下颌牙的牙源性感染，口底黏膜损伤、溃疡，以及舌下腺、下颌下腺导管的炎症均可引起舌下间隙感染。

（一）临床表现

单纯的舌下间隙感染不多见，临床表现为一侧或双侧的舌下皱襞或颌舌沟区口底肿胀，黏膜充血，舌体被挤压抬高、推向健侧，舌运动受限，语言、进食、吞咽出现不同程度的困难和疼痛。若为双侧感染，舌体则被抬高后退，感染向口底后份扩散时，可出现张口受限和呼吸不畅，因舌体抬高而无法闭口，语言含混不清，呈"含橄榄语音"。脓肿形成后可扪及波动；如自发穿破则有脓液溢出。若感染来源于下颌下腺或导管，导管口可有脓液排出。

（二）诊断

1. 一侧舌下肉阜区及口底颌舌沟黏膜水肿，舌下皱襞肿胀，口底抬高，舌体移向健侧，扪诊压痛明显，下颌下淋巴结可有肿大压痛，下颌下腺腺体也受炎症激惹，有肿大变硬、压痛。

2. 患者进食、讲话困难、语言不清，似含橄榄状，重者表现呼吸不畅。

3. 脓肿形成，口底可扪及波动感，穿刺抽出脓液。

（三）治疗

1. 全身给予大剂量抗生素。

2. 脓肿形成时，及时由口底丰满波动区进行切开引流。

七、咽旁间隙感染

咽旁间隙位于咽腔侧方翼内肌、腮腺深部与咽上缩肌之间，呈倒立锥体形。底向上通颅底，尖向下达舌骨大角平面；内界为咽上缩肌，外界为翼内肌和腮腺深叶，前界在上方有颊咽筋膜与翼下颌韧带，下方在下颌下腺之上，后界为椎前筋膜的外侧。咽旁间隙感染多来源于牙源性的炎症，特别是下颌智齿冠周炎，也可由邻近组织，如腭扁桃体炎或邻近间隙感染扩散引起。

（一）临床表现

局部症状主要表现为咽侧壁红肿、腭扁桃体突出，肿胀可波及同侧软腭、舌腭弓和咽腭弓，腭垂被推向健侧；如伴有翼下颌间隙、下颌下间隙炎症时，则咽侧及颈上部肿胀更为广泛明显。

患者自觉吞咽疼痛、进食困难、张口受限；若伴有喉头水肿，可出现声音嘶哑，以及不同程度的呼吸困难和进食呛咳。咽旁间隙感染如处理不及时，可导致严重的肺部感染、败血症和颈内静脉血栓性静脉炎等并发症。

（二）诊断

1. 有急性下颌智齿冠周炎，或急性扁桃体炎，或有邻近间隙感染史。

2. 咽部表现咽侧壁红肿，局部疼痛剧烈，吞咽和进食时更甚。

3. 颈部表现颈部舌骨大角平面肿胀、压痛，下颌下及颈深上淋巴结肿大、压痛。

4. 张口受限。

5. 脓肿形成，可穿刺出脓液。

6. 患者呈急性病容，发热、白细胞总数增高。严重时可出现语言不清，呼吸急促，脉搏浅快。

（三）治疗

穿刺及脓应立即行切开引流。若咽旁肿胀和呼吸困难严重者，无论是否穿刺及脓，均应及时切开，以免出现窒息。

张口无明显受限者，可从口内于翼下颌皱襞稍内侧做纵向切口，仅切开黏膜和黏膜下层，然后用血管钳顺翼内肌内侧钝性分离进入咽旁间隙。

张口受限严重者，则宜经口外途径切开引流。以患侧下颌角为中心，距下颌角和下颌骨下缘2cm做绕下颌角的弧形切口，长约5cm。切开皮肤、皮下、颈阔肌后，顺翼内肌的内侧，用血管钳向前、上、内方向钝性分离进入咽旁间隙。同时应探查翼下颌间隙。若伴有下颌下间隙脓肿形成，则宜向前略延长切口，以通畅引流。放出脓液后以盐水冲洗创口，置以盐水纱条或引流管引流，第2天或脓液明显减少后可换为橡皮引流条。

口内切口非常接近脓腔，易于操作，风险甚小。故除非伴相邻间隙感染而有严重张口受限，一般均选用口内途径。但切开引流前应做好负压吸引和止血的准备，以免脓血误吸、误吞。

八、下颌下间隙感染

下颌下间隙位于二腹肌前、后腹与下颌骨下缘围成的下颌下三角内。间隙内包含有下颌下腺和下颌下淋巴结，并有颌外动脉、面前静脉、舌神经、舌下神经通过。该间隙向上经下颌舌骨肌后缘与舌下间隙相续；向后内毗邻翼下颌间隙、咽旁间隙；向前通颏下间隙；向下借疏松结缔组织与颈动脉三角和颈前间隙相连。因此下颌下间隙感染可蔓延成口底的多间隙感染。

（一）临床表现

1. 下颌下三角区肿胀、压痛，如波及舌下间隙则出现同侧口底肿痛体征。
2. 脓肿形成，皮肤潮红，区域性凹陷性水肿，可触及波动感，穿刺抽出脓液。
3. 患者可有发热等全身症状。

（二）诊断

1. 有下颌磨牙的化脓性根尖周炎、智齿冠周炎、牙周炎或下颌下淋巴结炎史。
2. 下颌下三角区肿胀，压痛。
3. 脓肿形成，皮肤潮红，可触及波动感，穿刺抽出脓液。
4. 患者有发热、白细胞总数增高。

（三）治疗

下颌下间隙形成脓肿时范围较广，脓腔较大，但若为淋巴结炎引起的蜂窝织炎，脓肿可局限于一个或数个淋巴结内，则切开引流时必须分开形成脓肿的淋巴结包膜方能达到引流的目的。

下颌下间隙切开引流的切口部位、长度应参照脓肿部位、皮肤变薄的区域决定。一般在下颌骨体部下缘以下2cm做与下颌骨下缘平行切口；切开皮肤、颈阔肌后，用血管钳钝性分离进入脓腔。如是淋巴结内脓肿应分开淋巴结包膜，同时注意多个淋巴结脓肿的可能，术中应仔细检查，予以分别引流。

九、口底多间隙感染

口底多间隙感染又称口底蜂窝织炎（cellulitis of the floor of the mouth）。口底是指下颌骨与舌及舌骨之间的区域，包括双侧下颌下、双侧舌下和颏下五个间隙，分隔这些间隙的肌肉互相交错，在肌与肌之间、肌与下颌骨之间充满着疏松结缔组织及淋巴结和丰富的动静脉交通支和穿支，各间隙之间相互连通度较高，感染容易在各间隙蔓延而引起广泛的蜂窝织炎，并可向咽旁间隙、舌根、纵隔等部位扩散。口底多间隙感染可能是金黄色葡萄球菌为主的化脓性口底蜂窝织炎；也可能是厌氧菌或腐败坏死性细菌为主引起的腐败坏死性蜂窝织炎，后者又称为路德维希咽峡炎（Ludwig's angina），病情严重，死亡率较高。

（一）临床表现

1. 化脓性　下颌下、口底和颏下广泛、弥散性肿胀，自发性疼痛和压痛，局部体征与颌下、舌下、颏下间隙蜂窝织炎相似。

2. 腐败坏死性　发病急，发展快，肿胀范围非常广泛，可上至面颊部，下至胸部，皮肤红肿、变硬、发绀，有瘀斑，压迫皮肤有明显难于恢复的凹陷，皮下有气体产生，故可扪及捻发音；舌体抬高，口底丰满、膨隆，黏膜水肿，黏膜下瘀斑，舌下皱襞肿大发亮，前牙开殆，口涎外溢，语言不清，吞咽困难，严重者呼吸困难，甚至发生窒息。

3. 全身症状　严重，高热、寒战，甚至出现中毒性休克。

（二）诊断

1. 局部表现　下颌下、口底和颏下广泛、弥散性肿胀，压痛明显。

2. 病情发展　迅速，红肿范围可短期内波及颈部、上胸、面部。

3. 全身症状　严重，发热、寒战、烦躁或嗜睡，体温可达39℃～40℃，白细胞总数升高，核明显左移。全身抵抗力差时，体温可不升高，但全身中毒症状明显。

（三）治疗

口底蜂窝织炎不论是化脓性病原菌引起的感染，还是腐败坏死性病原菌引起的感染，局部及全身症状均很严重。其主要危险是呼吸道的梗阻及全身中毒反应。在治疗上，除经静脉有针对性的应用足量广谱抗菌药物，控制感染的发展外，还应着重进行全身支持疗法，如输液、输血，必要时给予吸氧、维持水电解质平衡等治疗；若有呼吸困难或窒息症状时应及早切开气管，以保证呼吸通畅，并应积极、早期行切开减压及引流术。达到减压和排除坏死物质，减轻机体中毒的目的。化脓性口底多间隙感染应在脓肿部位切开，而腐败坏死性者则应做下颌下区广泛切开，以利于腐败坏死组织的及时引流；并用3%过氧化氢溶液冲洗。对腐败坏死性病菌感染者，有条件者，可在引流术后辅以高压氧治疗。

十、颌面部间隙感染护理

（一）一般护理

1. 耐心向患者解释病情及治疗计划，减轻紧张情绪，消除顾虑。

2. 提供安静舒适的环境，减少不良刺激，让患者充分休息。

3. 遵医嘱给予止痛剂、镇静剂，应用抗生素治疗原发病灶。对于病情严重者给予全身支持疗法，输血、输液，维持电解质平衡。

4. 给予高营养、易消化的流质饮食，张口受限者采取吸管进食。

5. 保持口腔清洁，病情轻者，嘱其用温盐水或漱口液漱口，重者进行口腔护理，用3%过氧化氢溶液清洗。

6. 感染控制后，嘱患者及时处理病灶牙，对不能保留的患牙及早拔除。

（二）病情观察与护理

注意生命体征的变化，严密观察局部及全身症状。脓肿形成协助医师切开引流。如肿胀严重引起呼吸困难者，必要时行气管切开术。

（三）健康教育

1. 积极防治牙源性感染。

2. 患者宜吃软食或半流质饮食。

3. 注意口腔卫生。

第三节　颌骨骨髓炎

颌骨骨髓炎（osteomyelitis of the jaws）是指各种致病因素入侵颌骨，引起颌骨骨膜、骨皮质、骨髓（包括骨髓内的血管、神经）整个骨组织的炎症。中医称为"骨槽风"或"穿腮"。其可由细菌感染引起，如化脓性颌骨骨髓炎与特异性骨髓炎（结核、梅毒等）；也可由物理因素引起，如放射性骨髓炎；化学因素如磷中毒等可引起骨坏死。临床以牙源性化脓性颌骨骨髓炎最常见，近年来放射性骨髓炎逐渐增多。

一、化脓性颌骨骨髓炎

（一）病因

化脓性颌骨骨髓炎约占各类型颌骨骨髓炎的90%以上。多发生于青壮年，主要发生于下颌骨。但新生儿化脓性颌骨骨髓炎则以上颌骨最为多见。

根据感染的原因及病变特点，化脓性颌骨骨髓炎又可分为中央型颌骨骨髓炎及边缘型颌骨骨髓炎。新生儿颌骨骨髓炎是中央型颌骨骨髓炎的特殊类型，鉴于其临床特征和处理上有一定的特殊性，单独将其分列。

化脓性颌骨骨髓炎的病原菌主要为金黄色葡萄球菌，其次是溶血性链球菌、肺炎双球菌。大肠埃希菌、变形杆菌等其他化脓性细菌也可引起颌骨骨髓炎。临床上多数病例是混合性细菌感染。

（二）临床表现

1. 急性期

（1）急性下颌骨骨髓炎的全身症状重，甚至出现中毒症状，如全身发热、寒战、疲倦无力、食欲缺乏，白细胞总数增高，中性多核细胞增多。局部有下唇麻木，剧烈跳痛，多数牙松动及叩痛明显。

（2）上颌骨骨髓炎的急性期，除病牙外，邻牙亦有叩痛和松动。病灶牙牙龈及龈沟处或腭部黏膜红肿、压痛。颜面部局限性肿胀，常见鼻唇沟消失变平。炎症波及上颌窦时，可见上颌窦炎的症状，有时患侧鼻腔溢脓。

2. 慢性期

（1）下颌骨骨炎主要诊断依据是全身症状轻，体温正常或仅有低热，机体呈慢性中毒消耗症状。病情发展缓慢，多有瘘管存在和慢性长期溢脓。有时可见死骨排出或探及活动的死骨，严重者可发生病理性骨折。

（2）上颌骨骨髓炎除病灶牙及邻牙松动外，牙龈及面部皮肤可出现瘘孔排脓，全身症状不明显，进食、睡眠正常。

（三）实验室及其他检查

1. 血常规　白细胞总数增加，分类中性分叶增多，有时出现核左移。

2. X线检查　急性期常看不到有骨质破坏，慢性期颌骨明显破坏后X线摄片检查才具有诊断价值。颌骨骨髓炎的X线表现为骨质破坏与骨质增生两个方面，前者的典型变化是骨小梁排列紊乱与死骨形成，后者主要为骨膜反应与增生。

（四）诊断

根据病史、病因、临床表现及X线摄片检查等，对本病不难得出较正确的诊断。

（五）治疗与护理

1. 急性颌骨骨髓炎　治疗与急性颌面部间隙感染相同。但应尽早拔除患牙及邻近松动牙，使脓液从拔牙窝内排出。

2. 慢性颌骨骨髓炎　应以死骨刮除术及病灶牙拔除为主。边缘性骨髓炎可在急性炎症后2～4周手术，术时应充分暴露整个下颌支，彻底清除散在的小块片状死骨。中央性骨髓炎可在急性炎症后1～2个月手术，因其为大块死骨形成，且与正常骨组织有明显分界，游离死骨较易彻底清除。

二、婴幼儿上颌骨骨髓炎

（一）病因

本病多见于新生儿和3岁以内的幼儿，是非牙源性化脓性感染。感染主要来自鼻源性、外伤性及血源性感染。常见致病菌为金黄色葡萄球菌、链球菌，其次是肺炎球菌。

（二）临床表现

1. 急性期 发病急，先有全身毒血症或败血症体征，患儿常突然高热、寒战、哭闹、烦躁不安、不愿进食，甚至呕吐。严重者出现嗜睡、意识障碍等中毒症状。检查患侧面颊、眶周组织红肿，上下眼睑肿胀，结膜充血水肿，感染波及眶内时，眼球突出，动度受限，有时自眼内眦或眶下区皮肤穿破流脓。有时鼻腔内有脓性分泌物流出，形成瘘管。

2. 慢性期 脓肿穿破或切开引流后，全身及局部症状逐渐减轻，遗留长期不愈合的瘘管。探查瘘管可触及粗涩骨面或感染的牙胚。若恒牙胚和颌骨受破坏者可影响发育，出现牙颌畸形。

（三）实验室及其他检查

白细胞计数增高达20×10^9／L以上。因骨质重叠，牙胚充满其内，X线片不易发现颌骨破坏区。

（四）诊断

本病诊断主要靠病史、临床表现和局部检查，而X线片因牙胚较多和骨质重叠，不易发现骨质破坏，对诊断帮助不大。

（五）鉴别诊断

须与眶周蜂窝织炎和肿瘤相鉴别。

（六）治疗与护理

急性期以全身抗感染及支持疗法为主。出现脓肿给予及时切开引流。

慢性期注意冲洗瘘管，保持引流通畅。若瘘管口小，内有活动死骨片或松动牙胚存在，可在口内切开或扩大面部瘘管口进行搔刮术，但应注意轻柔，不要过分搔刮，以免破坏正常骨质和损伤牙胚，影响上颌骨生长发育。

积极治疗鼻源性、外伤性及血源性感染病灶，早期诊断及治疗，加强护理。

三、放射性颌骨骨髓炎

（一）病因

本病是由于鼻咽癌或口腔颌面部癌肿进行大剂量放射治疗，引起放射性颌骨坏死后，继发感染而形成的骨髓炎，是目前较常见的疾病。

（二）临床表现

放射性颌骨坏死病程发展缓慢，往往在放射治疗后数月至数年甚至10余年才出现症状。发病初期颌骨持续性针刺样剧痛，病变发生于下颌升支时，因咀嚼肌萎缩及纤维化可出现明显的张口受限甚至牙关紧闭。口腔及颌面部软组织同样受到放射线损害，脂肪及肌肉萎缩，放射野内皮肤变薄、变脆、色素沉着。因局部血运有不同程度的障碍，易因感染而造成组织坏死，形成口腔和面颊部久治不愈的溃烂。黏膜或皮肤经久不愈的伤口和溃疡破溃致使颌骨直接暴露于病原菌而致感染。外露的颌骨呈黑灰色或黑褐色，长期溢脓，经久不愈。

有些患者颌骨坏死后无继发感染，而无明显症状。但后期因龋齿、牙周炎和根尖周炎而导致颌骨感染，才出现症状。拔牙等口腔小手术亦可使坏死的颌骨继发感染，致拔牙创或伤口长期不愈、流脓、骨质暴露。

（三）实验室及其他检查

X线片可协助诊断。

（四）诊断

本病诊断主要根据有放射线治疗史、临床表现和X线片确诊。

（五）鉴别诊断

本病应与癌肿复发相鉴别。

（六）治疗与护理

1. 全身治疗　首先应该评估患者营养状况，制定支持和营养的方案。对于全身衰竭的患者必要时可给予多次小量输血。放射性骨髓炎病程长，切忌轻率使用广谱、过量抗生素，导致细菌广谱耐药，给后期治疗造成困难。而应根据脓培养和药敏试验选择有效抗生素，并在治疗过程中监测致病菌的菌种和耐药性的变化。疼痛剧烈时可对症给予镇痛剂。高压氧治疗，有助于改善局部骨质营养状况，促进死骨分离。

2. 局部治疗　放射性骨坏死或骨髓炎初期，对引流不畅的脓腔可适当扩大，以尽快控制急性感染，日常可用低浓度过氧化氢溶液进行冲洗或含漱。对已露出的死骨，可用骨钳分次逐步咬除，以减轻对局部软组织的刺激。

3. 健康教育　预防为主，放疗时注意掌握适应证、剂量及防护。放疗前将口内病灶牙拔除，去除金属充填物，消除感染源。放疗后3年内避免拔牙及其他损伤。

第四节　婴幼儿化脓性淋巴结炎

面、颈部有丰富的淋巴组织，它能将口腔、颌面部的淋巴回流、汇集到所属的区域淋巴结内；最后经过颈深淋巴结及颈淋巴干进入颈内静脉。淋巴结有过滤与吞噬进入淋巴液中的微生物、颗粒物（如尘埃、异物、含铁血黄素）与细胞（肿瘤细胞等）的功能；而且还有破坏毒素的作用。因此，它是防御炎症侵袭和阻止肿瘤细胞扩散的重要屏障。口腔颌面部的许多疾病，特别是炎症和肿瘤，常出现相应引流淋巴结的肿大。因而熟悉淋巴引流的解剖对各部位发生淋巴结肿大的诊断有重要意义。

面颈部淋巴结炎与口腔及牙源性感染的关系密切，主要表现为下颌下、颏下及颈深上群淋巴结炎，有时也可见到面部、耳前、耳下淋巴结炎。

一、病因

本病多由呼吸道感染、扁桃体炎、麻疹、猩红热、颜面皮肤疖肿、口腔黏膜损伤及乳牙病灶引起。常见为颌下淋巴结炎，其次为颈上深淋巴结炎。

二、诊断

患儿发病较急，早期淋巴结充血、水肿、变硬，可扪及活动肿大的淋巴结，有压痛。此时全身反应较轻，易被忽略。感染由浆液期进入化脓期后，可穿破淋巴结被膜，炎症波及周围组织。此时，红肿范围广泛，压痛明显，淋巴结与周围组织粘连，因而不能扪清其边界。脓肿表浅者如颌下脓肿可触及波动感，颈深上脓肿因被胸锁乳突肌覆盖，不易扪及波动感，但压痛明显，患区皮肤有炎性浸润块，压之有凹陷性水肿。此时全身症状明显，高热、寒战、白细胞计数增高，甚至抽搐。

根据病史、临床表现及局部穿刺抽出脓液即可确定诊断。

三、治疗与护理

全身应用抗生素控制感染。同时加强全身支持疗法，给予高热量、易消化饮食，必要时可小量输血，提高机体抗病能力。当脓肿形成，穿刺抽出脓液后，应及时切开引流，排出脓液，减轻中毒症状。

第五节　颜面部疖痈

面部皮肤是人体毛囊及皮脂腺、汗腺最丰富的部位之一，又是人体暴露部分，接触外界尘土、污物、细菌机会多，易招致损伤，因此引起单一毛囊及其附件的急性化脓性炎症者称疖（furuncle），其病变局限于皮肤浅层组织。相邻多数毛囊及其附件同时发生急性化脓性炎症者称痈（carbuncle），其病变波及皮肤深层毛囊间组织时，可顺筋膜浅面扩散波及皮下脂肪层，造成较大范围的炎性浸润或组织坏死。

一、病因

常为金黄色葡萄球菌感染。正常的毛囊及其附件内常有细菌存在，但只有在局部因素影响或全身抵抗力下降时，细菌才开始活跃引起炎症。皮肤不洁或剃须等引起皮肤的损伤均可成为局部诱因；全身衰竭，患消耗性疾病或糖尿病的患者也易发生疖痈。

二、诊断

（一）疖

1. 颜面皮肤是疖的好发部位，初起皮肤出现圆形微红、突起的小硬结，有疼痛及烧灼感，进而硬结逐渐扩大，呈一锥形突起。

2. 顶部出现黄白色小脓头，红肿和疼痛加剧。

3. 经过数日，脓栓破溃、脱落，可渐愈合。

4. 一般无全身症状，偶有畏寒、发热等。

（二）痈

1. 痈常见于唇部，初起时，唇部皮肤发红、变硬、疼痛，以后随感染的发展，皮下出现蜂窝织炎，范围扩展至唇红缘，而呈现紫红色、质地坚硬的浸润块，表面可有多个淡黄色脓点。

2. 炎症发展，表面相继出现多个脓头及溃孔，唇部红肿，疼痛加重。

3. 全身有中毒症状，如畏寒、发热、头痛、食欲差。

4. 可引起颅内海绵窦血栓性静脉炎、败血症或脓毒血症而危及生命的严重并发症。

（三）并发症

当颌面疖、痈受到挤压、瘙抓或不恰当的治疗如热敷、苯酚烧灼、切开引流等，局部炎症可迅速扩散，全身症状亦加重，上唇和鼻部危险三角区内静脉少瓣膜，与颅内海绵窦相通，促使感染容易沿着面部静脉扩散，向颅内扩散，并发海绵窦血栓性静脉炎。

三、治疗

本病与其他部位疖、痈不同，主张保守治疗。在炎症早期，无显著全身症状时应以局部治疗为主，同时选择必要的药物治疗。

局部治疗切忌挤压、挑刺、热敷或用苯酚、硝酸银烧灼，以防止感染扩散。唇痈还应限制唇部活动，如语言及咀嚼等。进食可用管喂或鼻饲流质。

疖早期用2%碘酊涂搽局部，每日1次，保持局部清洁。痈的局部治疗宜用高渗盐水或含抗生素的盐水纱布局部持续湿敷。急性炎症得到控制，局部肿胀局限，并已形成明显的皮下脓肿而又久不溃破时，才可考虑在脓肿表面中心、皮肤变薄的区域做保守性地切开引出脓液，切忌分离脓腔。已溃破或切开引流后，局部仍以高渗盐水纱布的持续湿敷，已脓污的盐水纱布及时更换。湿敷一般应持续到脓液消失，创面趋于平复为止。

对面部疖伴有局部蜂窝织炎和面痈患者应全身给予抗菌药物，疑有败血症、脓毒血症或海绵窦静脉炎等全身化脓性感染并发症患者应反复做血细胞培养，根据药敏结果选择用药。如致病菌一时未能确定，可暂时选用对金黄色葡萄球菌敏感的药物，如青霉素、新型青霉素、头孢菌素及红霉素等或2种抗菌药物的联合应用。以后根据治疗效果、病情演变及细菌培养结果，调整药物。

对于重症患者应加强全身支持疗法，如卧床休息、加强营养、输液或小量输血，补充水、电解质溶液，纠正酸中毒。若出现中毒性休克时，应积极采取综合措施，并尽快纠正循环衰竭所出现的低血压。出现全身并发症时，应配合内科积极治疗。

四、护理

1. 密切观察患者生命体征的变化及药物疗效，警惕并发症的发生 如患者出现患侧眼睑水肿、眼球突出、眼压增高、运动受限、视力减退、畏光流泪，以及结膜下水肿或淤血，全身高热、头痛，甚至神志昏迷，应警惕是感染沿无瓣膜的面前静脉逆行引起的海绵窦血栓性静脉炎。如同时发生脑膜炎、脑脓肿，则出现剧烈头痛、恶心、呕吐、颈项强直、血压升高、呼吸深缓、惊厥、昏迷等脑膜激惹、颅内高压和颅内占位性等病变的体征。若患者出现全身高热（常在39℃以上）、烦躁、谵妄或神志淡漠、反应迟钝、嗜睡或昏迷，皮肤有出血点或小脓点，白细胞总数及中性粒细胞比例明显增高，可能为败血症或脓毒血症。如出现血压下降、脉搏细速，可能为中毒性休克。发现以上异常情况，应及时汇报医生，积极配合给予对症治疗和护理措施。

2. 提供舒适安静的休息环境，嘱患者卧床休息 唇痈患者应限制唇部活动，如说话及咀嚼等。进食可用管饲或鼻饲流质，增加液体摄入。按医嘱及时使用抗生素。体温过高者予以物理降温或根据医嘱使用解热镇痛药。

3. 健康指导 向患者介绍颜面部的生理特点，让患者知道疖痈处理不当可导致的严重后果。告诉患者当面部发生疖痈时，切忌搔抓、挤压、挑刺、热敷或用苯酚（石炭酸）、硝酸银烧灼等，一定及时到医院请医生处理，防止感染扩散。

第五章 口腔颌面部损伤

第一节 概论

口腔颌面部属人体的显露部位，无论平时或战时都易遭受损伤。由于口腔颌面部解剖和生理特点，受伤后的表现除具有共性外，还有其特殊性。因此在口腔颌面部损伤的救治工作中，一定要有整体观念，对伤员应做全面系统的检查，迅速判断伤情，分清轻重缓急。先抢救生命，待生命体征平稳后，尽早进行专科救治，以免延误时机，造成不良后果。

颌面部损伤的原因很多，平时多为交通事故伤和工伤，还有日常生活和社会交往的意外跌打损伤等，战时则以火器伤为主，值得注意的是在高科技战争中和恐怖事件中，平民火器伤的发生率有明显的上升，特别是矿山爆炸伤，是值得注意的变化。

在诊治口腔颌面部损伤时，要注意可能伴发的其他部位损伤和危及生命的并发症。对伤员应做全面检查，并迅速做出伤情判断，根据其轻重缓急，决定救治的先后步骤，妥善处理。

在救治颌面损伤时应注意多处伤、多发伤、复合伤等几个概念。口腔颌面部"多处伤"是指在该部位的多个损伤，如多个软组织创口、下颌骨两处以上的骨折、全面部骨折等。"多发伤"是指除口腔颌面部损伤以外，还存在颅脑伤、胸腹伤或四肢伤等。"复合伤"是指两种以上的原因致伤，如撞击伤与烧伤或与辐射伤并存。

口腔颌面部血循环丰富，上接颅脑，下连颈部，是呼吸道和消化道起端。颌面部骨骼及腔窦较多，有牙附着于颌骨上，口内则含有舌；面部有表情肌和面神经；还有颞下颌关节和唾液腺；它们行使着表情、言语、咀嚼、吞咽及呼吸等功能。了解这些解剖和生理的知识，有助于掌握和理解口腔颌面部损伤的特点。口腔颌面部损伤的特点如下。

1. 口腔颌面部血循环丰富在损伤时的利弊 由于血循环丰富，伤后出血较多或易形成血肿；组织水肿反应快而重，如口底、舌根或下颌下等部位损伤，可因水肿、血肿而影响呼吸道通畅，甚至引起窒息。另一方面，由于血运丰富，组织再生修复和抗感染能力较强，创口易于愈合。因此，清创术中应尽量保留组织，争取初期缝合。

2. 易感染 口腔颌面部腔窦多，如鼻腔、口腔、鼻窦等腔窦内存在着病原菌，外伤后可将牙上附着的结石和细菌等带入深部组织，引起创口感染。颌骨骨折线上的龋坏牙有时可导致骨创感染，影响骨折愈合。

3. 易并发颅脑损伤　颌面部上接颅脑，遭受撞击力后容易传导到颅脑，因此，上颌骨或面中1／3部位损伤容易并发颅脑损伤，包括脑震荡、脑挫伤、颅内血肿和颅底骨折等。其主要临床特征是伤后有昏迷史。颅底骨折时可伴有脑脊液从鼻孔或外耳道流出。

4. 有时伴有颈部伤　颌面部下连颈部，为大血管和颈椎所在。下颌骨损伤容易并发颈部伤，要注意有无颈部血肿、颈椎损伤或高位截瘫。颈部钝器伤及颈部大血管时，有时可能在晚期形成颈动脉瘤，假性动脉瘤和动、静脉瘘。

5. 易发生窒息　口腔颌面部位于呼吸道上端，损伤时可因组织移位、肿胀及舌后坠、血凝块和分泌物的堵塞而影响呼吸或发生窒息。救治伤员时应首先注意保持呼吸道的通畅，防止窒息。

6. 影响进食和口腔卫生　口腔是消化道入口，损伤后或由于治疗需要做颌间牵引时可能会影响张口、咀嚼、言语或吞咽功能，妨碍正常进食。需要选用适当的食品和喂食方法，以维持伤员的营养，进食后应注意清洗口腔，注意口腔卫生，预防创口感染。

7. 易发生感染　口腔颌面部腔窦多，有口腔、鼻腔、鼻窦及眼眶等。这些腔窦内存在着大量细菌，如与创口相通，则易发生感染。在清创处理时应尽早关闭与这些腔窦相通的创口，以减少感染的机会。

8. 容易出血　颌面部血运丰富，血管吻合支多，加之静脉瓣缺乏，所以伤后易引起大量出血。而且颌面部皮下组织疏松，筋膜间隙多，伤后易形成组织内血肿，易继发感染或纤维化形成瘢痕。但因血运丰富，组织的愈合能力和抗感染能力均较强，因此也利于创伤治疗。

9. 易致颜面畸形　损伤后引起的组织移位、缺损或面神经损伤，都可造成颜面畸形和功能障碍，给患者生活和精神上带来极大痛苦。

第二节　口腔颌面部损伤的急救与护理

急救的根本目的是抢救生命，必须全面了解伤情，分清主次和轻重缓急，然后采取正确的急救措施。现场处理时，应从威胁生命最主要的问题开始。因此，首先是处理窒息，然后依次为出血、休克、颅脑损伤等。应随着体征的改变及时地采取有效措施。

一、解除窒息

（一）原因

1. 阻塞性窒息

（1）异物阻塞咽喉部：损伤后如口内有血凝块、呕吐物、碎骨片、游离组织块及其他异物等，均可堵塞咽喉部或上呼吸道造成窒息，尤其是昏迷伤员更易发生。

（2）组织移位：上颌骨横断骨折时，骨块向后下方移位，可堵塞咽腔，压迫舌根而引起窒息。下颌骨颏部粉碎性骨折或双发骨折时，由于口底降颌肌群的牵拉，可使下颌骨前部向后下移位，引起舌后坠而阻塞呼吸道。

（3）肿胀与血肿：口底、舌根、咽侧及颈部损伤后，可发生血肿或组织水肿，进而压迫呼吸道引起窒息。

2. 吸入性窒息　主要见于昏迷伤员，直接将血液、唾液、呕吐物或其他异物吸入气管、支气管或肺泡内而引起窒息。

（二）临床表现

前驱症状是患者烦躁不安、出汗、鼻翼扇动、吸气长于呼气，或出现喉鸣；严重时出现发绀、三凹症状（吸气时胸骨上窝、锁骨上窝、肋间隙深陷），呼吸急速而表浅；继之出现脉弱、脉快、血压下降、瞳孔散大。如不及时抢救，可致昏迷，呼吸心跳停止而死亡。

（三）急救

窒息是口腔颌面部伤后的一种危急并发症，严重威胁伤员的生命。急救的关键在于早期发现，及时处理。如已出现呼吸困难，更应分秒必争，立即进行抢救。

抢救窒息者时应分秒必争，当机立断，可因地制宜、就地取材。

1. 使患者平卧，松解颈部和胸部衣扣。如患者清醒，让其面部向下，使口腔中血液或分泌物自然流出。

2. 用缠裹纱布的手指迅速掏出口内异物，用吸引器或大号注射器吸尽血液及分泌物、呕吐物。

3. 如舌后坠引起窒息可用舌钳迅速牵出后坠舌体，必要时在舌尖后2cm处用粗线或别针贯穿全层舌组织，将舌体前端牵出口外，将牵拉线固定在胸前衣扣或绷带上。

4. 昏迷患者采用侧卧位或俯卧位，颈部垫高，头偏向健侧，便于分泌物外流，防止误吸。

5. 上颌骨横断骨折后，游离部分下坠至舌背也可致窒息。可在清除口腔分泌物后，以木质压舌板横放于上颌磨牙殆面上，将移位的上颌骨抬起并用绷带固定于头上。

6. 昏迷患者经上述处理后，再放入导气管。因下颌前部损伤呈粉碎性骨折的患者，即使患者清醒也要放入导气管，以保持口咽腔道的通畅。

7. 如上述处理均不奏效，须行紧急气管切开术。

二、出血

对于出血的急救，应根据损伤部位、出血的性质（毛细血管渗血，静脉出血，动脉破裂出血）和现场条件而采取相应的处置措施。

（一）压迫止血

1. 指压止血法　此法是用手指压迫出血部位知名供应动脉的近心端，适用于出血较多的紧急情况，作为暂时性止血，然后再改用其他确定性方法做进一步止血。如在咬肌止端前缘的下颌骨面上压迫面动脉，在耳屏前压迫颞浅动脉等。在口腔、咽部及颈部严重出血时，可直接压迫患侧颈总动脉：用拇指在胸锁乳突肌前缘、环状软骨平面将搏动的颈总动脉压闭至第6颈椎横突上。压迫颈总动脉时，持续时间一般不超过5分钟，也禁止双侧同时压迫，否则会导致脑缺血。

2. 包扎止血法　可用于毛细血管、小静脉及小动脉的出血或创面渗血。方法是先清理创面，将软组织复位，然后在损伤部位覆盖或填塞吸收性明胶海绵，覆盖多层纱布敷料，再用绷带行加压包扎。注意包扎的压力要合适，不要造成颈部皮肤过度受压缺血，也不要加重骨折块移位和影响呼吸道通畅。

3. 填塞止血法　可用于开放性和洞穿性创口，也可用于窦腔出血。紧急情况时，可将纱布块填塞于创口内，再用绷带行加压包扎，常规填塞时可用碘仿纱条或油纱条。在颈部或口底创口填塞纱布时，应注意保持呼吸道通畅，防止发生窒息。

（二）结扎止血

这是常用而可靠的止血方法。如条件允许，对于创口内活跃出血的血管断端都应以血管钳夹住做结扎或缝扎止血。在战时或大批伤员等待的紧急情况下，可先以止血钳夹住血管断端，连同止血钳一起妥善包扎后再运送伤员，口腔颌面部较严重的出血，如局部不能妥善止血时，可考虑结扎颈外动脉。

（三）药物止血

药物用于伤口局部或全身，起到止血目的。

三、包扎

包扎是急救过程中不可缺少的治疗措施，起到压迫止血，暂时固定骨折，保护创面、防止再污染的作用。颌面部常用的包扎方法如下。

1. 四尾带包扎法　将绷带撕（剪）成四尾形，颏部衬以棉垫，将左右后两尾结在头顶前，左右前两尾结在枕骨结下，然后再将两尾末端结扎于头顶部起包扎和制动作用。

2. “十”字绷带包扎法　用绷带先围绕额枕部缠绕2~3圈后，自一侧反折由耳前区向下绕过颏部至对侧，再由耳前区向上越过顶部呈环形包绕，如此反复数次，末端用胶布固定。或在围绕额枕部2~3圈后将绷带穿越绕头绷带而不用反折方法亦可达到同样效果。

四、合并颅脑损伤的急救

由于口腔颌面部邻近颅脑，因此，常常伴发颅脑损伤。根据最新调查结果显示，颌面伤最常见的伴发伤是颅脑损伤，占40%。如果处理不当或不及时，可能危及伤员生命或导致严重并发症。颅脑损伤包括脑震荡、脑挫裂伤、颅内血肿、颅骨及颅底骨折和脑脊液漏等。脑震荡是头面部外伤后即刻发生的短暂性意识障碍，是轻微的脑损伤；颌面外科医师最常见的情况是颅内血肿，包括硬膜外血肿、硬膜下血肿、脑内血肿、脑室内血肿及颅后窝血肿。其次是颅骨及颅前底骨折。

五、休克

口腔颌面部严重创伤可引起休克，其原因多为出血性和创伤性。因此对严重创伤的患者应严密观察全身情况，注意测量血压、脉搏、呼吸，并做好记录。同时应做好急救准备。

六、运送

运送伤员时应注意保持呼吸道通畅。对昏迷的伤员，应采用俯卧位，额部垫高，使口鼻悬空，以利于引流和防止舌后坠。一般伤员可采用侧卧位，避免血凝块及分泌物堆积在咽部。运送途中，应严密观察全身与局部情况，防止发生窒息和休克等危重情况。

七、预防与控制感染

口腔颌面部的开放性创面，常被细菌、泥土、沙石等污染，甚至异物嵌入组织内，因此感染对患者的危害性，有时比原发损伤更为严重。所以，预防和控制感染，也是急救治疗中的主要问题。其中最重要的手段之一是尽早清创，一般颌面伤感染的发生率低于其他部位，因此清创时间没有其他部位伤要求6～8小时内进行那样严格，有条件时应尽早进行清创缝合术，无条件时应将创口包扎，防止外界细菌继续污染。伤后应及早使用广谱抗生素，特别是对颌面部火器伤，伤后3小时使用可以推迟感染发生的时间，提高组织愈合的能力。平时创伤多以被动免疫为主，如注射破伤风抗毒素预防破伤风，动物咬伤后要注意发生狂犬病的可能，并预防性注射狂犬病疫苗。

附：环甲膜穿刺术

遇到紧急喉腔阻塞的患者，在无条件立即行气管切开时，可行紧急环甲膜穿刺或切开，以达呼吸道通畅、抢救患者生命的目的。

（一）适应证

1. 注射麻醉药物，为气管内其他操作做准备，如支气管镜检查时做气管内麻醉。
2. 注射治疗药物，如支气管内膜结核的治疗。
3. 湿化痰液。

（二）禁忌证

有明显出血倾向者及不能合作的患者。

（三）物品准备

备常规消毒用治疗盘、环甲膜穿刺包［内有细硅胶管（长15～20cm）、血管钳、

5mL和10mL注射器、7～9号针头（解除喉梗阻时用粗套针）、16～18号针头（留置导管用）]、纱布、棉球、无菌手套、2%普鲁卡因、1%丁卡因。

（四）操作方法

1. 穿刺前向患者说明目的，消除顾虑，以取得合作。

2. 有剧烈咳嗽者术前半小时给予可待因0.03g（急救者除外）。

3. 做普鲁卡因皮内试验（急救者除外）。

4. 取平卧位或半卧位，垫高肩背部，头向后仰，常规消毒皮肤，铺孔巾。

5. 术者以一手的拇指及中指固定气管，食指紧压穿刺点，另一手持连接橡皮管的穿刺针头于穿刺点垂直刺入，当达到喉腔待有落空感即形成人工气道，患者可有反射性咳嗽，拔出针芯，留置导管于气管内，以胶布固定，外露部分以无菌纱布覆盖。

（五）注意事项

1. 穿刺时进针不要过深，以免损伤喉后壁黏膜。

2. 必须回抽有空气，确定针尖在喉腔内才可注射药物。

3. 注射药物时嘱患者勿吞咽及咳嗽，注射速度要快，注射完毕后迅速拔出注射器及针头。

4. 用无菌干棉球压迫穿刺点片刻。针头拔出以前应防止喉部上下运动，否则容易损伤喉部的黏膜。

5. 注入药物以等渗盐水配制，pH值要适宜，以减少对气管黏膜的刺激。

6. 在初期复苏成功后应改做正规气管切开或立即做消除病因（如异物的摘除等）的处理。

7. 环甲膜穿刺通气用的针头及T形管应作为急救常规装备消毒备用。接口必须紧密不漏气。

8. 个别情况下穿刺部位有较明显的出血时应注意止血，以免血液反流入气管内。

附：气管切开术

气管位于气管三角区内，由马蹄形软骨环组成，软骨环后壁缺口处，由软组织连成完整的环形。颈部气管的前面有皮肤、颈阔肌和颈筋膜覆盖。颈筋膜的浅面，有连接两侧颈前静脉的横支跨越；损伤此静脉横支，往往引起较多的出血。颈筋膜中层包绕着遮盖气管两侧的胸骨舌骨肌和胸骨甲状肌，在颈中线相连接，形成白线。气管切开术应循白线切开，以便分离两肌而显露气管。在气管的第2～第3软骨环处，有甲状腺峡横越；此峡内有左、右甲状腺上、下动脉终末支相吻合，切断后易引起出血。气管的两侧有颈内静脉和颈总动脉等重要血管；越近胸骨上缘，这些大血管越靠近气管，所以在切开气管时，切口应保持正中位置，以免损伤重要血管。颈部气管上、下段的深浅不同；近环状软骨处最浅，极易摸到；胸骨上缘的气管段则较深，一般不易扪到。颈部气管的深浅又和头的俯仰有密切关系；俯时深，仰时浅。了解这些解剖情况，对施行气管切开的手术操作，有实际指导意义。

气管切开术一般用在已用其他方法的人工气道或人工通气的情况下进行，不作为气道阻塞和复苏的紧急抢救手段，气管切开可以建立一条较为理想的气道，切开的位置在声门以下，避开了声门和上呼吸道顶部，从而减少了许多并发症的发生。置管后患者耐受性比较好，且不妨碍患者的进食。易于外固定和分泌物的排出，气道阻力较小，解剖无效腔较小，应用呼吸机时也易于和呼吸机相连。

（一）适应证

1. 人工气道需持续维持一周以上者。

2. 喉反射消失，吞咽能力丧失者。

3. 严重肺部感染，为充分进行洗涤者。

4. 需建立人工气道但颌面部有明显外伤者。

（二）禁忌证

严重出血性疾病或气管切开部位以下占位性病变引起的呼吸道梗阻者。

（三）物品准备

气管切开包、2%碘酒棉球、75%酒精棉球、无菌钳1把（消毒皮肤用）、无菌纱布数块、弯盘1个、10mL注射器及7号针头各1个、皮下麻醉剂。

（四）操作方法

1. 患者仰卧，肩背部垫一小枕，头向后仰并固定于正中位。如患者呼吸极度困难，不能平卧，可先采取半卧位，显露气管时再平卧。患者头部必须保持正中位，必要时，由专人固定患者的头部。

2. 颈部皮肤常规消毒后，在颈正中线，甲状软骨下，做局部浸润麻醉。

3. 以左手拇指、中指固定甲状软骨，食指置于环状软骨上方，右手持刀在颈前正中自环状软骨至胸骨上凹上1.0～1.5cm处，做一3～5cm长的切口，分离皮下组织。再沿中线切开颈浅筋膜，分离舌骨下肌群，将甲状腺峡部向上推开，暴露气管。

4. 切开气管的第3、第4或第4、第5软骨环，撑开气管切口，吸出气管内分泌物及血液。

5. 插入合适的气管套管或带气囊气管套管（用于接人工呼吸机），如气管切口过小可适当延长，也可将已切开的软骨环切除部分，使其成圆孔。

6. 在切口缝合1～2针，套管口周围覆盖消毒湿纱布。将气管套管系带在颈后结扎，使套管固定。

（五）术后并发症

1. 皮下气肿　是气管切开术后的常见并发症。此症是由于组织分离过多、缝合切口过紧、气管套管周围溢出的空气进入皮下所致。多见于颈部伤口周围，触及捻发音，重者可波及面部和胸部。处理：及时拆除缝线，保持呼吸通畅，减少刺激性咳嗽，气肿可停止发展、自行吸收。

2. 纵隔气肿和气胸 手术分离气管前筋膜时有可能导致纵隔气肿，胸膜顶损伤或肺泡破裂可导致气胸。气胸可沿着血管周围进入肺门，发展成纵隔气肿。纵隔气肿也可因胸膜破裂发展成气胸。因此，两者可同时存在，且多见于呼吸严重困难的小儿。表现是术后呼吸困难，不但无好转，反而加剧，重者可危及生命。X线检查有助于诊断。嘱患者安静，保持呼吸道通畅，给氧，争取自行吸收。若病情继续发展，可做纵隔排气、胸腔穿刺抽气或闭式引流术。

3. 出血 小量出血，常因术中止血不充分所致，应及时检查处理。也有个别患者因套管不合适（过弯、过长、过粗）、切口过低或血管畸形等，套管远端磨伤气管前壁和无名动脉，造成致命性大出血。若发现咯出鲜血或套管有搏动，应及时检查原因，进行处理，切不可等闲视之。

4. 脱管 可因缚带过松或结不牢、套管阻塞、呼吸困难而挣扎、剧烈咳嗽、患者自行拔管，致套管完全脱出。若套管脱出气管，停留在软组织内而未发现，造成气管受压，则更加危险。因此，术后应密切观察患者，发现脱管，立即重新插入。

5. 吞气症和进食呛咳 气管切开后，由于呼吸改道不习惯，有的患者不断做吞咽动作，将空气咽入胃内引起腹胀，压迫横膈引起呼吸困难，对此，可行胃减压术。也有患者咽下食物或饮料时出现呛咳，少量饮食自套管咳出。这多是由于套管暂不适应，影响喉部保护功能所致。如果长期呛咳或咳出大量饮食，应考虑气管食管瘘。

6. 肺部感染 因呼吸改道，吸入的空气冷、干、脏，常可导致肺部感染。

7. 拔管困难 原因很多，如喉梗阻未解除、喉或气管内有肉芽形成及精神因素等。针对病因处理，多可解决。

（六）注意事项

1. 危急患者，以紧急切开气道为原则，可不麻醉，先切开气道后止血。或者先做环甲膜穿刺，保证气道通气后再做气管切开。

2. 术后最好有专人护理，初期吞咽流质可发生呛咳，成人应训练吞咽食物后呼吸稍停。婴儿可给鼻饲。

3. 注意检查气管套系带的松紧度，太紧容易压迫颈部血管，太松容易使套管脱管。一般系带与颈部皮肤之间能插入一食指较为适宜。定时更换套管口处覆盖的湿纱布。术后，将盐水湿纱布（无菌）双层轻盖套管口上面，经常更换，保持湿润，以便湿润空气、滤过空气并防止异物坠入气管。

4. 必须经常保持套管通畅，气管内分泌物较多时，应及时清除，分泌物过于黏稠，可采用0.5% ~ 2.0%新霉素或庆大霉素4万IU以及α-糜蛋白酶液套管内滴入，每日3

次（或随时滴入）；蒸气吸入疗法，或雾化疗法，每日2～3次。此外，内管需每1～2小时取出清理1次，每日消毒3次。在拔出内管时，应固定好外管，以防一并拔出。并鼓励患者咳嗽。应注意无菌操作，防止感染。外管要在手术1周后方可更换。伤口纱布根据污染情况，每日最少更换1次。如患者呼吸困难，应检查内管是否堵塞。用氧时不可将橡皮管直接插入套管内，可用漏斗或面罩。

5. 注意观察有无创口出血、皮下气肿及感染情况。皮下气肿伴有呼吸困难者，应想到并发气胸、纵隔气肿的可能。如发生异常情况，应及时报告医师，予以处理。

6. 气管切开术后，应禁用吗啡、可待因、阿托品等镇咳剂及麻醉剂，防止抑制咳嗽，使气管内分泌物不易咳出。如果咳嗽剧烈影响休息或促使皮下气肿扩展以及加重伤口出血时，可考虑给予少量祛痰药或缓和性镇咳药。

7. 拔管前，先试行堵管24～48小时，若发生呼吸困难、烦躁不安、面色发绀，应立即拔除堵塞物，并通知医师。无呼吸困难者可拔管。拔管后仍应注意患者的呼吸，继续观察1～2天。伤口处以蝶形胶布拉紧皮肤，盖以无菌敷料，一般不需缝合。

8. 气管切开手术后或插管患者，口腔正常的咀嚼减少或停止，很容易导致口腔黏膜或牙龈感染、溃疡。正确的口腔清洁冲洗每日不少于2次，用过氧化氢溶液+生理盐水，1∶5000呋喃西林，4%碳酸氢钠漱口液等，用纱布球清洗后再用注射器冲洗口腔，导管给予吸引。昏迷患者禁忌漱口。每日清晨口腔护理前采集分泌物标本，进行涂片和细菌培养检查，指导临床护理及用药。

第三节　口腔颌面部软组织损伤

口腔颌面部血运丰富，具有伤口愈合快的有利条件，因此对有可能存活的软硬组织，早期缝合的适应证更广，甚至包括已游离的组织应予以保存和复位缝合。此外，颌面部损伤后初期处理的时间没有明确规定，主要根据处理前伤口的状态决定，如果伤口没有严重感染，伤后3天都可以进行清创缝合，这与其他部位伤的处理有明显不同。

一、闭合性损伤

软组织闭合性损伤指体表软组织浅层及其他无伤口的软组织损伤。常见的有擦伤和挫伤。

（一）擦伤

面部擦伤多发生于较为突出的部位，如颏、额、颧、鼻唇等。临床表现主要是表皮破损，并有少量渗血和疼痛，创面上常附有砂粒或其他异物。

治疗：主要是清洗创面和预防感染。多数情况下可任创面暴露而无须包扎，待其干燥结痂，自行愈合。如发生感染，应行湿敷，一般1周左右即能愈合。

（二）挫伤

挫伤是皮下组织遭受损伤而无开放性创口。多由钝性物体撞击或跌打伤所致。伤处的小血管和淋巴管破裂，常有组织内溢血，形成瘀斑，甚至发生血肿。主要特点是局部皮肤变色、软组织肿胀和疼痛。挫伤的治疗主要是止血、镇痛、预防感染、促进血肿吸收和恢复功能。小面积的血肿早期可用冷敷和加压包扎止血。如血肿较大，可在无菌条件下，用粗针头将血液抽出，然后加压包扎。已形成血肿者，1～2天后可用热敷、理疗或以中药外敷，促进血肿吸收及消散。血肿如有感染，应予切开，清除脓液及腐败血凝块，建立引流，并应用抗生素控制感染。

二、开放性损伤

开放性损伤指皮肤或口腔黏膜的完整性受到破坏而有伤口的损伤。常见的有割伤、刺伤、撕裂伤、挫裂伤、咬伤、烧伤、火器伤及混合性损伤等。

（一）刺、割伤

刺伤是因尖锐的刀、锥、钉、笔尖、树枝等物的刺入而发生。创口小而伤道深，多为非贯通伤。刺入物可将砂土和细菌带至创口深处。切割伤的组织边缘整齐，深浅不一，伤及大血管时可大量出血。如切断面神经，则发生面瘫。刺、割伤的治疗应行早期外科处理，即清创术。

1. 清创　先清洗局部皮肤，剪短伤口周围毛发，伤口用无菌纱布保护，然后用肥皂水、生理盐水或新苯扎氯铵溶液将周围皮肤洗净。需要时，用酒精或乙醚擦洗皮肤上油垢。然后，在麻醉下用1.5%～3.0%的大量过氧化氢溶液和生理盐水冲洗伤口，并用纱布拭平。

2. 缝合　首先要彻底止血，缝合前检查有无贯通道口，防止感染扩散。暴露的骨面应用细针、细线或无损伤尼龙线缝合，以减少瘢痕形成。

（二）撕裂或撕脱伤

撕裂或撕脱伤为较大的机械力量将组织撕裂或撕脱，如长发辫被卷入机器中，可将大块头皮撕脱，严重者甚至可将整个头皮连同耳郭、眉毛及上眼睑同时撕脱。撕脱伤伤情重，出血多，疼痛剧烈，易发生休克。其创缘多不整齐，皮下及肌组织均有挫伤，常有骨面裸露。撕裂伤的处理应及时清创，复位缝合。如撕脱伤有血管可行吻合者，应即行血管吻合组织再植术；如无血管可供吻合，在伤后6小时内，将撕脱的皮肤在清创后，切削成全厚或中厚层皮片做再植术。如撕脱的组织瓣损伤过重，伤后已超过6小时，组织已不能利用时，则在清创后，切取皮片游离移植，消灭创面。

（三）咬伤

常被犬、鼠、猪等动物咬伤。被人咬伤的也有发生。大动物咬伤可造成面颊或唇部组织撕裂、撕脱或缺损，甚至骨面裸露。处理咬伤时，应根据伤情，清创后将卷缩、移位的组织复位、缝合；如有组织缺损则用邻近皮瓣及时修复；缺损范围较大者，先做游离植皮，修复创面，待后期再行整复。如有骨面裸露，无软组织可供覆盖者，可行局部湿敷，控制感染，等到肉芽组织覆盖创面后，再做游离植皮。对狗咬伤的病例，应预防狂犬病。

（四）颌面部特殊部位损伤

1. 颊部贯通伤　治疗原则是尽量关闭创口和消灭创面。

（1）无组织缺损或缺损较少者，可将口腔黏膜、肌和皮肤分层缝合。

（2）口腔黏膜无缺损或缺损较少而皮肤缺损较大者，应严密缝合口腔创口，隔绝与口腔相通。颊部皮肤缺损应立即行皮瓣转移或游离皮瓣修复，或做定向拉拢缝合，遗留的缺损待后期修复。

（3）较大的面颊部全层洞穿型缺损，可直接将创缘的口腔黏膜与皮肤相对缝合，消灭创面。遗留的洞穿缺损待后期进行修复。但伤情条件允许时，也可在清创后用带蒂皮瓣、吻合血管的游离皮瓣及植皮术早期修复洞穿缺损。

2. 舌外伤　舌为肌性器官，血运丰富，活动度大，黏膜较脆易撕，缝合时应采用粗针粗线深缝合，针孔距创缘约5mm以上，以防创口裂开或缝线松脱，大的损伤最好用褥式加间断缝合法，有利于消除无效腔和防止创口裂开。

3. 腭部损伤　多见于儿童，也可见于成年人，常因玩耍时用竹筷或玩具刺伤腭部。局部如无组织缺损，清创后应进行严密缝合，较小的损伤不缝合也可自愈；如有组织缺损而致口腔鼻腔穿通，不能直接缝合时，应转移邻近黏骨膜瓣以关闭通道；缺损不多者，可在腭部两侧做松弛切口，拉拢缝合；缺损较多者，应做黏骨膜瓣转移修补。

4. 腮腺与导管损伤　清创缝合时应严密分层缝合腺体包膜、皮下组织及皮肤，局部加压包扎。术后肌内注射阿托品以减少唾液的分泌。当导管损伤后，应及时找出断端，自涎腺导管开口穿入塑料管，然后将断端对位缝合，1周后取出塑料管；对于严重损伤无法保留腮腺功能者，可将导管结扎，腮腺区加压包扎，使用药物抑制腺体分泌，使腮腺萎缩而达到治疗目的。

5. 鼻部损伤　如无组织缺损，应按正常解剖位置做对位缝合；组织缺损不大者，可做转移瓣或游离植皮关闭创面；如缺损较大或伴有软骨断裂，在清创缝合时，应将软骨置于骨膜中，然后关闭创面，术后患侧鼻孔可放置橡皮管，这样既可起到鼻成形的作用，又可促进伤口的愈合。

6. 眉睑部损伤　眉部损伤后及时做准确的对位缝合，避免出现眉毛断裂、错位畸形。睑部损伤缝合时应保持眉毛下缘到上睑缘的垂直长度，如有组织缺损应做全厚皮片移植术，以防睑外翻畸形。术后涂抗生素药膏于结膜囊内以减少摩擦和预防感染。

（五）颜面部烧伤

面部烧伤在战时与和平时期均常见。颜面部烧伤除具有一般烧伤的共性外，其特殊性如下。

1. 头面部皮下组织疏松，血管、神经及淋巴管丰富，烧伤后组织反应大而快，水肿严重，渗出多。在伤后24小时内水肿逐渐加重，48小时最明显。

2. 颜面凹凸不平，烧伤深度常不一致，加上颜面为人体仪表至关重要的部位，鼻、唇、眼睑、耳、面等处烧伤后，组织缺损或瘢痕挛缩畸形造成容貌的毁损，如睑外翻、唇外翻、鼻孔缩窄、小口畸形等，伤员的精神创伤较其他部位的烧伤更为严重。

3. 颜面烧伤的同时，常可因热空气或烟雾吸入而发生呼吸道灼伤，伤后由于黏膜水肿，可出现呼吸困难，甚至窒息的危险。必要时需立即进行气管造口术。

4. 颜面烧伤创面易受到口、鼻腔分泌物或进食时的污染而感染，不易护理。

5. 颜面部与颈部相连，该部位烧伤常伴有颈部烧伤，可引起颏、颈粘连以及颈部活动受限。

颜面部烧伤的治疗应遵循全身与局部相结合的原则，并注意颜面部烧伤的特点。全身治疗与一般外科相同。Ⅰ度烧伤局部创面无须特殊处理，主要是防止创面的再度损伤。Ⅱ度烧伤主要是防治感染。清创前，应剃净创面周围的毛发，然后用灭菌生理盐水或消毒液冲洗创面，并清除污物。水疱完整的可以保留，较大的水疱可抽出其内的液体。颜面部的烧伤创面一般都采用暴露疗法，创面上可喷涂虎杖、桉叶浓煎剂。促使创面迅速干燥，争取早期愈合。如痂下积液、积脓，应及时用抗生素液湿敷，脱痂引流，以免创面加深。对Ⅲ度烧伤患者，清创后应待创面生长肉芽组织，尽早进行中厚皮片移植以消灭创面。应注意固定头颈部成仰伸位，以防止瘢痕粘连可能造成的颏颈挛缩。

（六）口腔颌面部火器伤

口腔颌面部火器伤是指由于枪弹伤及爆破伤引起的口腔颌面部多器官损伤。

1. 诊断

（1）损伤类型有非贯通伤，贯通伤，切线伤及不规则软、硬组织撕裂缺损等，常引起功能障碍。

（2）创面多不规则，创口内存在骨碎片、牙碎片、弹片或其他各种异物，它们常被挤压至周围组织内。

（3）由于组织损伤、移位、水肿及异物与分泌物的存在，可发生呼吸道梗阻，甚至窒息。伤口大量出血及疼痛可导致休克。

（4）注意生命体征变化，同时确定有无颌面部以外的其他部位损伤。

（5）X线摄片可了解组织损伤情况，如异物深部定位。

2. 治疗 口腔颌面部火器伤由于致伤因素复杂，伤道周围又分为坏死区、挫伤区和震荡区，坏死区和挫伤区不易区分，因此处理比较特殊。清创时切除坏死组织一般不超过5mm，这与普通创伤和其他部位伤的处理是不同的，清创时要敞开创面，清除异物，彻底止血，充分引流，尽早使用抗生素控制感染。伤后2~3天如无感染征象，进一步清创后可做初期缝合。对于严重肿胀或因大量组织缺损而难以做到初期缝合的伤口，可用定向减张缝合以缩小创面。对于有骨膜相连的骨折片，应尽量保留，在延期缝合时做妥善固定。对深部非贯通伤，缝合后必须做引流。如有创面裸露，则用抗生素溶液湿敷，待新鲜肉芽组织形成后尽早用皮瓣技术修复。

第四节　牙和牙槽骨损伤

牙和牙槽骨损伤，在颌面部损伤中较为常见，尤其是上下颌前牙位于牙弓前缘突出部分，损伤机会更多。

一、牙挫伤

牙挫伤是由于直接或间接外力撞击所致。其主要特点是牙周膜和牙髓受损而产生充血、水肿。临床表现为受伤牙松动、疼痛、伸长，有牙周膜炎甚至牙髓炎的表现。若牙龈同时受伤，则可伴发出血、局部肿胀。治疗时，对牙周膜损伤的牙，应做简单结扎固定。如牙髓受损，应做牙髓或根管治疗。

二、牙折断

按解剖位置可分为冠折、根折和冠根联合性折断。冠折最为常见，如冠部有轻微的折断，无明显刺激症状或感觉异常，又不影响功能和美观，可不做特殊处理。如部分冠折，有刺激症状又影响功能，可先行脱敏治疗，观察确无症状后，可用釉质黏合剂及同类材料修补缺损部位，如冠折露髓者，先行牙髓治疗，再做套冠、桩冠等专科治疗处理，如冠根联合折断者，将患牙拔除。

三、牙脱位

较大的外力撞击，可能使牙脱位。根据损伤程度又可分为部分脱位和完全脱位两类。部分脱位又有牙的移位、半脱位及嵌入深部等。半脱位或嵌入深部者复位后用金属丝做牙间固定2周~3周，完全脱位者可按牙再植术处理。

四、牙槽突骨折

检查时摇动一牙，相邻数牙向同一方向移动，则证实该部位牙槽突骨折。治疗时，先将牙槽骨复位，一般用弓杆单颌固定3周~4周。

第五节　颌骨骨折

颌骨骨折有一般骨折的共性，但由于颌骨解剖生理上的特点，使颌骨骨折的临床表现及处理原则具有特殊性。

一、上颌骨骨折

上颌骨是面中部最大的骨骼，主要占据面中1／3，左右各一，在中线相连，参与构成鼻腔外侧壁。上颌骨上方与颅骨中的额骨、颞骨、筛骨及蝶骨相连；上颌骨两侧与颧骨、鼻骨和泪骨相连，参与构成部分眼眶；上颌骨的后面与腭骨相连，参与构成口腔的顶部。由于上颌骨主要维持面中部的外形并邻近颅脑。因此，骨折时常常影响眼、鼻、咬合与容貌，严重时可并发颅脑损伤与颅底骨折。

上颌骨及其周围骨骼通过骨缝构成垂直的支柱结构。如颧上颌支柱、鼻上颌支柱、翼上颌支柱等，而牙弓、眶下缘及颧骨颧弓、眶上缘则构成水平支柱，在解剖上它们维持面部的外形，如高度、弧度和突度，在生物力学上它们起着分散殆力，抵抗外力的作用。当上颌骨受到轻度外力时，外力常被这些支柱结构消散而不引起骨折；但当遭受较大外力打击时，上颌骨与其他骨骼的连接遭到破坏，可形成多个骨骼和多个结构的损伤。根据打击的力量和方向，常形成高、中、低位骨折。

（一）临床表现

1. 上颌骨骨折局部表现肿痛、淤血、张闭口运动异常或受限等，与下颌骨骨折相似。

2. 若并发颅脑创伤，可有昏迷、喷射性呕吐及头痛史，并可有脑脊液鼻漏。

3. 眶内眶周组织内出血者则有"眼镜症状"，结膜下出血，眼球移位则有复视。

（二）诊断

1. 上颌骨骨折分为三型

（1）Le fortⅠ型：骨折线自梨状孔底部，牙槽突及上颌结节上方向两侧水平延伸至翼突。

（2）Le fortⅡ型：骨折线横过鼻骨，沿眶内侧壁斜向外下到眶底，再经上颌缝到翼突，还波及筛窦、额窦及颅前窝，并可出现脑脊液鼻漏。

（3）Le fortⅢ型：骨折线横过鼻骨，经眶尖、颧额缝向后达翼突根部，形成颅面分离，常同时有颅脑伤，出现颅底骨折或眼球创伤等。

临床上骨折可不典型，三型表现可互有交叉，也可同时伴有鼻骨、颧骨等骨折。

2. 可有骨块移位及咬合错乱，摇动上前牙上颌骨可随之活动。上颌骨常向后下移位，出现后牙早接触，前牙开𬌗，面中1／3变长。

3. 颅脑伤或眼球创伤均可出现瞳孔散大或失明，应加以鉴别。

4. X线可明确诊断，一般可采取华特位、头颅后前位或CT片等。

二、下颌骨骨折

下颌骨有较强大的升颌肌群和降颌肌群附着，骨折时，常常受附着在骨块上的肌肉牵引力方向和打击力的方向的综合影响，使骨折块发生移位，导致各种形式的咬合错乱。

（一）解剖特点

下颌骨有四处相对的薄弱区，也是骨折的好发部位。

下颌颏部正中联合区：位于两侧下颌突连接处。

颏孔区：位于下颌骨牙弓弯曲的部位。

下颌角区：位于下颌体与下颌升支交界处。

髁突颈部：此处骨面薄而细小，无论直接或间接暴力均容易发生骨折。

（二）临床表现

1. 骨折移位 下颌骨骨折后，造成骨折片移位的因素很多，如骨折的部位、外力的大小和方向、骨折线的方向和倾斜度以及肌肉牵引的方向等，其中咀嚼肌的牵拉作用起主要作用。

颏部并发骨折无明显错位，如为双侧骨折由于附着肌的牵引，骨折片可向下后移位；如为粉碎性骨折或有骨缺损，骨折片由于下颌舌骨肌及开颌肌群的牵引，可造成舌后坠而引起呼吸困难，甚至窒息的危险。

颏孔区骨折，由于开颌肌群和降颌肌群的作用使前牙开𬌗。

髁状区突骨折后，如双侧骨折线均在翼外肌附着下方，双侧下颌升支被拉向上方，可出现后牙早接触，前牙呈开𬌗状；如髁突高位骨折，骨折片移位不明显，咬合关系多无异常。

2. 𬌗关系错乱 是下颌骨骨折最常见的体征。当下颌骨骨折后，由于骨折片的移位而导致咬合关系的紊乱，根据骨折不同的部位，可有不同程度的牙齿早接触、反𬌗或开𬌗等，影响咀嚼功能。

3. 功能障碍 张口受限、局部出血、血肿、水肿、疼痛等，致使咀嚼、呼吸、吞咽、语言等功能障碍。严重的颏部粉碎性骨折，可发生呼吸窘迫和呼吸道梗阻，必须引起足够的重视。

（三）X线检查

常拍摄下颌骨侧位片、后前位片和全景片，髁突骨折的伤员应加拍颞下颌关节片，必要时拍摄颞下颌关节断层片，从而明确骨折类型、范围、性质，以及有无邻近骨骼的损伤。

下颌骨骨折，诊断并不困难，但应注意骨折后的一些并发症，如髁突区受到严重创伤，可同时伴有颞骨骨板的损伤，致使此区肿胀明显，外耳道流血；如并发颅中凹骨折时，可出现脑脊液耳漏，应注意鉴别。

（四）诊断

1. 有张口受限、张闭口运动异常、疼痛及下唇麻木等。

2. 骨折各段移位的状况，并导致咬合错乱程度和状况。

3. 骨折处牙龈撕裂及出血。

4. 骨折部位触诊可有台阶状、骨擦音及假关节活动。

5. 髁突骨折可见后牙早接触、前牙开𬌗、耳前肿胀压痛及张口受限；外耳道及颅中窝骨折时，可发生耳道出血或脑脊液漏。

6. 摄X线片或CT片，明确骨折部位。

三、颌骨骨折的治疗与护理

颌骨骨折治疗原则是尽早进行复位和固定，恢复正常咬合关系，同时注意整体与局部的关系，发现有生命体征时，要以抢救生命为主，待全身情况稳定后，再进行清创复位固定，及时给予抗感染、镇痛等药物。必要时使用营养疗法增加其抵抗能力，为骨折的愈合创造良好的有利条件。

（一）并发软组织伤的处理

清创后先缝合口内创口，再行骨折固定，最后缝合外部创口。有裸露的创面应采用皮瓣或皮片覆盖修复。

（二）骨折线上牙的处理

在颌骨骨折治疗中常利用牙行骨折段的固定，应尽量保存，即使在骨折线上的牙也可考虑保留；但如骨折线上的牙已松动、折断、龋坏、牙根裸露过多或有炎症者，则应予拔除，以防骨创感染或并发颌骨骨髓炎。儿童期颌骨骨折后，如恒牙胚已暴露并有感染可能者，也应去除。

（三）骨折的复位与固定

骨折的复位与固定必须协调一致，有时复位后立即进行固定，有时先牵引复位后才能固定。一般情况下，上颌骨骨折以颅面骨为复位、固定的基础，称为颅颌牵引固定。下颌骨以上颌骨为复位、固定的基础，称为颌间牵引固定。

1. 复位方法　手法复位、牵引复位和切开复位，可根据不同骨折情况选用。

（1）手法复位：对单纯颌骨骨折的早期，骨折尚未发生纤维性愈合，骨折片活动，用手可将其恢复到正常位置。复位可在局麻下进行，时间越早效果越好，尽量争取1周内复位固定。

（2）牵引复位：用于手法复位不满意，骨折时间长或多发性骨折。牵引复位分为颌间牵引和口外牵引两种。颌间牵引是先在上下颌牙列上放置牙弓夹板，而后按骨折片需要复位的方向套橡皮圈作牵引，使其逐渐恢复到正常咬合位置；口外牵引法主要用于上颌骨骨折，当上颌骨骨折应用颌间牵引无效，又有其他骨面骨折，骨折片呈后退嵌入式时应用。

（3）切开复位：用于开放性骨折、不能用手法复位复杂性骨折或已发生错位愈合的骨折病例，可根据解剖位置切开软组织，显露出骨折断端，在骨折线两侧钻孔，用不锈钢丝或微型钢板固定，以便恢复正常开合关系，促进骨折准确愈合。

2. 固定方法

（1）单颌固定：适应于无明显移位的单纯性颌骨骨折。方法是将牙弓夹板置于已骨折的颌骨上做牙间固定，此方法的优点是固定后患者仍可张口活动，能保持口腔清洁卫生，同时还可因功能性运动增加局部血运，有利于骨折的愈合；缺点是固定力量较差。

（2）颌间固定：是临床最常用的固定方法，优点是使骨折的颌骨能在正常咬合关系的位置上愈合。可用于治疗各个部位的颌骨骨折。颌间固定是利用上下颌牙齿做结扎或安置夹板，将上下颌固定在正常咬合关系的位置上。双侧上颌骨骨折时，也可用颌间固定来保持正常关系，但为了限制下颌骨运动，所以必须加颅颌固定。常用的结扎固定方法有以下几种。

1）简单颌间结扎法：是将上下颌相对的几组单个牙各自用不锈钢丝结扎后，再用手法把骨折片恢复到正常位置，最后使各牙的结扎丝相对扭结在一起，必要时可进行交叉结扎固定。此法简便，但应注意选择好适应证。

2）孔环颌间结扎法：也称"8"字栓丝法，此法适用于骨折片无明显移位的单纯性下颌骨骨折的早期，经手法复位良好，而且骨折线两侧上下颌都有2个以上稳固的牙齿，否则不宜采用。操作方法是采用直径为0.2~0.5mm的不锈钢丝，以每2个相邻的牙作为一个结扎单位，左右上下颌各1~2组，在两牙之间的唇颊侧形成一个眼孔状小环，先将其扭结固定，在上下颌需要的相对部位都结扎成小环，再用一不锈钢丝穿过上下颌的小环，交叉相互扭紧，即可将上下颌固定在一起。

3）带钩牙弓夹板固定法：用有一定强度和弯曲度的带钩金属成品夹板（也可用铝丝临时制作），分别用不锈钢丝拴结在上下颌牙齿上，再利用橡皮圈套在上下颌夹板的挂钩上，做弹性牵引复位和固定。此法简便易行，对恢复咬合关系最为准确和稳固。

（3）颅颌固定：主要用于双侧上颌骨横断骨折或颅颌分离的骨折，是利用头颅部固定骨折的上颌骨。有外固定法和内固定法2种。

1）外固定法：有以下几种方法。

口内牙弓夹板石膏帽固定法：先在上、下颌牙列上安置牙弓夹板。再在头部打石膏帽，在其两侧埋置向外伸出的金属支架，备作牵引固定用。然后两侧各用一根直径为0.5mm的不锈钢丝，一端结扎在第一磨牙处的牙弓夹板上，另一端自前庭沟顶部穿出颧面部皮肤，固定于两侧石帽伸出的支架上。

口外牙弓夹板或金属托盘固定法：用特制的焊有口外须的牙弓夹板固定在上颌牙列上或将金属托盘（加印模膏或碘仿纱布）戴入上颌，用乳胶管和或其他弹性材料将伸出口外的口外须悬吊在石膏帽上，行弹性牵引固定。

头颏石膏绷带固定法：先做颌间固定，恢复正常咬合关系后，将下颌往上提，用石膏绷带按交叉十字绷带法缠绕，从而将颅骨与上、下颌骨整体固定在一起。此法简便，但应注意在枕突、额突及下颌颏部等骨性突起处，要衬以棉垫，以防发生压伤。缺点是石膏较重，目前应用已不多。

2）内固定法：又分以下几种方法。

金属丝颅骨悬吊法：在上颌牙弓上安置牙弓夹板，然后用不锈钢丝将牙弓夹板悬吊固定在颅骨上。根据上颌骨高、中、低位骨折的不同部位，可以固定在额骨颧突、颧骨或眶下缘等部位。在确定固定部位后，做小切口，显露骨缘，钻一小孔，穿过不锈钢丝，将其两端穿入腰椎穿刺针头，将针头由切口内刺入，通过软组织至口腔前庭，使钢丝带入口内；也可用有孔探针将钢丝引入口内。然后在复位的情况下，将钢丝结扎固定在两侧牙弓夹板上。待骨折愈合后，可从口内抽去结扎丝。

骨间结扎固定法：根据X线摄片所显示的骨折部位，分别做小切口，分离至骨折处，撬动复位，或切断、凿断错位愈合处的纤维组织或骨组织，使之重新复位。然后在骨折线两侧的骨断端旁钻孔，穿过不锈钢丝做结扎固定。常做骨间结扎固定的部位有眶下缘、颧额缝及颧上颌缝等处。

近年国内外已较多采用小型钢板和螺钉，对骨折固定更加牢固可靠，称为坚强内固定。

（四）髁突骨折的治疗原则

1. 闭合性高位髁突骨折以保守治疗为主。单侧或双侧后牙垫以橡皮垫，加用吊颌帽或𬌗间牵引，使下颌骨升支下降，恢复𬌗关系。

2. 开放性骨折或低位斜行骨折，如错𬌗明显应考虑骨间结扎。

3. 固定一般2~3周，早期练习张闭口运动，防止继发关节强直。

（五）儿童颌骨骨折的治疗原则

儿童颌骨骨折较少见，即使骨折，移位一般也不很大。由于儿童期正值恒乳牙交替，在恒牙萌出后，其咬合关系还要自动进行调整，因此对复位，特别是对咬合关系恢复的要求不如成年人高。在乳牙列的儿童，由于牙冠较短，牙根吸收，不甚牢固，很难做牙间或颌间结扎固定。鉴于上述种种原因，儿童期的颌骨骨折多用保守治疗，特别是多采用颅颌绷带及自凝塑胶夹板固定。对严重开放性创伤，或骨折片移位大者也可采用手术复位，但应尽量避免损伤恒牙胚。

第六节 颧骨及颧弓骨折

颧骨是上颌骨和颅骨之间的主要连接支架，构成面中部的外侧面，在面部的外形中起着重要的作用。

颧骨、颧弓骨折的分类方法很多，简单的可分为颧骨骨折、颧弓骨折、颧骨颧弓联合骨折和复杂骨折。颧弓骨折分为双线型和三线型。

一、临床表现

1. 骨折移位 颧弓骨折段由于打击力量的方向而向内移位，尚可因咬肌的牵拉而向下移位，局部呈现塌陷畸形。但在受伤数小时后，由于局部反应性肿胀，塌陷畸形变得不明显，此时容易造成漏诊。

2. 张口受限 因内陷的骨折段压迫颞肌并阻碍喙突运动而出现张口受限。内陷不明显的伤员，则可不出现张口受限或轻微受限。

3. 复视 颧骨构成眶外侧壁和眶下缘的大部分，颧骨骨折移位后，眼球可因失去支持，眼肌撕裂及外侧韧带随着下移，而发生移位性复视。移位2mm以内者可自行调整恢复，重者可发生持久性复视。

4. 出血和瘀血 如骨折拌有上颌窦黏膜破裂出血，血液可由患侧鼻腔流出。颧骨眶壁损伤后局部出血，可浸入眶周皮下、眼睑和结膜下。眶周皮下组织疏松，在眶周可形成明显瘀斑。

5. 神经症状 如伤及眶下神经，可出现眶下区皮肤麻木感。如面神经颧支受损，可出现患侧眼睑闭合不全。

二、诊断

颧骨、颧弓骨折的诊断，主要依据损伤病史、临床表现以及X线摄片检查明确诊断，除视诊外，还应该进行触诊检查，了解骨折局部有无明显的移位和骨擦音。做X线检查时，常取鼻颏位和颧弓位，读片时应作两侧对比研究，一般颧骨或颧弓骨折均可做出明确的诊断。

三、治疗与护理

颧骨、颧弓骨折的治疗，主要是正确的复位。凡有张口受限的患者，都应进行复位，对畸形严重者，虽无功能障碍，根据情况，也应考虑进行复位。如移位不大，畸形不明显，又无功能障碍者，也可不给予特殊治疗。颧骨、颧弓骨折的复位主要靠手术复位，视伤情可选择以下几种常用的手术复位方法。

（一）中钳牵拉复位法

用于单纯颧弓骨折。不用做皮肤切口。在局部消毒及麻醉后，利用中钳的锐利钳尖刺入皮肤，深入到塌陷的骨折片深面或钳住移位的骨折片，紧握钳柄向外提拉、牵引复位。颧弓骨折复位的标准是患者不再有张口受限。如用此法达不到目的，可改用其他方法。

（二）颧弓部单齿钩切开复位法

在颧弓骨折处表面皮肤做一小横切口，切开皮肤、皮下组织，直达颧弓表面，探明骨折片移位情况，用单齿钩插入骨折片深部，将移位的骨折片拉回原位。

（三）口内切开复位法

1. 前庭沟切口法　自上颌第一磨牙远中沿前庭沟向后做1cm长切口，切开黏膜及黏膜上组织，然后用长而扁平的骨膜分离器从切口伸向颧骨和颧弓的深面，向外、向前和向上撬动，另一手放在颧面部，用手指感觉复位的情况。复位后缝合口内创口。

2. 下颌支前缘切口法　在口内下颌支前缘部做约1cm长纵切口，将扁平骨膜分离器插入切口，在喙突外侧经喙突颞肌腱和颞肌浅面达骨折的颧弓下方，向外侧抬起骨折片，然后将钝器前后移动，以恢复颧弓完整的外形。

（四）颞部切开复位法

在伤侧颞部常规消毒铺无菌巾，局麻下平行发际缘做2~3cm长的切口，切开皮肤、皮下组织、颞筋膜，在筋膜与颞肌之间，伸入细长的骨膜分离器，直达颧骨或颧弓下方。骨膜分离器下方垫一纱布卷作为支点，用力将骨片向外撬动复位。复位时另一手放在颧骨、颧弓颊侧皮肤上，即可感觉到凹陷的骨面抬起，同时可听到骨折断端相接触的响声，张口范围增大，证明复位成功，最后逐层缝合切口。此法简单易行，可达到良好的效果。

对于多发性骨折或游离的骨折片，用上述复位方法不能复位者，可采用局部切口，直接暴露骨折面进行复位。必要时，可在骨折断端上钻孔用不锈钢丝拴结固定，复位时要注意外形的恢复及检查张口度。

第六章　颞下颌关节疾病

第一节　颞下颌关节紊乱病

颞下颌关节紊乱病（temporomandibula disorders，TMD）是口腔颌面部常见的疾病之一，在颞下颌关节疾病中，此病最为多见。它并非指单一的疾病，是一类病因尚未完全清楚而又有共同发病因素和临床主要症状的一组疾病的总称，又称为颞下颌关节紊乱综合征。好发于青壮年，以30～40岁患病率和就诊率最高，国外统计资料显示，其发病率为28%～88%；国内统计资料显示比国外低，大概范围为17.2%～21.6%，一般都有颞下颌关节区及相应的软组织包括肌痛、下颌运动异常和伴有功能障碍以及关节弹响、破碎音及杂音等症状。可单独累及颞下颌关节或咀嚼肌群或二者都涉及，但又不包括上述症状原因清楚的一些疾病。

一、病因

其病因大多与咬合紊乱有关。

1. 咬合斜面的早期接触和错殆　任何咬合斜面的早期接触，不仅在咀嚼运动时改变了咬合压力的平均分布，引起牙周组织的功能紊乱，而且更重要的是改变了正中殆时髁突在关节凹中的正常位置，以至破坏了关节内部组织之间的平衡关系，而逐渐形成创伤。此时如深覆殆、开殆、反殆等错殆，也都能导致下颌运动失调和髁突移位。

2. 殆面过度磨耗　颌间垂直距离过低，导致髁突在关节凹内移位而致病。

3. 缺牙　牙齿长期缺失后，往往发生以下两种情况：一种是由于个别牙的缺失未及时修复，引起对殆牙伸长而形成锁殆，严重阻碍下颌的侧向和前伸运动；另一种是两侧磨牙缺失过多，或一侧磨牙缺失，改变了正常的颌间高度，使髁突移位而致病。

4. 单侧咀嚼习惯　深龋、牙髓病、牙周炎、慢性炎症或缺牙等，都是引起单侧咀嚼习惯的常见原因。在长期的单侧咀嚼习惯影响下，由于两侧的功能不协调，而影响颌骨和肌的发育，因此改变了关节形态及面部外形。

二、临床表现

本病多见于青年女性，发病前可有精神创伤、失眠或神经衰弱等诱发因素。其发展分为功能紊乱、结构紊乱和关节器质性破坏三个阶段，各个阶段的临床表现有所不同，有一定的自限性和反复性。典型的颞下颌关节紊乱病，具有三个主要临床症状。

1. 关节和周围肌肉疼痛　疼痛是本病就诊最重要的主诉。通常是在开口和咀嚼运动时关节区和关节周围的咀嚼肌群或有关的肌群疼痛。疼痛的性质以持久性钝痛最为多见，一般无自发痛。疼痛的部位如在关节本身或表浅的肌肉，则患者可明确地指出；如在深部，则常常不能明确指出。不少患者呈现慢性疼痛症状，也有部分患者疼痛是由扳机点诱发引起远处的牵涉区疼痛。这些疼痛，除自觉疼痛外，均可查得压痛点或压诊敏感点。

2. 弹响和杂音　患者在开闭口运动的不同阶段可以出现明显的弹响和杂音。可复性关节盘前移位时，开口运动中会出现"咔、咔"的弹响音，多为单音，有时为双音。不可复性关节盘移位或关节盘穿孔、破裂时，可在开闭口运动中产生"咔叭、咔叭"的破碎音。

3. 下颌运动异常　主要表现为开口度异常（过大或过小）、开口型异常（偏斜或歪曲）及关节绞锁三种类型。两侧翼外肌功能亢进时，开口运动过程中髁突可超越关节结节，因颞下颌关节半脱位致使开口度过大。关节盘后区损伤和慢性滑膜炎患者则可以出现开口度过小。一侧翼外肌痉挛或不可复性关节盘前移位时，可以出现开口型偏向患侧。如果关节盘脱出或发生破裂穿孔，则容易出现关节绞锁症状。

近年来，国内外许多学者发现绝大多数患者存在偏头痛，建议把偏头痛列为本病的第四个主要症状。此外，部分患者还伴有不同程度的耳科症状，如耳闷、耳鸣、耳痛、听力下降等。

三、实验室及其他检查

X线摄片常示髁突位置不正常及运动受限。后期可有关节头或关节盂骨质破坏和形态改变，必要时关节造影。

四、治疗与护理

（一）药物治疗

研究证实，药物治疗作为综合治疗的一个部分，能有效地减轻患者的症状。目前常用的口服药物布洛芬与双氯芬酸钠等抗炎镇痛药。但应注意这些药物的不良反应。

通过关节腔内注射糖皮质激素类药物以控制关节囊滑膜层的炎症是缓解肌肉骨骼系统疾病的有效方法。局部注射治疗的优点是局部药物浓度较高，可在局部出现较强的抗炎、镇痛、消肿效果。全身反应小，如有较多关节液时，可同时抽取进行滑液检查，并因此减轻了关节内的压力。常用药物有醋酸氢化可的松注射液、醋酸泼尼松龙注射液、醋酸甲泼尼龙、复方倍他米松注射液等。

（二）封闭疗法

局部麻药封闭不仅可明确疼痛的来源，特别是怀疑牵涉痛或疼痛为继发时，而且具有重要的治疗价值，其主要用于咀嚼肌封闭。

1. 直接肌肉封闭　用0.25%~0.50%的普鲁卡因或利多卡因1.0~1.5mL浸润式注入伴触压痛的区域，可多点注射，但总量不超过10mL。注意回抽无血再注射，每周1~2次。

2. 颞下封闭　从颧弓与下颌切迹的间隙中点垂直进针，在相当于3.5~4.0cm平面及1.5~2.0cm平面分别注射1%~2%普鲁卡因或利多卡因1.5~2.0mL。注意回抽无血再注射，每周1~2次。

（三）物理治疗

红外线、超短波照射，药物离子透入。

（四）纠正咬合紊乱

1. 如有早期接触者，则必须调𬌗。

2. 牙列缺失数多者，则须及时修复。

3. 如颌间垂直距离过短，髁突后移位者，则可在上下牙列间加一修复体以增高咬合，此修复体称为𬌗垫。制作时应注意。

（1）𬌗垫必须在正中𬌗的基础上制作。

（2）𬌗增高后，仍需要保留1~2mm的𬌗间空隙，以保持下颌骨的休息位置。

第二节　颞下颌关节脱位

颞下颌关节脱位指髁突脱出关节窝之外而不能自行复位。关节脱位按部位分为单侧脱位和双侧脱位；按性质分为急性脱位、复发性脱位和陈旧性脱位；按髁突脱出的方向、位置又分为前方、后方、上方及侧方脱位。外伤导致的髁突向上、向后及侧方移位常并发下颌骨骨折及颅脑损伤。

一、病因

本病多因下颌骨受暴力撞击，开口过大（见于大笑、打哈欠和拔牙等口内手术时）等突然外因引起。

二、临床表现

患者不能闭口，语言不清，唾液外流，关节区疼痛。髁突向前移位至关节结节前方，原髁突部位呈现凹陷。双侧脱位时下颌骨前伸，单侧脱位时下颌骨偏向健侧，健侧关节可做小范围活动。

三、诊断

根据上述临床表现，结合X线检查可做诊断。

四、鉴别诊断

本病应与髁状颈骨折相鉴别。

五、治疗与护理

（一）手法复位

复位前应加强心理护理，让患者做好思想准备，精神不宜紧张，肌组织要放松才能使复位顺利进行，必要时复位前可给予镇静剂。

1. 口内手法复位

（1）患者坐位，头位置低于术者的肘关节平面以下。

（2）术者两大拇指裹以纱布，置于下颌磨牙殆面及磨牙后三角区，其余四指置于口外下颌骨下缘。

（3）大拇指用力向下，其余四指托下颌前部向上，使髁突下降。

（4）在使髁突下降时患者大多紧张，甚至与术者所施之力对抗。因此，需嘱患者放松，用谈话等方式分散其注意力，以达咀嚼肌松弛之目的。

（5）髁突下降后，使下颌向后下方推移即可自行复位。术者此时必须迅速将大拇指自滑向口腔前庭，以免咬伤。

2. 口外手法复位

（1）患者和术者的体位同口内法。

（2）术者拇指放在患者两侧突出的髁状之前缘（即下关穴）。

（3）用力将髁突向下、向后方挤压，此时患者感觉下颌酸麻。

（4）术后同时用两手的食、中指托住两下颌角，以环指、小指托住下颌下缘，各指配合将下颌角部和下颌体部推向前上方。此时，髁突即可滑入关节凹。

（二）硬化剂

注射对于复发性脱位者，可注射硬化剂治疗。

（三）手术治疗

对陈旧性脱位，可采用手术治疗。

（四）其他

颞颌关节脱位后首先要安定患者情绪，以便治疗。要限制张口运动，若有习惯性脱位者，应避免咬硬物。

第三节 颞下颌关节感染性关节炎

颞下颌关节感染性关节炎（infectious arthritis）相当少见，分为化脓性与非化脓性两种。其中化脓性者较多，结核和梅毒性关节炎也曾有报告。本部分重点介绍化脓性关节炎，其常见致病菌为葡萄球菌和链球菌。

一、临床表现

1. 颞下颌关节区红、肿、热和压痛。可有自发性跳痛，晚间、平卧时更甚。

2. 开口受限或开口困难，视化脓性感染程度而不等。

3. 咀嚼时患侧关节区痛，以至不能咀嚼食物，甚至在静止时磨牙区分离不能接触，否则引起剧烈疼痛，如关节腔内有大量渗出或化脓，患者可呈开口状。

4. 轻微的感染可无全身症状。局部感染较重者可出现全身中毒症状，如畏寒、发热、头痛等。

二、诊断

1. 有局部和全身化脓性病灶（有时可找不到化脓病灶）。

2. 颞下颌关节区红、肿、热、压痛、自发痛。

3. 磨牙区咬合时可引起剧烈痛。

4. 血化验见血细胞总数增高，中性粒细胞比例上升，核左移，有时可见细胞中毒颗粒。

5. X线片可见关节间隙增宽，后期可见髁突骨质破坏，但早期可以无阳性所见。

6. 关节腔穿刺，可见关节液混浊，甚至为脓液。涂片镜下可见大量中性粒细胞，抽出的关节液应做细菌培养药物敏感试验。

三、治疗与护理

1. 全身应用足量、有效的抗生素。

2. 如有积液，可先穿刺抽出积液，局部注入抗生素。

3. 一般不宜做关节切开引流，如化脓性炎症仍不能控制、中毒症状严重，则应做关节切开引流术。

4. 急性炎症控制后，可用理疗、康复治疗，防止关节内粘连而影响功能的恢复。

第七章　唾液腺常见急重症

第一节　唾液腺炎症

根据感染性质，唾液腺炎症（sialadenitis）分为化脓性、病毒性及特异性感染三类。腮腺最常见，其次为下颌下腺，而舌下腺及小唾液腺极少见。

一、化脓性腮腺炎

急性化脓性腮腺炎为革兰阳性球菌所引起，最常见的是金黄色葡萄球菌。已往多见于腹部大型外科手术后，所以又称为手术后腮腺炎，属于严重并发症之一。由于抗生素广泛应用和患者正常出入量及水、电解质平衡的维持，目前已少见。

（一）病因

急性传染病、脓毒败血症及腹腔肠道手术后，由于高热脱水，涎腺分泌减少，口腔自洁作用差，全身及口腔免疫力下降，细菌得以滋生并由导管侵入，引起感染。涎腺导管由于外伤、异物或涎石阻塞，并发逆行感染。腮腺内淋巴结化脓感染扩散波及腺体，附近组织急性炎症扩散，腮腺区外伤继发腺体感染，慢性腮腺炎急性发作等。

（二）临床表现

发病前可有大手术后机体衰弱，患急性传染病、消耗性疾病，久病卧床等。

急性化脓性腮腺炎多为单侧性，发病急，腮腺区明显肿胀，皮肤发亮微红。剧痛常伴张口受限，腮腺导管口及黏膜充血水肿，压迫腮腺区导管口有脓液溢出。另外也可伴有发烧等全身表现。如有脓肿形成，未及时切开引流，亦可蔓延波及颞颌关节、咽旁间隙，甚至发生全身脓毒败血症。慢性期口内有咸味感，进食疼痛。分泌脓液更多，尤以晨起显著，导管呈条索状。

（三）实验室及其他检查

急性期白细胞总数增多及中性粒细胞比例上升。慢性期碘油造影X线片显示导管因间断扩张和缩窄呈腊肠状，腺体内出现脓腔。

（四）诊断

1. 有慢性唾液腺炎史，或全身情况不佳者。

2. 病变唾液腺明显肿胀疼痛，导管口红肿、溢脓。

3. 急性化脓性腮腺炎　应与流行性腮腺炎、腮腺内淋巴结炎和咬肌间隙感染相鉴别。流行性腮腺炎可有传染接触史，以腺体肿大为主，导管口无异常，无脓液溢出。腮腺内淋巴结炎可由邻近组织感染病灶继发而来，导管口分泌无异常。咬肌间隙感染常有下颌第三磨牙冠周炎发病史，伴张口受限，导管口分泌无异常。

4. 实验室检查　白细胞总数增加，中性粒细胞比例上升。

5. 全身　可有中毒症状，高热、畏寒、脉搏和呼吸加快。

（五）治疗与护理

治疗原则是抗感染、支持疗法和适时切开引流。

1. 一般治疗

（1）改善全身机体状况，增加营养，补充液体，必要时输血等。

（2）保持口腔清洁，如3%双氧水清洗口腔，药物性漱口水含漱。

（3）刺激唾液分泌，保持导管通畅，如饮用酸性饮料柠檬粉。

2. 抗菌药物治疗　选对感染细菌敏感的抗生素或广谱抗生素，大剂量静脉用药。

3. 中医治疗　初期腮腺区局部肿痛，患者恶寒、发热不适，宜内服荆防败毒散，局部敷以二味拔毒散；若热毒肿甚，宜内服普济消毒饮，外用六合丹围药，局部贴敷；若有溃破，以五味消毒饮加减之。

4. 切开引流　如脓肿形成，应取导管口的脓液或穿刺所及脓液做细菌培养和药敏试验以指导抗生素的选择和调整。同时，局部应予切开引流。切开时要注意防止损伤面神经。一般根据脓液积聚部位选择在耳屏前或颌后做切口，切开皮肤、皮下组织和腮腺咬肌筋膜，暴露腮腺，用弯血管钳分离各个分散的脓腔，尤其是术前检查凹陷性水肿明显的方向应着重探查。操作时应沿面神经走行方向行钝性分离，以避免损伤面神经。

5. 腮腺切除　反复发作，保守治疗无效，造影显示腺体破坏，脓腔形成，导管扩张者，应做腮腺全切除。

二、流行性腮腺炎

流行性腮腺炎（epidemic parotitis）是由腮腺炎病毒引起的急性呼吸道传染病。临床以腮腺非化脓性肿胀、疼痛伴发热为特征，并有累及各种腺体组织的倾向，如唾液腺、胰腺、睾丸和卵巢等，小儿易并发脑膜炎。

（一）病因

腮腺炎病毒（mumps virus）系副黏液病毒（paramyxovirus），属于RNA病毒。传染源为患者及隐性感染者，主要通过飞沫传播，少数通过手或用具间接传染。

本病毒很少变异，各毒株间的抗原性均甚接近。一次患病，终身免疫，故鲜有多次感染者。但患者对其他病毒造成的腮腺炎并无免疫能力，如A型柯萨奇病毒、甲型流感病毒、单纯疱疹病毒、Ⅰ~Ⅲ型副流感病毒等，故可能多次患病。

（二）发病机制和病理

腮腺炎病毒从呼吸道侵入人体后，在局部黏膜上皮细胞和面部淋巴结中复制，然后进入血流，播散至腮腺和中枢神经系统，引起腮腺炎和脑膜炎。病毒在进一步繁殖复制后，再次侵入血流，形成第二次病毒血症，并侵犯第一次病毒血症未受累的器官，因此临床上出现不同器官相继发生病理变化。

腮腺炎的病理特征是非化脓性炎症，腮腺导管的壁细胞肿胀，导管周围及腺体壁有淋巴细胞浸润，间质组织水肿等病变可造成腮腺导管的阻塞、扩张和淀粉酶潴留。淀粉酶排出的受阻可经淋巴管进入血流，使血和尿中淀粉酶增高。睾丸、卵巢和胰腺等受累时亦可出现淋巴细胞渗出和水肿等病变。

（三）临床表现

注意流行情况，如多发于冬春两季，儿童多见，既往无腮腺炎病史，病前2~3周内有与腮腺炎患者接触史，无流腮疫苗接种史。

1. 症状和体征

（1）潜伏期：2~3周。

（2）前驱期：多数无前驱症状，少数有短暂的前驱期，如畏寒、发热、厌食、头痛、恶心、呕吐、全身不适等症状。

（3）腮肿期：起病1~2天内感觉腮腺部肿痛，张口咀嚼及进食酸性食物时疼痛加剧，腮腺肿大逐渐明显。体温可上升达38℃以上。腮腺肿胀一般先由一侧开始，1~2天后波及对侧，也有两侧同时肿大或自始至终仅一侧肿大者。腮肿特点以耳垂为中心向各方向肿大，将耳垂向上、向外推移，下颌骨后沟消失。肿胀表面皮肤不红，边缘不清，触诊时微热，并有弹性感及轻度压痛。腮腺管口红肿。腮肿于1~3天达高峰，全身症状加重，腮肿4~5天后逐渐消退，全身症状亦渐消失，整个病程7~12天。部分患儿仅有颌下腺或舌下腺肿而无腮腺肿大。

2. 并发症

（1）睾丸炎、卵巢炎：多见于青春期以后的患者，约在腮腺肿胀一周后出现，病变常为一侧。表现寒战、高热、恶心、呕吐、下腹痛、睾丸肿胀疼痛，有压痛，症状轻重不一，常持续1~2周，重者可致睾丸萎缩，因病变多属单侧，故一般不妨碍生育。成年女性并发卵巢炎，临床症状轻，可有下腰部酸痛，下腹部轻度触痛，月经周期失调等，不易确诊。

（2）脑膜脑炎：有症状的脑膜炎发生在15%的病例，是病毒直接侵入神经系统所引起。多数在腮腺肿胀开始后1周内出现症状，但亦可在腮腺肿大之前发生，少数可不伴腮腺肿胀。临床亦可见到少数病例在腮肿完全消退后发生，一般称为腮腺炎后脑炎，可能是免疫反应所引起。患者出现高热、头痛、嗜睡、呕吐、脑膜刺激征阳性。严重者可有抽搐、昏迷。脑脊液外观澄清，压力正常或稍高，细胞数略高 [（0.05～0.50）×10^9/L]，以淋巴细胞为主，蛋白轻度增加，糖及氯化物正常。预后良好，临床症状多数于10天左右恢复。

（3）胰腺炎：腮腺炎并发胰腺炎的发病率低于10%。大多在腮腺肿后1周内发生，临床上常见于有上腹部轻微疼痛，有触痛、呕吐，给人以轻型胰腺炎的印象。症状多在1周内消失。血清淀粉酶显著增高有助于诊断。

（4）其他：如心肌炎、肾炎、乳腺炎、甲状腺炎等。从临床表现肾脏损害发病率有增多趋向，一般多见于腮肿期，可能是病毒血症引起。

（四）实验室及其他检查

1. 血常规　白细胞总数正常或稍低，淋巴细胞相对增多。
2. 血清淀粉酶与尿液淀粉酶测定　正常至中度增高。
3. 病原学与血清学检查
（1）补体结合试验与血凝抑制试验：双份血清效价增高4倍以上有诊断价值。
（2）病毒分离：自早期患者的唾液、脑脊液中分离出病毒。

（五）诊断和鉴别诊断

1. 诊断要点
（1）患者可有流行性腮腺炎发病史，或其他病毒感染史，如上呼吸道感染。
（2）双侧或单侧腮腺反复肿胀，导管口有脓性液体流出。
（3）随年龄增大，发作次数减少，症状减轻，有自愈倾向。
（4）腮腺造影示导管无异常，末梢导管呈点、球状扩张，排空延迟。
（5）儿童复发性腮腺炎应与流行性腮腺炎鉴别。流行性腮腺炎一般有接触史，受累腺体明显肿大、质软，而导管口无明显肿胀，无脓性分泌物溢出。
（6）成人复发性腮腺炎应与舍格伦综合征感染型相鉴别，舍格伦综合征为自身免疫性疾病，腮腺可表现为反复肿痛，呈弥漫性肿大，但一般同时伴有口干、眼干，实验室检查可见血沉增高，抗SS-A、抗SS-B、类风湿因子等自身抗体滴度增高，唾液腺造影可见主导管呈羽毛状、花边状或葱皮状改变，末梢导管有程度不等的扩张，排空延迟。

2. 鉴别诊断
（1）化脓性腮腺炎：常为一侧，局部红肿压痛明显，晚期有波动感，挤压时有脓液自腺管口流出，白细胞总数和中性粒细胞均增高。
（2）其他病毒性腮腺炎：流感病毒、副流感病毒、巨细胞病毒、肠道病毒等也可引起腮腺炎，应做病毒分离，以区别之。

（六）治疗与护理

1. 一般治疗　患者需隔离，卧床休息直至腮腺肿胀完全消退，注意口腔清洁，饮食以流质软食为宜，忌酸食。保证每天的液体入量。

2. 药物治疗

（1）干扰素：研究证实，干扰素具有广谱抗病毒作用。文献报道肌内注射干扰素能提前缩小腮肿，促使体温下降，IFN-α气雾剂局部应用较全身应用为优。

（2）利巴韦林：为鸟嘌呤核苷单磷酸生物合成抑制剂，影响病毒RNA多聚酶聚合核苷酸作用，而起抗病毒作用。文献报道治疗本病效果较好。

（3）人体免疫球蛋白：文献报道本品通过增强机体抵抗力对流腮有一定预防作用。

（4）转移因子：患者均给予1支牛脾转移因子肌内注射，不加任何治疗腮腺炎药物，有发热者给予退热剂。若1支肌内注射后症状未完全消除者，3天后再注射1支。有人用此法治疗21例，治愈者16例。注射2支达到治愈者5例，其中双侧腮腺肿大2例，在1周内治愈。

（5）西咪替丁：每日30mg/kg，分3次，有较好疗效。机制与本品有抗病毒和增强细胞免疫，促进病毒感染恢复有关。

（6）赛庚啶：据报道用本品每日4～12mg（随年龄调整）和西咪替丁每日20mg/kg分次口服，共4～7天，治疗9例，8例治愈，平均退热时间及腮腺消肿时间均明显优于服吗啉胍、板蓝根加外敷中药者。

（7）六神丸：每次4～6粒，每日3次，同时用10粒研碎，以食醋调后外敷，2～5日即治愈。

（8）柴胡注射液：每次2ml，每日2次肌内注射。有较好疗效。

（9）其他：腮腺肿痛者局部用如意金黄散、五露散调敷，每日3～4次。也可用仙人掌捣烂外敷等。

3. 并发症的防治

（1）脑膜炎：可给予降温，口服泼尼松，成人每日30～40mg，连续2～4天，症状好转即停。颅内压增高者，酌情以甘露醇或山梨醇脱水1～2次。

（2）睾丸炎：局部用丁字带托起、冷敷或普鲁卡因精索周围封闭，必要时口服泼尼松，以减轻症状。

（3）胰腺炎：有剧烈呕吐、腹痛者，应给予阿托品或山莨菪碱皮下注射，停止饮食，胃肠减压，静脉输入10%葡萄糖液及生理盐水，适量补充氯化钾，缓解后逐渐给予流食或半流食。早期使用泼尼松。

（七）预后

一般预后良好，伴有脑炎、肾炎、心肌炎者偶有死亡，大多为成年人。

（八）预防

1. 被动免疫　可给予腮腺炎免疫球蛋白，效果较好。

2. 主动免疫　儿童可在出生后14个月常规给予减毒腮腺炎活疫苗或麻疹、风疹、腮腺炎三联疫苗。99%可产生抗体，少数在接种后7～10天发生腮腺炎。除皮下接种外还可采用气雾喷鼻法。有报道在使用三联疫苗后，出现接种后脑膜炎，故此疫苗的推广仍需慎重。

3. 隔离　患儿隔离至腮腺肿胀完全消退，有接触史的易感儿应检疫3周。

三、化脓性颌下腺炎

颌下腺炎常与涎石并发，多见于成年人，男女无区别。

（一）病因

涎石阻塞导管继发逆行性感染，导管异物（如牙刷毛、鱼刺、麦芒等）感染，口底手术后的瘢痕挛缩，亦可阻塞导管致颌下腺炎。

（二）临床表现

本病成年人发病率高。多为慢性炎症，但可急性发作。病变常起于涎石症，部分患者有明显的阻塞症状史，但亦有部分患者并无明显的前驱症状。

主要表现为颌下腺的肿大、变韧或变硬，并伴有不同程度的疼痛，口内可时有异味。查体可见颌下区略丰满，口底双合诊可触及下颌下腺整体均匀肿大，质地根据病程长短而不同，病程越长，质地越硬，可有压痛。口内舌下皱襞处略红肿，导管口可有黏稠、混浊唾液甚或脓液溢出，部分患者导管内可查及结石。患者多无全身症状，而自身免疫疾病患者可有相应症状、体征。

若患者抵抗力下降或伴发上呼吸道感染等情况下，炎症可急性发作，表现为急性下颌下腺炎。患侧颌下区肿胀、疼痛，表面皮肤充血、皮温升高，整个下颌下腺肿大、变硬，压痛明显。口内可见患侧口底略丰满，舌下皱襞红肿充血，导管口可见脓液流出。此时，因局部肿胀，结石常不易触及。若感染未及时控制，可突破下颌下腺包膜，向周围的下颌下、舌下及咽旁间隙扩散，造成相应间隙的感染。全身可有畏寒、发热，白细胞计数和中性粒细胞比例升高。

（三）实验室及其他检查

急性期白细胞计数增加。下颌横断殆片或颌下腺侧位片可显示结石或异物影像。

（四）鉴别诊断

1. 慢性颌下淋巴结炎　表现 为反复肿大的颌下区肿块，位置较表浅而活动，无颌下腺导管阻塞症状，导管正常，无脓性分泌物流出。

2. 颌下区肿块肿痛　表现为持续性增大，无炎症症状，X线造影可见颌下腺及导管系统正常，可有肿痛压迫的占位性表现。

3. 流行性颌下腺炎　较少见，其临床表现与流行性腮腺炎相同，仅部位在颌下腺，而后期多伴有腮腺肿大。

（五）治疗

根据患者病程进展的情况制订治疗方案。

急性期应全身使用抗生素并支持疗法，局部切开或摘除结石以引流脓液。同时加强口腔卫生，在保证下颌下腺分泌通畅的前提下，鼓励多进酸食，以促进唾液分泌，加强其冲洗导管的作用。

慢性下颌下腺炎应首先明确病因，明确可摘除的结石应首先以手术或涎腺镜摘除。对于无法摘除的腺体结石，或虽经涎石摘除后下颌下腺的肿胀变硬仍无法消除者，应考虑下颌下腺摘除。慢性硬化性下颌下腺炎一般应手术摘除。

（六）护理

1. 及时按医嘱用药，严密观察病情，注意生命体征的变化，严密观察局部及全身症状，做好护理记录。警惕并发症的发生，如海绵窦血栓性静脉炎、败血症、脓毒血症、窒息等。

2. 体温过高时，进行降温处理，如头部湿敷、温水浴、酒精擦浴等。

3. 为患者提供安静舒适的休息环境。急性期感染严重者应卧床休息，注意静养，尽量少说话，减少活动，避免不良刺激。

4. 耐心向患者解释病情及治疗计划，减轻紧张情绪；鼓励患者说出心理感受，消除焦虑感。

5. 给予高热量、高蛋白、高维生素的流质或半流质饮食，张口受限者用吸管进食。

6. 病情轻者，嘱其用温盐水或漱口液漱口。病情严重者，每日行口腔护理3次，用0.1%～0.2%氯己定溶液或1.0%～1.5%过氧化氢溶液清洗。

第二节　唾液腺肿瘤

唾液腺肿瘤较常见，国外资料，大唾液腺肿瘤80%～90%发生在腮腺，颌下腺次之，舌下腺最少。其中以腮腺混合瘤最多，良性多于恶性。小唾液腺肿瘤60%～70%发生在腭部，30%在颊部，唇和舌部很少。

唾液腺肿瘤与全身肿瘤的构成比，据Frazell报告，大唾液腺肿瘤占除皮肤以外所有良、恶性肿瘤的5%。国内6所口腔医学院校口腔病理教研室统计口腔颌面部肿瘤54 296例，其中唾液腺上皮性肿瘤11 947例，占20.6%。

在唾液腺的不同解剖部位中，腮腺肿瘤的发生率最高，约占80%。下颌下腺肿瘤占10%，舌下腺肿瘤占1%，小唾液腺肿瘤占9%。在小唾液腺肿瘤中，最常见于腭腺。

一、病因

病因尚不清楚，但某些因素也可能与唾液腺肿瘤有关，如头颈部某一区域接受放射治疗后，被认为能增加该病的发病机会。据报道，在日本，原子弹爆炸期间的幸存者中，唾液腺肿瘤特别是恶性肿瘤的发病率，是接受300rad原子能放射线的对照人群的9倍，且与幸存者离爆炸震源的远近成一定的比例关系。

二、临床表现和诊断

（一）临床表现

唾液腺良性肿瘤生长缓慢，病程冗长，有病至十几年与几十年者。又可达巨大形态，重达10余千克，约占唾液腺肿瘤的60%以上。

唾液腺恶性肿瘤病程短，生长快，可浸润邻近神经，造成该神经的麻痹，可发生颈淋巴结转移或远处转移。

1. 腮腺肿瘤　良性者多见，其中混合瘤占80%左右。发病年龄在20～40岁之间，男女无差别。腮腺肿瘤不管良性或恶性，绝大多数表现为一个不对称的肿块。良性者早期为无痛性，生长缓慢，体积大小不等，肿瘤周围边界清楚，可以活动，与周围组织无粘连，硬度不一。无面神经受累症状。患者常无意中或体检中发现肿块，除局部可有酸胀感而无其他症状。少数病变约7%发生于腮腺深部，不易察觉，待长到一定体积后才有咽部异物感或查咽时发现。如生长突然加快，出现疼痛，活动性消失，为恶变之征象，须认真检查，及时治疗。

腮腺恶性肿瘤少见，以恶性混合瘤为多，其次为黏液表皮样肿瘤、腺癌、腺泡细胞癌、乳头状囊腺癌等。肿瘤生长速度较快，短时间内即能达到一定体积，局部常有疼痛、麻木感，肿物较硬，常与周围组织发生粘连。晚期可出现开口困难，累及皮肤或溃破，分泌物恶臭。约15%的腮腺恶性肿瘤可有部分或完全的面神经瘫痪，如果出现部分或完全性面神经瘫痪，则是诊断腮腺恶性肿瘤的特征性体征。此外，还可发生颈淋巴结转移或远处转移。

2. 颌下腺良性肿瘤　比腮腺良性肿瘤略少，在良性中仍以混合瘤居多。常无意中于颌下发现无痛性肿块，边清，活动，无压痛，呈结节状，通常为2～5cm，可大、可小，生长缓慢，病程较长。恶性者以腺样囊性癌、恶性混合瘤及腺癌为多，肿瘤生长较快，常有疼痛，界限不清，硬而不活动，舌神经受累则舌痛或麻木，有时可有耳颞部放射性疼痛。舌下神经受累则伸舌运动受限，并歪向患侧，出现舌肌萎缩并有震颤。病变侵犯下颌舌骨肌、二腹肌时可出现开口困难。也可发生颈淋巴结和远处脏器转移。

3. 舌下腺肿瘤　良性者极少，几乎全部为恶性，以腺样囊性癌居多，其次为黏液表皮样癌及腺癌。舌下腺恶性肿瘤也可长期无症状，不易为患者所察觉，有时做口腔检查才发现，有的患者可有患侧舌痛、舌麻木感及耳部放射性疼痛。肿块位于舌下区，质硬，界限不清，活动性差，双指合诊可触及肿块并有压痛。

4. 小唾液腺肿瘤　以腭部最为多见。恶性者较良性多。无论恶性或良性，除非晚期，均表现为结节性肿块，与黏膜无粘连，肿物表面黏膜光滑，肿块较硬，但腭部者固定（腭黏膜组织致密）。恶性者可向深层浸润并压迫腭骨使之破坏，甚至发生腭穿孔，向黏膜表面浸润，可破溃流恶臭性分泌物。

（二）实验室及其他检查

1. X线检查　对疑有腮腺或颌下腺肿瘤者，可由唾液腺导管注入碘油造影剂，以确定肿瘤的部位大小及性质。X线检查有时还可见骨质受累破坏的影像，以及肺、骨、脑等有无转移。

2. 放射线核素扫描　为一种无创伤性检查，可检查腺体及肿瘤的大小、形态、范围，有时并可以明确肿瘤的性质。

3. B型超声波检查　也是一种无痛、无创伤、无害、直视性好并可重复的临床检查方法。可确定唾液腺内有无肿块，大体了解肿瘤的大小，扩展范围，为良、恶性肿瘤的鉴别提出依据，但单靠B超，不能确定肿瘤的性质，只能作为辅助诊断。

4. CT检查　分辨率高，能明确显示出肿瘤的部位、范围以及周围组织关系。

5. 病理检查　临床疑为恶性肿瘤时，可行针吸或术中取活组织做冰冻切片检查。

三、鉴别诊断

本病应与颈部淋巴结炎、流行性腮腺炎、化脓性腮腺炎、嗜伊红细胞增生性淋巴肉芽肿、瘤样淋巴上皮病变、腮腺良性肿大、唾液腺囊肿、颈部转移癌等相鉴别。

四、治疗与护理

唾液腺肿瘤的治疗以手术为主，多数肿瘤，即使是良性肿瘤，包膜也不完整，采用单纯沿包膜剥离的方法，常有复发，故手术原则应从包膜外正常组织进行，同时切除部分或整个腺体。如位于腮腺浅叶的良性肿瘤，做肿瘤及腮腺浅叶切除、面神经解剖术。位于腮腺深叶的肿瘤，需同时切除腮腺深叶。腮腺肿瘤除高度恶性肿瘤以外，如果肿瘤与面神经无粘连，应尽可能保留面神经，并尽量减少机械性损伤。如果与面神经有轻度粘连，但尚可分离，也应尽量保留，术后加用放射治疗。如果术前已有面瘫，或手术中发现面神经穿过瘤体，或为高度恶性肿瘤，应牺牲面神经，然后做面神经修复。一般来说，唾液腺恶性肿瘤的颈淋巴结转移率不高，约为15%。因此，对低度恶性肿瘤，当临床上出现肿大淋巴结，并怀疑有淋巴结转移者，才选择治疗性颈淋巴清扫术；当颈部未触及肿大淋巴结或不怀疑有转移者，原则上不做选择性颈淋巴清扫术。但对高度恶性肿瘤患者应考虑选择性颈淋巴清扫术。

唾液腺恶性肿瘤对放射线不敏感，单纯放疗很难达到根治效果，但对某些病例，放射治疗可以明显降低术后复发率，这些病种包括：腺样囊性癌，其他高度恶性肿瘤，手术切除不彻底、有肿瘤残存者，肿瘤与面神经紧贴、分离后保留面神经者。

唾液腺恶性肿瘤有可能发生远处转移，特别是腺样囊性癌及唾液腺导管癌，远处转移率在40%左右，因此，术后还需配合化学药物治疗加以预防，但目前尚未发现非常有效的化疗药物。

五、预防

无特效预防，应尽可能早期发现，早期诊断，早期治疗。平时应保持心情舒畅，情志开朗，避免精神刺激。注意口腔卫生，减少进食刺激性食品。

第八章　口腔颌面部恶性肿瘤

第一节　舌癌

舌癌（carcinoma of tongue）是最常见的口腔癌。据某医院某年所收治的1751例口腔癌中，舌癌551例（31.6%）居首位。舌癌约85%以上发生在舌体。且多数发生在舌中1/3侧缘部，大多数为鳞状细胞癌，少数为腺癌、淋巴上皮癌或未分化癌等。

一、病因和病理

病因不明，长期的烟酒刺激，口腔卫生不良，口腔黏膜白斑，残根残冠的锐利边缘长期机械性刺激所致的舌部慢性溃疡等与本病发生可能有关。

病理大体标本可分为乳头状外突型、溃疡型、浸润型，其中以溃疡型最多见。镜下观察舌前2/3癌大多数是Ⅰ级、Ⅱ级鳞状细胞癌，后1/3多为未分化癌，少数为淋巴上皮癌、淋巴肉瘤或腺样囊性癌。

舌血供及淋巴丰富，故舌癌较早且较多侵犯区域淋巴结，转移率可高达40%～80%。多见的转移部位为颈深上淋巴结和颌下淋巴结，少数可发生锁骨上淋巴结转移。一般原发灶越大，转移机会越多。舌癌晚期也可发生血行转移，其血行转移率为10%～30%，多转移至肺，其次为肝脏及脑组织。

二、临床表现

舌癌因病变发展快，一般病程较短，大多数患者都在1年之内就诊。其主要症状是肿物、溃烂、烧灼不适、疼痛及语言、进食及吞咽不便等。肿物可见4种类型。

1. 在突出的肿物上发生溃烂，或周缘堤状隆起，底部凹下不平。
2. 如在白斑或红斑基础上可见糜烂裂隙。
3. 以增生为主的菜花样向外突出。
4. 黏膜表面无明显溃烂，但深层有浸润块。

溃疡面较大时，表面覆有污秽，其下肉芽状颗粒大小不等，可见少量出血。浸润常波及舌肌，致使舌运动受限。有时说话、进食及吞咽均出现困难。晚期舌癌还可延及口底或颌骨；向后发展可侵犯咽侧壁。有继发感染者，可出现剧烈疼痛，疼痛可向同侧颞部放射。

三、诊断和鉴别诊断

（一）诊断

舌癌诊断比较容易，但对早期舌癌，特别是浸润型要提高警惕。为明确诊断，应一律进行活检。

（二）临床分期

1. T. M划分

T：原发肿瘤。

T_0：无原发肿瘤的证据。

T_{is}：原位癌，浸润前期癌。

T_1：肿瘤范围小于或等于2cm。

T_2：肿瘤范围大于2cm，小于4cm。

T_3：肿瘤范围大于4cm。

T_4：肿瘤累及骨、肌肉、皮肤、窦或颈部。

T_x：原发肿瘤最小的证据也不存在。

N：局部淋巴结。

N_0：无区域淋巴结转移。

N_1：一侧实体性淋巴结转移，淋巴结小于或等于3cm。

N_2：一侧实体性淋巴结转移大于3cm，但小于6cm；或多发性一侧淋巴结转移均小于6cm；或对称双侧淋巴转移皆小于6cm。

N_{2a}：实体一侧淋巴结转移，大于3cm，小于6cm。

N_{2b}：一侧多发性淋巴结转移，皆小于6cm。

N_{2c}：双侧或对侧淋巴结转移，均小于6cm。

N_3：淋巴结大于6cm。

M_0：无远端转移。

M_1：存在远端转移。

M_x：不能肯定有否远端转移。

2. 分期

0期：$T_{is}N_0M_0$

Ⅰ期：$T_1N_0M_0$

Ⅱ期：$T_2N_0M_0$

Ⅲ期：$T_3N_0M_0$

$T_1N_0M_0$

（三）鉴别诊断

舌癌主要与舌部结核性损害相鉴别，后者常为疼痛而不硬的盘状溃疡，不深入浸润肌层，个别情况下损害肌层应做活体组织检查以鉴别之。其次应与舌黏膜白斑症相鉴别。在损伤或感染后，鉴别诊断有困难，须做活体组织检查，由病理科医师加以鉴别。再者与舌部创伤性溃疡相鉴别。创伤性溃疡临床能查其有关的致伤因子，并在除去致伤因子后短期可以使溃疡缩小或消失。此外，还应与初期梅毒性下疳引起的舌部损害相鉴别。

四、治疗

（一）手术治疗

舌癌在口腔癌中发病率及恶性程度较高，其生长快、浸润性较强，常波及舌肌，以至舌运动受限，故语言、进食及吞咽常发生困难。肿瘤逐渐侵犯邻近组织，最常受侵者是口底，晚期还可侵犯下颌骨而致张口受限。舌体由黏膜和横纹肌构成，又有丰富的淋巴网，故舌癌初期即可发生颏下或颌下以及颈部淋巴结转移。舌癌侵及口底采用手术疗法，可行颌颈联合根治术，即在一次手术中将原发灶与颈淋巴清扫连续地结合起来整块同时切除。

1. 对于小而界限明显分化良好的肿瘤，特别是在舌尖部或舌前2/3边缘部分的肿瘤，应用简单楔形切除病灶。

2. 舌背部分化良好的肿瘤，特别是位于白斑上的，可用局部手术切除。

3. 任何舌前2/3浸润性肿瘤已波及舌肌者，但因病变范围未超过中线和轮廓乳头线做一侧舌切除。所有局限于一侧的癌瘤，除小而高度分化者外，应施行一侧舌切除加颈淋巴根治切除术。

4. 任何侵及下颌骨的舌癌应用原发灶广泛切除、颌骨部分切除及结合颈淋巴根治切除术。如发生于舌腹部的癌瘤波及下颌骨联合部时，必须将下颌骨的中部切除。个别情况下颌骨广泛受累，则必须切除全下颌骨。

5. 原发灶发生在舌根部者，其病理分型常为低分化癌。邻近喉区这一局部解剖特点常使彻底手术受到限制，目前多采用插管化疗、放射治疗、中药、免疫等综合疗法。在原发灶已取得临床根治的情况下，对转移灶可行颈淋巴组织整块切除术。

（二）化学治疗

根据肿瘤细胞动力学理论、药物的性质以及肿瘤的特点来制定不同的治疗方案给药，可以支持最大的疗效，减低毒性。

1. 单一化学药物治疗，常采用博来霉素。

2. 联合化学药物治疗，博来霉素（或环磷酰胺或噻替哌）+长春新碱+氨甲蝶呤。

对于舌癌化疗过程可以加用一些辅助治疗药物，如加用泼尼松既可促进网状内皮系统功能，使患者全身情况得以改善，又可防止白细胞计数下降。

（三）放射治疗

舌癌对放射线属于中度敏感的恶性肿瘤，常采用深度X线穿过颊部及颌下区。紫外线照射对减退继发性感染相当有效，可以使肿瘤缩小并改善自觉症状。但单独采用X线很难消灭原发癌，即使表面溃疡愈合后肿瘤仍会在肌层中复发。虽如此但仍可作为手术前后的辅助治疗。

间质镭疗法：对于大多数的舌癌病例间质镭疗法是有效的。由于此种组织内照射能消灭相当晚期的病变，故其效果有时能胜过广泛的切除术。间质镭疗法是一种极为精确的工作，需要对肿瘤范围做出准确的估计。

（四）冷冻治疗

舌癌经过反复的迅速低温冻结和缓慢融化，可引起细胞核和细胞膜的破裂死亡。导致细胞死亡的原因是由于细胞内外结晶失水、电解质浓缩、酸碱度改变、尿素浓度升高、细胞脂蛋白变性及温度休克而使细胞膜破裂死亡。此外还可由于血流淤滞和血栓形成导致组织局部缺血坏死而达到治疗肿瘤的目的。

（五）其他

还有激光治疗、免疫治疗，均有一定疗效。

附：牙龈癌

牙龈癌（carclnoma of gingiva）在口腔癌中仅次于舌癌而居第二位。但近年来有逐年下降的趋势。

（一）临床表现

牙龈癌在临床上可表现为溃疡型或外生型，其中以溃疡型为多见。起始多源于牙间乳头及龈缘区。溃疡呈表浅、淡红，以后可出现增生。由于黏骨膜与牙槽突附着甚紧，较易早期侵犯牙槽突骨膜及骨质，进而出现牙松动，并可发生脱落。X线片可出现恶性肿瘤的破坏特征——虫蚀状不规则吸收。

牙龈癌常发生继发感染，肿瘤伴以坏死组织，触之易出血。体积过大时可出现面部肿胀，浸润皮肤。

牙龈癌侵犯骨质后，常出现颌下淋巴结转移，后期则颈深上群淋巴结受累。

（二）诊断

牙龈癌的诊断并不困难，活检确诊也很方便。

（三）治疗

以手术治疗为主。因绝大多数的牙龈癌为高分化鳞状上皮细胞，对放射治疗不敏感。对于早期下牙龈癌仅波及牙槽突时，原则上应将原发灶及下颌骨做方块切除，以保持颌骨的连续性及功能。如癌瘤范围较广，侵入颌骨时，应将原发灶及下颌骨做部分或一侧切除；切除缺损可用不锈钢针固定切除断骨的两端或用斜面导板固定，以免下颌骨偏位而导致咬合紊乱，2年后无复发再植骨。由于下颌牙龈癌淋巴结转移率较高，一般应同期行选择性颈淋巴清扫术。

上牙龈癌应做上颌骨次全切除术。如癌瘤已波及上颌窦内，一般应做一侧上颌骨全切除术，切除后的缺损可用修复体整复。上牙龈癌一般不同期行选择性颈淋巴清扫术，应加强术后随访观察，待有临床转移征象时，再行颈淋巴清扫术；但也可以行同期原发灶及转移淋巴结根治性切除术。

四、护理

（一）术前护理

1. 心理护理　让患者认同当前角色，并积极参与治疗。介绍同种病例术后恢复期的患者与其交流，使其减轻恐惧感，增强战胜疾病的信心。

2. 口腔护理　根据患者的口腔情况行牙周治疗（全口龈上洁治术或龈下刮治术）或牙体牙髓病（龋病充填或根管治疗）治疗，控制口腔炎症。常规给予含漱剂漱口，防止术后感染。

3. 术前常规护理　见本章第一节"口腔颌面外科手术患者的护理"。

4. 修复体准备　做一侧下颌骨切除者，术前应为患者做好健侧的斜面导板，并试戴合适，便于手术后立即佩戴，防止下颌偏斜，影响患者呼吸。

（二）术后护理

1. 体位　意识未清醒的患者去枕平卧，头偏向一侧；意识清醒的患者半卧位或高半卧位，防止颌面部水肿，导致呼吸困难，减轻缝线处张力，有利于分泌物的排出和伤口引流，以防误吸。鼓励患者术后第1天在能耐受的情况下早期活动。

2. 病情观察与监护　包括意识、瞳孔、生命体征、引流物色泽及质量；皮瓣色质、颅内压、出入量等，及时做好记录。

3. 保持呼吸道通畅　掌握正确的吸痰方法，及时清除呼吸道分泌物。术后早期的气道分泌物是血性的，一段时间后色泽变清，护士应及时记录色泽及质量，预防潜在并发症。患者因一侧舌体切除及下颌骨切除易引起舌后坠，发生呼吸道阻塞。若患者舌体用7号缝线牵拉固定以防舌后坠，应注意保持缝线固定稳妥。若患者保留有气管内插管或人工气道，应维护人工气道的正确位置，待病情许可后方能拔除。

4. 促进沟通　为防止患者术后发生语言沟通障碍，术前可以教会患者一些固定的手势表达基本的生理需要，或用书面的形式进行交流，也可制作图片让患者选择想表达的含义。

5. 伤口护理　观察口内伤口及颈部伤口有无出血或渗血；观察伤口肿胀情况及敷

料包扎松紧度，若包扎过紧，影响呼吸时须立即报告医生处理；做好记录。

6. 口腔护理　根据患者情况采取一般口腔护理或者口腔冲洗。

7. 饮食护理　全麻患者清醒6小时后无呕吐者可给少量开水或糖水，并根据患者情况和术后的部位、大小给予流质、半流质饮食。大多数术后患者主要通过鼻饲流质补充营养，胃管一般保留7～10天。

8. 负压引流

（1）保持引流管通畅：一般术后12小时内引流量不超过250mL，若无引流物流出或流出甚少而面颈部肿胀明显，可能为引流管阻塞、折叠或放置于伤口部分的引流管位置不佳，应汇报医生，立即进行处理。

（2）密切观察引流液的量、颜色和形状：若量超过250mL或短时间内引流液过快、过多，呈鲜红色，应考虑出血的可能；引流液颜色正常情况下应从深红色转为淡红色并逐渐变淡。若引流液为乳白色，应考虑为乳糜漏（为术中损伤胸导管所致），应协助医生拔除负压引流管，局部行加压包扎，并遵医嘱给予禁食或低脂饮食。严重者还要重新打开术区，缝合胸导管。

（3）一般术后第3天，24小时引流量少于30mL时，即可考虑拔除负压引流管，伤口加压包扎，护士应继续观察伤口肿胀情况。

9. 舌癌切除行游离组织瓣移植术后护理

（1）体位：患者平卧，头部保持正中位，两侧沙袋固定制动3～7天。

（2）颜色：皮瓣颜色应与供皮区颜色一致。一般术后1～2天皮瓣颜色稍显苍白，多为正常现象，以后逐渐恢复正常。如发现皮瓣颜色发紫、变暗，为静脉回流障碍所致；如皮瓣表面起水疱或为灰白色，提示动脉缺血，应及时探查。

（3）温度：皮瓣移植后温度一般低于正常组织3～6℃，尤其在寒冷的冬季。可烤灯照射加温。室温应保持在25～28℃之间，防止过冷刺激引起血管痉挛。若温度过低，颜色出现变化则应汇报医生探查处理。

（4）皮纹：为皮瓣表面正常的皮纹褶皱。如发生血管危象则皮纹消失，皮纹肿胀。

（5）质地：皮瓣移植后仅有轻度的肿胀，如皮瓣明显肿胀，质地变硬，可能出现血管危象，应予以处理。

（6）皮瓣毛细血管充盈反应：可用棉签轻压皮瓣，压后皮瓣在5秒钟内颜色恢复至正常者为良好，超过5秒多提示微循环功能障碍，抢救成功的可能性很小。

（7）肢体锻炼：根治性颈淋巴清扫术切除了包括副神经等在内的重要组织，会导致患者术后斜方肌瘫痪、萎缩，出现垂肩、耸肩无力、肩周疼痛、上臂活动受限等功能障碍症状，严重影响患者的生存质量。肢体功能锻炼可以减少不适，增强上臂和肩的功能。术后第2、第3天护士即可为患者做被动运动，每天1～2次。去除引流管和敷料后，可嘱患者进行主动运动和肌肉的逐步锻炼。

（8）吞咽功能训练：指导患者在吞咽后、吸气前，以咳嗽去除集聚在声带上的食物，防止误吸。

（9）语言功能训练：舌癌术后的患者，语言功能训练是重点，最好在语言训练师指导下完成。

（三）健康教育

1. 休息与活动　出院后可继续日常活动，睡眠时适当抬高头部。

2. 饮食指导　出院1个月内避免进食辛辣、硬饮食；食物营养丰富平衡。

3. 伤口保护　指导避免压迫、撞击术区；用柔软的牙刷刷牙，餐后漱口；保持切口处干燥，洗脸时勿触及伤口，洗头时避免水污染伤口。

4. 修复体使用指导　指导患者正确摘戴修复体，正确清洁修复体。

5. 出现异常症状立即返院检查　如呼吸困难，伤口出血、裂开、肿胀，体温超过38℃或其他任何异常症状。

第二节　颊黏膜癌

颊黏膜癌较多见于50～70岁的男性，可为白斑癌变，多为鳞状细胞癌，偶也见有腺癌或恶性混合瘤。其好发于颊黏膜下1/3的后部，分乳头状型和溃疡型。前者肿瘤侵及黏膜和黏膜下层，向外突出；后者发展快，常侵及颊肌和皮肤，甚至上、下牙龈、颌骨。当其波及软腭和翼下颌韧带时，将出现张口受限。转移癌一般发生在颌下和颈上深淋巴结，偶可转移至腮腺淋巴结。

一、临床表现

颊黏膜鳞癌通常有溃疡形成，伴深部浸润，仅有少部分表现为疣状或乳突状的外突型。腺源性颊黏膜癌则少有出现溃疡者，主要表现为外突状或浸润硬结型肿块。由白斑发展而来的颊癌，常可在患区查见白斑。

颊癌早期一般无明显疼痛，致患者往往延误就医，当癌肿浸润肌肉等深层组织或并发感染时，出现明显疼痛，伴不同程度的张口受限，直至牙关紧闭。牙周组织受累后，可出现牙痛或牙松动。由于癌瘤浸润、溃疡形成，特别是伴发感染时，可引起局部继发性出血，疼痛加重。患者常有颌下淋巴结肿大，亦可累及颈深上淋巴结群。

二、诊断

颊癌的诊断主要根据病史、临床表现及病理检查。

三、治疗与监护

小范围的早期颊黏膜癌可放射治疗或手术治疗。中晚期采用综合治疗。如对放射治疗不敏感的或范围较大的肿瘤，应采用手术治疗。

术前可先选用化学药物（如平阳霉素）治疗，7~10天肿瘤缩小后再行手术切除，手术应在病变处1cm切除。如邻近有癌前病变应一并切除。波及牙槽骨者，应行颌骨部分切除，已侵及皮下或皮肤者应做颊部全层切除，切除后的组织缺损（包括不能直接拉拢缝合者）可用游离植皮、游离皮瓣、额部皮瓣等转移修复。术后应注意避免瘢痕挛缩影响张口度。对晚期颊黏膜癌已侵及颌骨，并查及颈淋巴结转移者，可做颊、颌、颈联合根治术。

早期颊黏膜癌也可采用低温或激光治疗。

第三节 口底癌

口底癌是指好发于舌系带一侧或两侧口底黏膜的原发性鳞状细胞癌多是白斑癌变。

一、临床表现

早期可见无明显自觉症状的溃疡，向深处浸润后出现剧痛，舌运动受限，口水增多，吞咽和语言障碍。肿瘤波及咽、舌下腺、颌下腺、下颌骨等出现相应的症状。

二、治疗与监护

早期行肿瘤大块切除术或行放疗、冷冻、激光等疗法。晚期常需行以颈、颌、舌联合根治术的综合治疗。

第九章　儿童龋病

龋病（dental caries or tooth decay）是在以细菌为主的多种因素作用下，牙齿硬组织发生慢性、进行性破坏的一种疾病。发生龋病时，牙齿硬组织的病理改变涉及牙釉质、牙本质和牙骨质，基本变化是无机物脱矿和有机物分解。

龋病是人类的一种常见病和多发病，世界卫生组织已将其与肿瘤和心血管疾病并列为人类三大重点防治疾病。由于其病程进展缓慢，在一般情况下不危及患者的生命，因此不易受到人们的重视，尤其是乳牙龋病，往往因家长口腔保健意识较差或疏忽，可对患儿造成严重的影响。

龋病的发病率高，分布广。如何准确评估患龋风险、控制龋病的发生发展以及对龋病造成的破坏进行修复已成为口腔临床工作中的重要组成部分。

第一节　龋病的风险评估

一、龋病病因

关于龋病的病因，尽管迄今尚不完全清楚，也没有十分完整和肯定的病因学理论，但已有的科学证据和临床实践越来越支持化学细菌致龋的理论。现代主要的龋病病因理论为四联因素理论，可认为是化学细菌致龋理论的继续和发展。近十多年来，由于分子生物学技术的引入，对致龋菌的研究已深入到分子水平，从而对龋病发病机制给予了深层次诠释，同时开拓了对龋病防治的新视野。

（一）致龋因素

1. 细菌　是导致龋病发生的主要因素，其中变形链球菌、乳酸杆菌、黏性放线菌在牙菌斑中所占比例较高，被认为是主要致病菌。黏附于牙面的细菌代谢产生和分泌一些有害物质，如有机酸、多糖、螯合剂和蛋白水解酶等，这些物质是引起牙的无机物溶解和随后有机物分解的直接毒力因子。因此，可以说，细菌在龋病的发生中是一攻击因素，没有细菌的参与，龋病就不会发生。

（1）变形链球菌：已被国内外学者公认为是最主要的致龋菌。Sanchez-Perez等的研究结果表明，牙菌斑中链球菌的数量与龋病的发生关系密切，菌斑中链球菌数量多者龋病的发生率较高，反之亦然。同时，唾液中细菌的量与龋病的关系没有菌斑中细菌的量与龋病的关系密切，虽然唾液样本更容易获得，但是准确性不够理想。变形链球菌对牙面的黏附能力是其致龋特性的重要参数，黏附力越强致龋性越强。儿童口腔内变形链球菌的早期定居有家庭成员依赖性，主要是母婴传播，母亲变形链球菌水平高者孩子变形链球菌的检出率也高，检出时间也早。Kohler等报告，儿童口腔中变形链球菌发生定居时间越早，其患龋危险性越高。

（2）乳酸杆菌：对龋病发生的作用尚不肯定，但对龋病的形成有明显的协同作用。其中乳酪乳酸菌和嗜酸性乳酸杆菌是主要致病菌。实验显示，变形链球菌在蒸馏水、葡萄糖、果糖或者单纯蔗糖溶液中的数量没有变化，但乳酸杆菌在后两者中的数量显著增高，显示乳酸杆菌和糖的暴露更为有关。Mattos-Graner等发现，患龋儿童口腔中变形链球菌和乳酸杆菌平均计数比无龋儿童高100倍，乳酸杆菌在龋洞中比健康釉质表面高约100倍，他认为龋洞中乳酸杆菌的高数量，表明一旦初期形成，乳酸杆菌在龋洞进展中就起重要作用。

（3）放线菌：在外源性糖缺乏的情况下可以延长产酸时间，在无氧情况下终末物以乳酸为主，而乳酸是致龋能力最强的酸，因此在菌斑缺氧环境中黏性放线菌的致龋能力也增强。放线菌与根龋密切相关，在根龋的初始阶段发挥了重要作用。

（4）菌斑的其他因素：Hata等报道除了细菌种类，菌斑的产酸、耐酸能力也是预测龋病发生的一个指标。病高发者菌斑中细菌具有更强的耐酸能力，即能在酸性环境下生存更长时间。然而，一些学者的研究表明，菌斑pH值的变化与个体的整体患龋状况无关，而与菌斑下牙面的患龋状况有关。Pearce等报道，菌斑中钙浓度和龋病的发生有一定的相关性，钙浓度降低，龋病发生的可能性则升高，可以用该指标预测龋病的发生率。菌斑磷和氟浓度则无预测性。

龋病细菌学的研究表明：①不同细菌的致龋能力是不同的，即致龋菌有其特异性。龋病是由特异的致龋菌所引起的，即特异性细菌感染所致；②企图用一种特殊细菌来解释龋病的发生是不可能的。变形链球菌是主要致龋菌，但不是唯一的致龋菌；③不同部位的致龋菌与在龋病发展过程中不同阶段，细菌的种类和比例是有差异的。

2. 食物因素　食物作为牙菌斑内细菌代谢的底物，为牙面细菌提供营养和能量，使它们得以在牙面定植、生长、繁殖。同时，食物中的营养成分被消化吸收后通过全身作用影响牙的发育和唾液成分。一般来说，含糖多的食物致龋力强。无论从成分还是产酸性而言，糖是主要的致龋食物，糖与龋病的关系最为密切，可以说，糖是细菌致龋的物质基础，因而是龋病发生的祸根；含纤维素、维生素和矿物质多的食物致龋力弱。

不同种类的糖因其化学结构、产酸性、相对分子质量大小不同，扩散入菌斑中的能力不同，因而致龋力有差异。Makinin（1972）根据不同种类的糖使牙菌斑pH值降低的程度，对糖致龋力的排序为：蔗糖＞葡萄糖＞麦芽糖、乳糖、果糖＞山梨醇＞木糖醇。许多糖的代用品，如甜菊糖的致龋力则很小。

除了摄入糖的种类与龋病发生有重要关系外，糖的摄入量、物理形状，给糖的方式、时间、频率以及唾液对糖的清除率都将影响龋病的发生和发展，从动物实验和人群流行病学调查都有力地证明：患龋率与患龋的严重性都随糖摄入量的增加而增加。

牙发育成熟前对糖的敏感性较发育成熟后高，故牙发育成熟前给糖对牙的影响较发育成熟后大。餐间给糖、睡前给糖或多次给糖，对龋病发生的影响大。

糖食的物理形状与其在口腔中滞留的时间有关。糖的唾液清除率与糖的物理形状和浓度、唾液的流速和部位有关。黏而浓度高的糖不易被清除，而能刺激唾液大量分泌的糖食则被清除快。在口腔的不同部位，糖是以不同速度被清除的。

对婴幼儿来说，母乳喂养的儿童乳牙患龋率较低，因为母乳含有丰富的抗体，能较好地保护乳牙。但有学者认为母乳喂养与奶瓶喂养的儿童患龋率无显著性差异，延长母乳喂养与延长奶瓶喂养相比，母乳喂养与婴儿龋坏关系更明确，这可能是由于母乳喂养时间过长，母乳所提供的营养不能满足婴儿成长的需要，造成婴儿反复吸吮乳汁使牙齿长期接触致龋物质所致，超过14个月还未断奶的儿童患龋率明显高于14个月前断奶的儿童。奶瓶的不恰当使用也会增加儿童患龋率，Tsubouchi等在对美国儿童的调查中发现，使用奶瓶时间过长、睡觉时吸吮奶瓶、三餐间进食与婴幼儿猖獗龋的发生有明显的关系。睡觉时吸吮奶瓶的儿童龋的发病率高于睡觉时不用奶瓶的儿童；睡着后吸吮奶瓶的儿童龋的发病率高于睡着前撤掉奶瓶的儿童。Mats-Graner等对142名1～2.5岁巴西儿童的龋病流行率研究结果表明，饮用含糖牛奶的儿童的龋病发病率较高，而婴幼儿7个月前开始进食含盐食品，比7个月以后才开始的婴幼儿龋病发病率低。

3. 宿主因素 含义是宿主对龋病的易感性或与抗龋力有关的因素。与所有其他疾病的发生一样，机体本身的抵抗力是发病与否的关键。当宿主抗龋力低时，加上致病菌和适宜食物的作用，就可能发生龋。牙齿自身的结构、矿化和在牙列中的排列、牙齿表面物理化学特性、唾液的质和量等多种因素代表了机体的抗龋力。

（1）牙体解剖结构因素：窝沟处聚集的菌斑不易清除，窝沟本身常可能有矿化缺陷，因而更易患龋。牙冠的点隙窝沟较深及牙冠形态发育异常者容易形成潜行龋。Sanchez-Perez等在其试验中发现83%的新发龋都是在磨牙和前磨牙的𬌗面窝沟点隙。此外，牙列存在错𬌗畸形如排列不齐及拥挤者，由于容易嵌塞食物，不易清除牙菌斑，则容易发生龋坏。Sal调查显示，处于混合牙列期的儿童错𬌗畸形和龋病发生存在明显的正相关关系，但在乳牙期则无明显相关关系。

牙齿的微观结构也与龋病的发生有关。有学者认为，釉质羟磷灰石晶体间微孔排列呈线性者易患龋，而釉质羟磷灰石晶体间微孔排列呈圆柱形时患龋率较低。儿童初萌年轻恒牙的釉质表层存在易感龋病的结构缺陷，如微孔以及些大小不等、较深的、呈弹坑样回陷的灶性孔，釉柱间质和釉柱内部也可见到有许多的空隙，易为细菌聚集而形成菌斑，尤其是一些较深较大的灶性孔，它们深达表层下釉质，成为氢离子进入、钙磷离子移出的内外层物质交换通道，这些部位很容易发生釉质脱矿。初萌年轻恒牙比成年恒牙釉质表面多孔，较易发生龋病。

（2）牙体化学成分因素：有研究认为牙体硬组织的钙磷含量及变化与龋病易感性有关。也有研究认为牙体硬组织中的钙、磷含量与龋病易感性无明显相关关系。Derise等研究表明牙本质主要矿物质成分含量与龋失补牙数的相关性很低。

（3）唾液因素：唾液是牙齿及口腔细菌的外环境，富含钙和磷酸盐的唾液对维持牙体硬组织的完整性，促进牙萌出后釉质成熟及早期龋损害和脱矿釉质的再矿化有很好的作用。唾液量减少，唾液pH值降低，患龋率升高。唾液pH值可能是通过影响唾液中离子钙与总钙比值而与患龋率之间有密切关系，离子钙与总钙比值高患龋率低。有研究显示儿童唾液中，离子钙与总钙的比值可作为评价一个人患龋状况的一个参考指标，其高比值可能有助于抑制龋病。

唾液成分也对龋病的发生有影响。Alaluusua研究发现，所有儿童唾液IgA含量在1～2岁时均有明显增加；且在出生后第2年龋易感的儿童唾液中IgA含量较无龋儿童增加更为显著，到2岁时龋易感的儿童唾液中IgA含量即显著高于无龋儿童。这是因为龋病是感染性疾病，可引发免疫反应，抗原增加会导致特异性抗体IgA相应增加，可使用唾液IgA含量预测龋的发生。Candy等研究了4～6岁儿童的非刺激性唾液，结果显示高碱性群酸酶活性、高磷酸盐浓度与猖獗龋有关；Fitzgerald等研究显示唾液中乳酸脱氢酶活性升高会增加乳酸生成量，产生龋齿，反之则可减少龋齿的发生。

（4）宿主的围生期因素：出生状况不良的婴幼儿有龋病高度敏感性。早产是乳牙患龋的危险因素。研究发现，乳牙釉质发育缺陷的易感因素从强到弱依次为胎龄、出生后使用喉镜和气管插管、多胎、出生低体重、新生儿窒息、低钙血症、产程延长。

4. 时间　龋病发病的每个过程都需要一定时间才能完成。从牙面上清除所有附着物到获得性膜开始产生；从获得性膜附着到菌斑形成；从细菌代谢碳水化合物产酸到釉质脱矿等过程均需要一定时间。同时，时间因素还包括牙萌出之后的时间，碳水化合物滞留于牙面的时间等。不论哪种情况，时间因素都和其他因素有联系。

对儿童患龋情况的调查，表明所有牙齿都非常清楚地显示了相同的周期性患龋曲线。一般在牙齿萌出后2～4年内患龋率达顶点，以后逐渐下降。这可能表明牙萌出后釉质继续矿化，使牙齿抗龋力增强，而萌出后2年，患龋率才达高峰，乃是由于龋病病程缓慢所致。

（二）儿童易患龋因素

1. 乳牙的解剖、组织特点因素

（1）乳磨牙窝沟点隙形态复杂且不规则，开口较恒牙小，更易滞留细菌、食物，不利于清洁。

（2）乳牙两邻接牙为面接触，较恒牙接触面大，自洁作用差。

（3）乳牙牙体硬组织薄、钙化差、硬度低，羟磷灰石晶体小，化学反应活跃，抗酸力低。

（4）大多数乳牙列有生理间隙，细小间隙易嵌塞食物。

2. 儿童的生活习惯因素

（1）儿童进餐次数多，食物的纤维成分少、质软、黏稠、含糖量高，易滞留在牙面发酵产酸。

（2）儿童睡眠时间长，口腔活动、唾液分泌少，自洁作用差。

（3）年龄小，漱口、刷牙的清洁作用弱。少数婴儿有夜间就寝前哺乳和衔乳头睡觉的不良习惯，易致奶瓶龋。

3. 监护人的防龋意识因素

（1）目前监护人对儿童的防龋意识普遍较低。不了解对儿童进行口腔护理保健的知识和方法，不带儿童定期检查、诊治牙病，特别是3岁以下儿童，为避免儿童哭闹，即使有龋病也不愿接受治疗，致使患龋牙越来越多。

（2）认为乳牙要被恒牙替换，不重视对儿童乳牙龋病的治疗。

（3）儿童患龋后，只有出现疼痛症状时才急于看病，不疼痛就不就诊。而龋病早期症状多不明显，常常导致早期治疗的延误。

二、龋坏特点

1. 患龋率高，发病时间早。根据我国2015年全国口腔健康流行病学调查，我国5岁儿童乳牙龋病的患病率为60.0%，龋均为3.5个；12岁儿童恒牙龋病的患病率为28.9%，龋均为0.5个。而且发病时间早，在牙齿刚萌出不久，甚至牙尚未完全萌出，就可发生龋坏。

2. 龋齿发展速度快。由于乳牙的釉质和牙本质均较薄，且矿化程度低，腔大，髓角高，龋坏极易波及牙髓，很快发展为牙髓病甚至根尖周病。

3. 自觉症状不明显，易忽略。因为乳牙龋进展快，往往没有自觉症状，常被家长忽视。

4. 龋齿多发，龋坏范围广。在同一儿童的口腔内，多数牙齿可同时患龋，如两侧上下颌第一、第二乳磨牙可同时患龋，也常在一个牙的多个牙面同时患龋，幼儿的下颌乳前牙与牙的平滑面或牙颈部等均可发生龋坏。

5. 修复性牙本质形成活跃。乳牙或年轻恒牙龋常常引起修复性牙本质形成，这种防卫机制有利于早期防治龋齿。

三、儿童龋病风险评估

（一）风险评估因素

龋病风险评估是预知一个个体在即将到来的一段时间内将发生龋损的行为。评估以致病因素的特殊的暴露情形为基础，这些情形假设在调查期间保持稳定。这些因素主要分为以下四个方面。

1. 特殊的社会-经济因素或环境　可预示增高的龋风险，例如，丧失社交，没有工作，经济条件较差；父母的低学识，低教育；没有定期的牙科检查。这些可能导致更多的致龋食物的消费，不好的口腔卫生、唾液问题以及氟化物应用减少等。

2. 与全身健康有关的因素　例如，全身疾病和各种障碍，可预示增高的龋风险。一些疾病或它们的治疗可影响唾液的分泌，从而导致龋病的发生。另外，疾病可导致更多致龋食物的摄入和口腔卫生的不良。

3. 流行病学因素或环境　可预示增高的龋风险，例如，高的既往患龋率显示个体易感和（或）已经处于龋发生的风险之下，引起既往疾病的同一因素可以仍然在作用。另外，较早的病损（或充填体）的分布在一定程度上反映了已生效了的致龋力。例如，下前牙的充填体（或窝洞）预示了一个严重的情形，因为这些牙齿通常是最后被龋累及的。

4. 临床发现可以预示增高的龋风险　例如，疾病的早期病损（白垩斑），暴露的根面，拥挤的牙齿或深窝沟。疾病的早期症状可反映一个龋病过程，因此不是一个真正的危险预示物，因为危险时期早已过去。但是，在某种意义上它是危险因素，即龋病过程在将来也将继续。新萌出的牙齿和暴露的根面抵抗力较低。拥挤的牙齿、正畸装置等，增高了菌斑聚集的危险和降低了唾液冲刷涉及的牙面。

将以上四个方面具体细分，决定龋病患龋风险的评估大致包括患儿个体特征、口腔内状况以及患者家庭背景等几个因素。

1. 患儿家庭背景

（1）是否使用社区加氟饮用水。

（2）种族因素：种族不同，龋易感性存在差异。

（3）社会-经济因素。

2. 患儿个体特征

（1）年龄：①不同年龄，不同牙位的龋易感性存在差异。②接受正畸治疗的牙齿的龋易感性较高。

（2）系统病史：①服药频率是否较高？②所服用药物是否影响唾液分泌？③所服用药物是否包裹可酵解糖衣？④能否正常进行口腔清洁？⑤患病以来，饮食习惯是否有所改变？⑥新生儿或围生期情况。

（3）饮食结构和习惯：①是否经常进食可酵解碳水化合物？②父母是否了解哪些食物是含糖食物？③是否含住奶瓶入睡？④是否经常食用零食？

3. 龋病家族史　致病菌可在家族成员间垂直或水平传播，需明确患儿家长是否为龋活跃者。

4. 患儿口腔内情况

（1）既往病史：①口内有充填物或充填物边缘继发龋坏。②脱矿表现（白垩斑等）。

（2）牙萌出情况：①恒牙刚萌出时其患龋风险较高。②从牙齿萌出到能检出龋坏往往需要一定时间，通常牙齿萌出3～4年后才会有较明显的龋坏。

（3）口腔健康状况：①口内菌斑存在的程度。②口腔清洁行为是否有效？③是否使用牙线？④是否使用含氟牙膏？

（4）牙齿形态：①是否有较深的窝沟点隙？②是否有釉质钙化不全？③是否行窝沟封闭？

（5）影像学表现：①病损范围是否扩大？②龋坏进展速度。

（6）唾液：①唾液流动速度及其缓冲能力是否正常？②是否存在影响唾液成分的因素？

（二）风险分级

1. 低风险

（1）口腔内无龋坏患牙。

（2）良好的家族史（适当的饮食结构，家族成员口腔状况良好，家长或监护人重视口腔健康）。

（3）口腔卫生状况佳。

（4）正确使用含氟制品。

2. 中等风险　每年有1～2个新增龋损。

3. 高风险

（1）每年有3～4个新增龋损。

（2）正接受正畸治疗。

（3）患有慢性疾病或接受住院治疗。

（4）免疫缺陷患者。

经过以上系统的评估，可大致认识就诊病人的患龋风险，从而可以此制订出具体可行的治疗方案（见表9-1）。

表9-1 龋病诊疗计划

口腔内情况	无龋	早期龋	活跃龋
风险等级	低风险	中等风险 临床或放射检查显示釉质脱矿	高风险 每次复诊都能发现新发龋损
需解决问题	如何保持现状，防止龋坏发生	如何阻止现有龋损继续发展及预防新龋发生	如何修复现有龋损及预防新龋发生

口腔内情况	预防治疗方案		
	无龋	早期龋	活跃龋
菌斑控制	检查患儿是否保持或加强现有控制菌斑的措施	明确患儿是否掌握正确的清洁口腔的措施，使其能彻底移除致龋物质；建议使用含氟牙线或含氟牙膏刷牙	明确患儿是否彻底移除致龋物质，是否掌握正确的清洁口腔的措施；建议使用含氟牙线或含氟牙膏刷牙
饮食	保持健康合理的饮食结构习惯；了解患儿近期饮食习惯是否发生改变，如食用大量运动饮料等	建议少食易发酵碳水化合物类食物；了解患儿近期饮食习惯是否发生改变	使用24h进食食物记录表或饮食习惯调查问卷，全面了解患儿的饮食结构；建议避免经常食用易发酵碳水化合物类食物，并确认患儿能接受医生建议付诸实践；了解患儿近期饮食习惯是否发生改变
氟摄入	确保患儿能正确适量使用含氟制品	确保患儿能正确适量使用含氟制品；建议适龄患者使用含氟漱口水；考虑使用高浓度含氟制品对脱矿区行再矿化治疗	确保患儿能正确适量使用含氟制品；建议适龄患者使用含氟漱口水；建议使用高浓度含氟制品，如含氟凝胶，含氟涂料等
窝沟封闭	建议仅较深窝点隙行窝沟封闭	建议磨牙尤其是已有脱矿表现的磨牙行窝沟封闭	确保已修复所有龋损；建议所有磨牙及前磨牙行窝沟封闭
复诊安排	每半年复诊一次，若前两次复诊均未发现脱矿或龋坏，可将复诊间隔期延长为1年	若已完全移除龋活跃因素或致龋因素，可每6个月复诊一次	免疫缺陷患儿或存在致龋高风险的患儿，需每3个月复诊一次

第二节　龋坏类型及分类

乳牙龋病在临床上可表现为急性龋与慢性龋，湿性龋与干性龋。由于乳牙牙体硬组织矿化度低，又易脱钙，常见龋蚀进展快，呈急性、湿性龋。儿童龋病的临床表现较为复杂，根据其不同特点，可分为以下两种类型。

一、按龋齿年龄分类

（一）婴幼儿龋（early childhood caries，ECC）

延长奶瓶喂养，超过正常的孩子从戒掉奶瓶过渡到固体食物的时间，可导致较早的、猖獗的龋，这类龋齿被称为婴幼儿龋，又叫奶瓶龋（boude caries）或喂养龋（nursing caries）。

临床上婴幼儿龋患牙在孩子2、3或4岁时具有典型的特征。较早的龋患涉及上前牙、上下第一乳磨牙、下尖牙，而下切牙常常不受影响。向孩子的父母询问病史，可见常见的致病因素：孩子在午睡或晚上睡觉时嘴里含着奶瓶，奶瓶内是牛奶或含糖饮料。孩子睡着时，奶或甜饮料流出浸泡在上前牙周围，这些含碳水化合物的液体为产酸细菌提供了极佳的培养基；况且睡眠时，唾液流量减少，自洁作用减弱，因此导致了奶瓶龋的发生。

（二）青少年龋

青少年龋为发生在年轻恒牙的急性龋。常在牙齿萌出后不久即出现，自窝沟开始，然后迅速波及牙尖，导致牙尖釉质崩折。此后，由于牙尖部的自洁作用龋坏进展变缓，甚至停止发展，成为临床上的静止龋。

二、根据龋齿发展变化分类

（一）初期龋

特征为釉质表层脱矿，但尚未实质性缺损。临床可见磨牙邻接面上有白垩斑，邻牙拔除后更为明显。这种初期龋可以继续脱钙而进一步形成龋洞，也可能经再矿化而停止发展，故对这类龋可进行清除菌斑和再矿化治疗。

（二）静止龋

特征为龋坏面浅，可发生于乳磨牙或前牙，牙体变色，但质地坚硬光滑。由于龋坏面不易滞留食物残渣且能受到良好的唾液冲刷作用，龋坏一般不再发展，故此种龋不需要治疗，虽然外形不能修复，但仍起到维持间隙的作用。

（三）猖獗龋

关于猖獗龋的定义及临床表现的观点尚未一致。被广泛接受的是由Massler定义的猖獗龋：突然发生，涉及牙位广泛，迅速地形成龋洞，早期波及牙髓，且常常发生在不好发的牙齿上。

临床上常见在同一个体的大多数乳牙，甚至全部乳牙在短时期内同时患龋，且在同一牙上亦有多个牙面患龋，牙冠很快被破坏，甚至成为残冠和残根。

Masson认为猖獗龋常出现于瘦弱型儿童，也有认为与情绪不稳定有关。特别喜食甜物，影响唾液的质和量，故即使易受唾液自洁作用的下颌乳前牙也发生龋蚀。

第三节　龋病的控制

许多发达国家的经验表明，龋病并非是伴随文明的必然产物。随着社会文明的进步，龋病终会被控制，直到消灭。龋病可以预防，关键在于个人。儿童因自理性差，需要监护人的督促和指导。

一、氟化物的应用

氟（F）是自然界中普遍存在的一种微量元素。饮水、食物和大气中都含有定量的氟，人类生活在自然界中就无法避免摄入一定量的氟。氟在机体内的生理功能目前虽不十分明确，但一般认为氟对牙齿和骨组织的正常发育和矿化起到非常重要的作用。

近20年来，发达国家的龋病流行情况得到了实质性控制，究其原因，可能是氟使牙面对龋的敏感性发生了变化。包括全身给氟法和局部用氟法，选用何种方法应根据能在全社会推广的有效、简便、价廉的原则。

氟化物防龋机制尚无定论，但多数学者认为氟化物有以下几方面的作用。

（1）抑制致龋菌生长。

（2）减少牙菌斑内酸的形成。

（3）降低釉质的溶解度。

（4）促进脱矿釉质的再矿化。

（一）全身用氟

用口服的办法给缺氟地区的儿童补充适量氟，可以达到防龋的目的。补充的办法有自来水加氟（氟化水源）、口腔氟片或滴剂、食盐加氟、牛奶氟化等，其中自来水加氟是最经济、收效最大的口腔公共卫生措施。

1. 氟化水源　是调节低氟区供水系统的氟含量，达到一个适宜的浓度，用来预防龋病。到目前为止，是一种最有效、最经济、最易行的公共卫生措施。由于自来水加氟防龋的安全性已经得到多方面的证明，所以，1967年和1975年两次世界卫生组织全体会议上都通过决议，向各会员国推荐在低氟区实行自来水加氟防龋。1986年，我国颁布的国家标准（GB5794-20060）生活饮用水卫生标准中规定水中氟化物不得超过1.0mg／L。目前，世界上已有四十多个国家和地区，大约3亿人口居住在这样的社会环境中。15年以上的调查结果表明，儿童的龋牙可降低50%～65%。

饮水加氟的浓度可根据当地居民每日饮水量而定，但每人每日饮水量对水分的消耗、代谢、散失等有显著的个体差异性，加氟的浓度还应随着各地区气候季节、居民生活状态等因素的变化而变动，但不得超过1.0mg／L。此外，饮水加氟后，有关方面还必须严格监督使饮水中恒定地保持预防的氟浓度，饮水支流每周要检测1次。所用氟化物药品在使用前应通过有关单位鉴定。

在没有公共供水系统的地区，可根据当地情况在托儿所、幼儿园、中小学校或家庭的饮用水中加入适量氟化物，也可收到同样的防龋效果。

2. 氟化食品　在饮水含氟化物不足的居民区，从出生到第二个磨牙萌出（13～15岁），每天在饮食中补充氟化物，能够取得与氟化水源一样的抗龋效果。例如在面粉、糖果、糕点、鱼肝油中加入适量的氟化物，也可收到一定的效果，龋牙降低可达20%～40%。但由于摄入量不易控制，除非在家长、幼儿园或学校监督的情况下，一般不主张使用。也可加于牛奶中，但必须严格控制剂量，摄入过多有引起氟中毒的危险。有些食物，例如鱼类、茶叶等含氟量较高，也是获得氟化物的途径，但食物中的含氟量并不恒定，同一食物可因地区、品种、培育方法、加工方法或所施肥料的不同，其含氟量也有差异。

3. 氟片　在奥地利、澳大利亚、南斯拉夫、日本等地都曾采用过口服氟化物片剂（fluoride tablets）的办法来预防龋病。根据其防龋效果、引起氟斑牙的概率以及适龄儿童的依从性，现已不推荐使用经咀嚼或吞咽的氟片，建议使用含氟饮料或氟化家庭用水。

（二）局部用氟

1. 含氟牙膏　牙膏是人们必需的口腔卫生用品，将适量氟化物加入牙膏内，通过刷牙使氟化物广泛接触各个牙齿的表面，是最容易推广的预防龋病的有效方法。很早就有人研究含氟牙膏（fluoride toothpastes），但最初所使用的含氟牙膏防龋效果并不显著，自从改用氟化亚锡和进行其他一系列有效措施后，这种防龋牙膏的功效已渐肯定。目前，市场上的含氟牙膏主要有氟化钠牙膏、氟化亚锡牙膏及单氟磷酸钠牙膏三类。含氟牙膏的防龋效果一般为20%～40%。如果每日使用2～3次，则效果更好。据报道，一般含氟化亚锡、单氟酸钠的牙膏，能减少龋牙数15%～30%。

对婴幼儿的口腔清洁大致可分为三个年龄阶段，从第一颗乳牙萌出（6个月左右）

至17个月，孩子的牙齿应由家长或监护人负责清洁，但此阶段不宜使用牙膏；18个月到5岁大的儿童，每天应使用儿童含氟牙膏（含量为0.4～0.5mgF／mg）刷牙2次，每次牙膏的用量控制在黄豆大小即可，不宜吞咽，并且在家长的监督下进行。6岁或大于6岁的儿童，每天应使用标准含氟牙膏（含量为1.0mgF／mg）刷牙2次或以上，避免吞咽牙膏。

从目前来看，一个比较合理的建议是：1～5岁，用含氟量500ppm的牙膏（3岁的孩子应防止过多的吞咽）；6～11岁，用含氟1000ppm的牙膏；大于11岁用含氟1500ppm的牙膏。

2. 含氟漱口液　是一种简便易行的防龋方法。但应在教师或家长的监督下进行。常用的有0.01％～0.20％氟化钠溶液，也可用磷酸缓冲液调节其酸度至pH值为5，使氟离子更容易与牙面结合，促进再矿化。一般主张每周1次，每次5～10mL，含漱1～2分钟。其防龋效果与含氟浓度、与牙面接触的时间和年龄有关。浓度低者，应增加含漱的时间和次数。此法可使患龋率降低大约35％。

儿童在监护下每周使用0.2％的氟化钠溶液10mL，含漱1次，每次1分钟，或用0.05％氟化钙溶液每日漱口1～2分钟，都是行之有效的简易方法，但应特别注意，严防咽下。

含氟漱口水对于那些需要特殊防龋措施的患者十分有效。

（1）有许多龋洞形成浅龋的患者。

（2）正在接受活动或固定矫治器正畸治疗的患者。

因为幼儿常常容易吞咽漱口水，因而通常推荐6岁以上的孩子使用含氟漱口水。

3. 含氟凝胶　是控制龋病最有效的方法。用0.5％含氟凝胶置塑料泡沫托盘上，放入口中使之与牙面接触，轻轻咬住保留5分钟，每周1次，4次为一个预防疗程，可收到很好的防龋效果。这种预防方法对口干症患者特别重要，几乎可以完全控制龋病的发生。此法花费较大，一般适用于混合牙列期或有患龋倾向的个体。常用的含氟凝胶是1.23％的酸性氟磷酸凝胶。

在临床应用过程中，人们很关注从凝胶中可吞咽的氟的量。使用含氟凝胶时，置于托盘中很容易过多，而这些过多的酸味凝胶刺激唾液的大量分泌，很容易产生吞咽。因此操作过程中应注意。

（1）患者直立。

（2）在托盘中放适量凝胶，不能超过一半。

（3）使用吸唾器。

（4）取出托盘后擦拭口腔，嘱患者吐出分泌物，但不漱口。

（5）不适用于5岁以下儿童。

4. 氟化泡沫　作为一种局部应用的氟化物防龋制剂，自20世纪80年代末期即开始使用，并取得良好的防龋效果。氟化泡沫涂在牙齿表面连续不断释放出氟化物，以确保达到最大的氟化物吸收，对釉质表面起到氟保护作用。

氟化泡沫和其他几种局部用氟的效果基本一致，临床应用时主要从使用的方便性、安全性、患者的接受性等方面考虑，选择一种合适的方法进行使用。美国牙科保健协会认为：泡沫中的氟化物浓度与含氟凝胶相当。它的优点是：氟化泡沫的使用量大大低于含氟凝胶的用量，因而大大地减少了由于意外吞咽而造成的氟化物过量吸收的危险性。局部使用氟化物的目的是改变牙齿表面的硬度，釉质对于氟化物的摄取主要取决于其与氟化物的接触时间和接触浓度。氟化泡沫与其他局部使用氟化物方法例如含氟剂漱口、氟化牙膏刷牙、氟离子导入、含氟凝胶等相比，能明显地延长氟化物与釉质表面之间的接触时间和接触浓度。

5. 含氟涂膜　氟化物涂膜（fluoride varnish）作为一种局部应用的氟化物防龋制剂，自1964年被Schimdt提出后在欧洲已经广泛使用，并取得良好的防龋效果。氟化物涂膜涂在牙齿表面上，自然干燥后形成一层含氟薄膜，其中氟化物释放出来，对釉质表面起到保护作用。研究表明，氟化物涂膜与其他几种局部用氟的效果基本一致，临床应用时主要从使用的方便性、安全性、患者的接受性等方面考虑，选择一种合适的方法进行使用。

大量实验表明，高浓度的氟保护漆能提高牙釉质的抗酸性。目前，欧美国家普遍使用的是高露洁公司生产的含5%氟化钠的 Duraphat varnish，Duraphat varnish是一种含高浓度氟的保护漆，它能够在有唾液的情况下附着于牙表面，通过延长氟与牙釉质的接触时间，改善了含氟漱口液的不足，用于牙脱敏及预防效果显著。

（三）综合用氟治疗计划

虽然每种用氟方法都是有效的，但两种或更多种方法的综合使用会有更好的效果。综合用氟的准则是：只用一种全身用氟方法（氟化水源、食盐、牛奶或氟片、滴剂）结合几种局部用氟方法。可根据饮用水中氟浓度、年龄及易感性制订一些相应的用氟计划（见表9-2）。

表9-2 综合用氟计划

患龋风险	<6岁	6~15岁	>15岁
社区饮用水含氟			
低风险	含氟牙膏	含氟牙膏	含氟牙膏
中等风险	含氟牙膏	含氟牙膏	含氟牙膏
高风险	含氟牙膏+含氟涂料	含氟牙膏+含氟凝胶／含氟涂料+含氟漱口水	含氟牙膏+含氟凝胶／含氟涂料+含氟漱口水

患龋风险	<6岁	6～15岁	>15岁
社区饮用水不含氟			
低风险	含氟牙膏	含氟牙膏	含氟牙膏
中等风险	含氟牙膏+氟片	含氟牙膏+氟片	含氟牙膏+含氟漱口水
高风险	含氟牙膏+ 氟片+含氟涂膜	含氟牙膏+氟片+ 含氟凝胶／含氟涂料+ 含氟漱口水	含氟牙膏+ 含氟凝胶／含氟涂料+ 含氟漱口水

二、窝沟封闭

窝沟封闭又称窝沟裂隙封闭（Pit Andfissure Sealant），是指不去除咬合面牙体硬组织，而是在窝沟裂隙上涂布一层黏性树脂，以保护牙釉质不受细菌及代谢产物侵蚀，达到预防龋病发展的一种有效防方法。窝沟封闭使用的高分子材料称为窝沟封闭剂，又称防龋涂料。

当牙齿的窝沟被封闭之后，原来存在于窝沟中细菌的营养来源被断绝，一方面起到预防龋病发生的作用，另一方面还可阻止已存在龋病的发展。所以窝沟封闭在口腔龋病预防中起到非常重要的作用。

（一）适应证与非适应证

1. 适应证

（1）牙齿的选择：牙面有患龋倾向的窝沟（深窝沟、对侧同名牙已患龋）或患浅龋和可疑龋窝沟。

（2）年龄的选择：乳磨牙3～4岁，第一恒磨牙6～7岁，前磨牙和第二恒磨牙11～13岁，一般在牙齿萌出后4年内进行。

2. 非适应证

（1）殆面窝沟点隙浅而平坦，自洁作用好的牙齿。

（2）邻接面已经患龋且充填修复时可能波及殆面的牙齿。

（3）牙萌出4年以上未患龋的牙齿。

（4）不合作、不能配合正常操作的患儿。

（5）已做充填修复的牙齿。

（二）窝沟封闭剂

1. 窝沟封闭剂的组成　窝沟封闭剂通常由有机高分子树脂、稀释剂、引发剂和一些辅助剂（溶剂、填料、氟化物、涂料等）组成。

（1）树脂基质：为窝沟封闭剂的主要成分，目前广泛使用的是双酚A甲基丙烯酸缩水甘油酯，结构与双酚A双甲基丙烯酸缩水甘油酯类似。对窝沟封闭剂的基本要求是起始黏度要低，以便于向窝沟内渗入。

（2）稀释剂：常在树脂基质中加入一定量活性单体作为稀释剂，以降低树脂黏度。一般有甲基丙烯酸甲酯、二缩三乙二醇双甲基丙烯酸酯、甲基丙烯酸缩水甘油酯等。

（3）引发剂：可分为自凝引发剂与光固化引发剂两种。前者常由氧化苯甲酰和芳香胺，如N-N乙基对甲苯胺组成；光固化引发剂中，紫外光固化引发剂用安息香醚类，可见光固化引发剂采用α-二酮类敏剂，如樟脑酯等。化学固化引发剂不需要光固化设备，光固化引发剂则便于操作者控制固化时间。

2. 类型　目前常用的窝沟封闭剂类型主要有可见光固化和化学固化两种，两者各有其优缺点，应当根据不同的具体情况选择使用。

（1）光固化：430～490mm波长可见光固化，速度快，易操作，强度好，但需要光固化机，成本较高。

（2）化学固化：花费小，但操作时间短，操作技术要求较高。

（三）方法与步骤

窝沟封闭术的操作可分为清洁牙面、酸蚀、冲洗和干燥、涂布封闭剂、固化、效果检查六个步骤。封闭是否成功，完全依赖于每一个步骤的认真操作，这是窝沟封闭剂能否完整保留的关键。

1. 清洁牙面　酸蚀与封闭前首先对牙面，特别是窝沟做彻底清洁。方法是在低速手机上装好锥形小毛刷或橡皮环，抹上适量清洁剂刷洗牙面。彻底冲洗牙面后应漱口，再用尖锐探针清除窝沟中残余的清洁剂。

2. 酸蚀　清洁牙面后即用棉条隔湿，将牙面吹干后用细毛刷或小棉球或小海绵块蘸酸蚀剂放在要封闭的牙面上。酸蚀剂可为磷酸溶液或含磷酸的凝胶，酸蚀面积应为接受封闭的范围，恒牙酸蚀20～30秒，乳牙酸蚀60秒。注意酸蚀过程中不要擦拭酸蚀牙面，因为这会破坏被酸蚀的牙釉质表面，降低黏结力。

3. 冲洗和干燥　酸蚀后用蒸馏水彻底冲洗，通常用水枪或注射器加压冲洗牙面10～15秒，边冲洗边用吸唾器吸干，去除牙釉质表面的酸蚀剂和反应产物。冲洗后立即用干棉条隔湿，随后用无油无水的压缩空气吹干，牙面口封闭前保持牙面干燥，不被唾液污染是封闭成功的关键。

4. 涂布窝沟封闭剂　采用自凝窝沟封闭剂时，每次封闭前取等量A、B组分调拌混匀。调拌时注意掌握速度，以免产生气泡面影响固化质量。自凝窝沟封闭剂固化时间一般为1～2分钟，通常调拌10～15秒，完全混匀后应在45秒内涂布完毕，此后自凝窝沟封闭剂进入初凝阶段，黏度增大，流动性降低。故调拌、涂布要掌握好时机，在初凝阶段前完成，涂布后不要再污染和搅动。

光固化窝沟封闭剂不需调拌，直接取出涂布在牙面上。如连续封闭多个牙，注意不宜取量过多，因为光固化窝沟封闭剂在自然光下也会逐渐凝固。

5. 固化　自凝窝沟封闭剂涂布后1~2分钟即可自行固化。光固化窝沟封闭剂涂布后，立即用可见光照射，照射距离离牙尖约10mm，一般为20~40秒，照射的部位要大于窝沟封闭剂涂布的部位。

6. 效果检查　窝沟封闭剂固化后，用探针进行全面检查，以了解固化程度、黏结情况、有无气泡存在，寻找遗漏或未封闭的窝沟并重新封闭，观察有无过多窝沟封闭材料和是否需要去除，如发现问题应及时处理。如果窝沟封闭剂没有填料可不调，如使用含填料的封闭剂，又咬合过高，应调整咬合。封闭后还应定期复查（3个月、半年或1年），观察窝沟封闭剂保留情况，脱落时应重做封闭。对已完成封闭的儿童应做好记录，以便复查。

三、家庭护理

（一）对家长教育的意义

儿童龋病的患病与其饮食、卫生等生活习惯有关，家长的口腔保健知识与儿童龋病防治措施的落实也有密切的关系。幼儿期龋病的预防工作须由医生、家长乃至幼儿园老师的共同重视才能取得良好的成绩。

医务人员应有意识地指导家长，使家长了解乳牙、年轻恒牙的特点及其重要性；了解有关龋病的知识，掌握口腔卫生的知识和清洁口腔的方法；理解龋病防治措施实行的必要性；认真配合医务人员定期检查、及时防治。

可以在就诊时以患儿的口腔卫生状态、临床和X线片的检查结果予以解说指导，让其了解缘由及危害性。也可以举办家长学习班，集中以系列讲座的形式提高他们的有关知识水平。开展这一工作应用通俗易懂的语言，准备丰富有趣味的易理解的模型、图片、录像等实物进行讲解，既不使之有枯燥无味感，又能增强兴趣、加深印象、积极去实践。

（二）掌握正确的刷牙方法

首先应让家长重视儿童的口腔卫生，督促其养成刷牙的习惯，并能掌握正确的刷牙方法。有的家长常等待儿童自己可刷牙时才开始注意刷牙问题，这已为时过晚。儿童出生后6个月左右，乳牙已萌出，在哺乳或进食后，家长就应把纱布套于食指，用清水擦洗牙面。随着乳牙的逐渐萌出，先由家长代为刷牙，并培养幼儿对刷牙的兴趣。随着幼儿的成长，让他在家长的帮教和督促下逐渐掌握刷牙。

家长应为儿童选择合适的牙刷。牙刷毛不宜太长，尤其在初期、家长为小儿刷牙时，应选用短的刷毛，操作时较方便和稳定。植毛部之长度不大于下颌4个前牙近远中径之和，略小尤宜。市场上已有适合乳儿期、幼儿期、学龄期的各类牙刷可供选用。在伤残儿或家长操作不便时，也可选用电动牙刷，有助于提高刷牙效果。

　　家长为儿童刷牙时，以握笔式持牙刷柄的方法操作较方便，家长可以站在儿童的身后，两人面对镜子边教边学边刷。在儿童自己开始练习刷牙时，可让他用握笔式持牙刷柄的方法操练。至今所描述的刷牙方法有多种，适合儿童的方法应简便、易掌握、对牙龈无损伤。在操练过程中，要指导儿童养成一定的清刷牙列各区的顺序。因右手握牙刷，常是以左侧后牙区、前牙区、右侧后牙区为次序进行；清刷牙面也以习惯顺序为妥，常先由唇颊面清刷后，刷舌腭面，最后殆面。适合儿童的刷牙方法可选用擦洗法（Scrub brush method）、圆弧法（又称描圆法、Fones刷牙法）和巴斯法（Bass method）等刷牙方法。刷牙的效果除与所花的时间和选择的方法有关外，刷牙时所用的压力也很有关。有报告压力未达650～800g者效果不良。当牙刷毛出现弯曲有散开状时，应及时替换牙刷。

　　除让儿童掌握正确的刷牙方法外，还应让他养成早晚刷牙、饭后漱口的卫生习惯。在训练刷牙、培养口腔卫生习惯时，需反复练习，按时进行，不允许任意中断。在指导时应耐心示范。乳牙之邻面为龋的好发部位，局部清洁又较困难，家长可用牙线清洁法提高该处之清洁效果。

　　为提高刷牙的效果，可用菌斑显示剂指导刷牙。训练方法是：第1周每日1次于刷牙前染色；第2周每2日1次于刷牙前染色；第3周每日1次于刷牙后染色；第4周每2日1次于刷牙后染色；以后每周1次于刷牙后染色，以鉴定刷牙效果。用菌斑显示剂者与不用者对比，前者的菌斑指数明显下降。

　　由于菌斑显示剂能显示牙面所附菌斑的范围和程度，一能有的放矢地指导刷牙，尤其加强对菌斑附着严重之处的清刷，有效地提高刷牙效果；二能让家长、儿童直观地了解其口腔卫生状态，使其重视保持口腔卫生应采取的措施。

四、饮食指导

　　饮食指导包括如下几个方面的内容。

1. 控制含蔗糖多的饮食和饮料。
2. 避免黏着性强和在口腔停留时间长的饮食。
3. 间食同时给茶、水或牛奶饮料。
4. 间食后口腔清洁。
5. 睡前、饭前不给间食和饮料。
6. 合理使用哺乳，一至一岁半停用，10个月练习用杯子。

第四节　儿童龋病的治疗

乳牙龋病的治疗目的是终止龋蚀的发展，保护牙髓的正常活力，避免因此引起的并发症；恢复牙体的外形和咀嚼功能，维持牙列的完整性，使乳牙能正常地被替换，有利于颌骨的生长发育。近年来，随着口腔医学和材料学的发展，在乳牙龋病的治疗方法及使用材料方面均有一定的进展。

一、药物治疗

以涂药方法治疗龋病的方法目前已很少使用。主要适用于龋损面广泛的浅龋或剥脱状的环状龋，不易制备洞型的乳牙。这类龋损常见于乳前牙邻面和唇面，有时也可见于乳磨牙之邻面和颊面。若有条件应尽量作修复治疗，因为药物处理并不能恢复牙体外形，仅起抑制龋进展的作用。药物处理乳牙龋的方法实为在确实无经济、技术条件作牙体修复治疗时的一种姑息措施，但在预防乳牙龋的发生上仍起积极的作用。

（一）常用药物

2%氟化钠溶液，1.23%酸性氟磷酸钠溶液，8%氟化亚锡溶液，75%氟化钠甘油糊剂，10%氨硝酸银溶液，38%氟化氨银溶液，氟保护漆等。

（二）药物的作用原理

1. 氟与牙齿中的羟磷灰石作用

（1）形成氟化钙，起到再矿化的作用，其主要机制为形成氟化钙，通过其起防龋和抑龋作用。

（2）形成氟磷灰石，较羟磷灰石抗酸力提高。

2. 硝酸银涂布　又称氨银浸渡法，主要是氨硝酸银中的银离子与有机质中的蛋白质作用，形成蛋白银，可凝固蛋白，起到抑菌和杀菌的作用。

3. 氟化氨银涂布　可形成氟化钙和磷酸银，增加牙齿的抗酸力；另外，氟化氨银中的银离子又能与蛋白质结合成蛋白银而起作用。但是，氟化氨银的缺点是对软组织有腐蚀作用和使牙齿局部着色变黑，影响美观。

（三）方法与步骤

1. 清洁牙面　涂药前应去除牙面上的软垢和牙石。清洁前可先涂菌斑显示剂，明确污染范围，以便清洁。清洁方法为在低速手机上装好锥形小毛刷或橡皮杯，上适量清洁剂，在牙齿的各个面上来回刷洗。若需用含氟药液涂布，清洁牙面时不宜使用含碳酸钙的清洁剂，以免药液中的氟离子与碳酸钙中钙离子结合形成氟化钙，影响氟化物对牙齿作用的效果。

2. 冲洗干燥 清洁牙面后让患儿漱口，随后用足量蒸馏水冲洗，边冲洗边用吸唾器吸干，随即用干棉条隔湿，用气枪吹干牙面。

3. 涂药 用棉球或棉棒蘸药液涂布于暴露的牙面。注意不要遗漏牙面，涂药要有足够的时间。操作时应反复涂擦3分钟左右。

4. 检查、医嘱 操作结束后应仔细检查，确保各个牙面都能均匀涂擦到，并且擦去过多的药液（尤其是有腐蚀性的药液），以免造成牙龈、黏膜等的损伤。检查确保无误后嘱咐患儿30分钟内不得漱口、喝水或进食，并且每周涂1次，4周为1个疗程。

当用涂药方法治疗龋病时，如果龋蚀周围有明显的无基牙釉质、软龋或尖锐边缘时，应去除并修整外形，形成自洁区。

二、修复治疗

乳牙龋蚀后，可致咀嚼功能降低。多个牙牙冠破坏严重时，可致乳牙列长度缩短、咬合高度降低，对颌面的正常生长发育及恒牙列的形成均带来不良影响。故去除病变组织、恢复牙体外形、提高咀嚼功能的修复治疗是十分重要的。

（一）常用修复材料

牙体修复材料（dental restorative materials）是指在临床上修复牙体缺损的材料，按其属性可分为金属和非金属两类。一般牙体修复材料应具备如下性能特点：修复前有良好的可塑性和黏着性，以便顺利充填至窝洞的各个细微部位，并与洞壁有良好的密合；在修复后的固化过程中没有或仅有很轻微的体积变化，以免因体积收缩而形成洞缘裂隙或因膨胀而致修复体凸出牙面；固化后的热膨胀系数与牙齿硬组织相同或相近；完全固化后有足够的强度、低蠕变和耐磨性，以承受咀嚼压力；在口腔环境中长期保持性能稳定，有较强的耐腐蚀性，从而可维持较长的临床寿命；具有与牙齿相同的色泽和良好的色泽稳定性，能打磨抛光；具有X线阻射性能，以便临床检查修复体；对牙齿硬组织有良好的黏结性能；能释放氟离子，预防龋病发生；具有良好的生物相容性、无毒、无刺激、不致敏。

1. 银汞合金 是银合金粉与汞调和而成的合金，是使用历史悠久、应用广泛的牙体修复材料。银汞合金是一种卓有成效的高强度、耐磨和耐腐蚀的后牙修复材料，远较其他充填材料临床寿命长久，易操作，且价廉。目前，银汞合金不论是在材料组成、加工工艺，还是在临床应用技术上都已经取得了长远的进步。

近些年来，在发达国家，银汞合金的应用有减少趋势，关于银汞合金的生物安全性有较大的争议。在一些国家，银汞合金被严令禁止使用于乳牙损的修复。1997年，世界卫生组织在广泛调查的基础上，针对银汞合金的生物安全性发表声明，认为银汞合金虽然在局部可导致极个别人过敏反应，但发生率小于1%，对牙髓和牙龈的毒副作用更为罕见，修复体中残余的汞导致患者中毒的风险极低。因此，世界卫生组织认为：用银汞合金修复牙体缺损是安全的。但是，长期接触未固化银汞合金的口腔科医生，如果未采取有效的防护措施，在健康方面将面临潜在危险。

此外，由于银汞合金与牙齿之间缺乏有效黏结，需磨除部分牙体硬组织获得固位而有违保存原则，还可能形成微渗漏，而导致继发龋等。

在我国，目前较常使用于临床乳牙充填的是高铜银汞合金，适用于乳牙和恒后牙Ⅰ类洞的简单洞和复面洞、Ⅱ类洞及Ⅴ类洞。

2. 玻璃离子水门汀　是20世纪70年代初问世的一种新型水门汀材料，是在聚羧酸锌水门汀的基础上发展起来的。玻璃离子水门汀凝固机制是酸碱反应：当粉、液调拌后，玻璃粉受液体中酸的侵蚀释放出铝离子、钙离子和钠离子，这些离子与液体中聚阴离子链上的羧基结合，将高分子链交联在一起，形成聚羧酸盐类，经水化作用形成凝胶基质，包裹在玻璃离子粉的表层，最终成为坚硬的实体。由于其独特的美观特点和黏结性能，一经问世便引起广泛注意，在随后的50年间得到迅速发展。

目前临床上可选择的玻璃离子水门汀种类较多。应用范围也较最初有了很大的扩展。高强度玻璃离子水门汀（high strengthgiass ionomer cement）是其中一类适用于牙体硬组织缺损修复的材料，代表产品有日本GC公司的fuiXGP，英国DCL公司的Ionogen等。这类产品在拉伸强度、表面硬度及耐磨性方面较一般的玻璃离子水门汀显著增强，同时在边缘封闭性、对牙髓的刺激性和防龋作用方面仍有良好的性能。

此外，还有一类树脂改良型玻璃离子（resin modified glass ionomer），它兼容复合树脂和玻璃离子的优良性能。

3. 复合树脂　现已成为一种最广泛应用的充填材料。如今，复合树脂用于窝沟封闭和乳牙以及恒牙的Ⅰ、Ⅱ、Ⅲ、Ⅳ和Ⅴ类洞的充填。复合树脂的应用主要是由于其具有良好的美观特性。其他的优点包括相对较低的温度传导性，窝洞预备时能保留更多的牙体组织，以及在材料性能稳定性方面的进展。

（1）复合体：自20世纪90年代初问世以来，以其诸多优点受到临床医生的普遍欢迎。其英文"compomer"是由复合树脂"composite resin"和玻璃离子"glass ionomer"两词组合而来，客观地体现了该材料的特点：不仅继承了玻璃离子与牙体硬组织形成物理、化学性黏结和缓慢释放氟离子的特性，同时又具有复合树脂光敏固化、机械性能好的优点。

复合体性能总体上介于复合树脂和玻璃离子之间，用其充填窝洞后，发生系列反应：首先是在光照后，复合材料中单体聚合并吸收水分（直至3％）；其次，在水的作用下，二甲基丙烯酸酯的羧基部分活化，与锶氟硅玻璃发生酸碱反应，形成凝胶包裹未反应的玻璃粉，并且与牙齿中的钙离子形成离子键，从而与牙体硬组织形成物理、化学性黏结。

先前的复合体主要用于充填前牙邻接面、邻接面唇面洞、唇（颊）面颈1／3洞或乳牙各类洞。近年来又推出了适用于较小或中等大小的恒后牙窝洞充填缺损的修复材料。

（2）混合型复合树脂：作为第三代的复合树脂，混合型复合树脂（hybrid resin）是指其无机填料由超微颗粒（$0.1 \sim 1 \mu m$）到较大颗粒（$10 \mu m$）按一定比例混合而成。

混合型复合树脂同传统复合树脂一样，主要由树脂基质、无机填料组成，其他还包括交联剂、引发体系等。通常，树脂基质由有机质可聚合树脂大分子组成，固化后可形成分子网状结构包绕无机填料，黏结成一个整体。无机填料的基本成分通常以二氧化硅为基本填料，加以其他无机物如碘、硅酸硼玻璃、碳酸钙、氧化镁等。无机填料的颗粒通常是不规则的和圆球形混合的。

混合型复合树脂的挠曲强度为$100 \sim 140MPa$，抗压强度$350 \sim 450MPa$，抛光性能较好，具有好的放射阻性，耐磨耗性好。由于其无机填料比例一般均在60%以上，以及使用大分子的双酚A双甲基丙烯酸缩水甘油酯预聚物，聚合收缩可以减少到0.5%以下。目前的混合型复合树脂的热膨胀系数接近牙体硬组织，所以与牙体硬组织有较好的密合度。热传导率也与牙齿接近或更低，因此有助于降低或隔绝冷、热刺激对牙髓组织造成的损害。

混合型复合树脂的适用范围广泛，包括乳牙和恒牙的Ⅰ～Ⅴ类洞的修复，但不能单独应用于较大的后牙洞形的修复。

（3）可流动型混合树脂：由于其无机填料为球形颗粒，基质与填料的比例很高，故比常规充填树脂更具流动性。这种高流动性、低弹性模量的树脂主要适用于：①窝沟封闭剂或预防性殆面洞的充填修复；②牙颈部小缺损的充填修复；③可流动型复合树脂在黏结剂和充填树脂之间有抗压层，有利于充填物和预备牙齿的黏结，部分补偿复合树脂聚合时产生的收缩压力，而且能减少术后对冷、热、酸、甜刺激的敏感性。

（4）可堆积型复合树脂：是以提高后牙树脂的操作性为目的发展起来的。这种材料比常规复合树脂硬度大、而黏性低，有利于它的可压缩性。这种复合树脂已经被誉为"银汞合金样"或"银汞合金代用品"材料，它实际上只是稍加改良的复合树脂。它的高强度的获得是通过改变无机填料的特性，例如负荷、分布、形态和大小。并没有实验证明它的物理和机械性能比其他混合型复合树脂更好。临床报道可压缩型复合树脂便于实现有效的邻接面接触，但研究显示它的抗收缩能力与传统的树脂复合体没有明显的不同。可堆积型复合树脂最适于修复后牙的Ⅱ类洞，以及后牙洞形难以操作的区域。

（5）超微填料型复合树脂：无机填料粒度一般均在$0.1 \mu m$以下，当填料在35%～50%时，被用于前牙修复，因为它的抛光性能极好，不易着色，但耐磨性能不好，热膨胀系数大，体积收缩明显，故被称为前牙超微填料型复合树脂，适用于患者美观要求较高的前牙缺损。

当无机填料达到80%以上时，不仅抛光性能好，而且具有极佳的耐磨性，称之为后牙超微填料型复合树脂，被认为是最适合应用于后牙的充填材料。它可单独修复中等大小以下的后牙洞形。此外，常与混合型复合树脂或可堆积型复合树脂联合应用，修复较大的后牙Ⅰ类洞。通常用混合型复合树脂或可堆积型复合树脂作洞内修复，而表面用后牙超微填料型复合树脂，这样将获得最佳的高强度结合，低磨耗，并且与周围牙釉质具有接近的表面光滑度，抗表面色斑沉积以及半透明的色泽。

（6）混合离子：是介于玻璃离子和树脂之间的材料。由于所含玻璃离子的量足够引起暗环境中酸碱反应的发生，亦被称为树脂改良性玻璃离子。其性能明显好于传统玻璃离子，但是其玻璃离子颗粒较大，材料表面较粗糙，抛光性一般，且弹性模量低于复合体。主要适用于乳牙的充填，还可修复易患龋患者的恒牙Ⅴ类洞。

（7）纳米填料复合树脂：自复合树脂出现以来，填料颗粒的体积越来越小。最近，含有非常小的填料粒子的纳米填料复合树脂问世了。这类树脂可以提供高填料含量复合树脂的强度，并因其填料粒子小而具有可抛光性。

4. 金属预成全冠　为镍铬不锈钢全冠，厚度为0.14mm，牙冠呈钟形。具有颈部壁、壳薄、预成预形状，殆面具有预先科学设计的解剖形态，富有一定的弹性，易于修整等特点。优点是切割牙体硬组织较少，固位好，能较好地恢复牙齿的基本形态和功能，操作简单。缺点是颈缘密合度差，难以较好地恢复邻接关系和咬合关系，欠美观。

适用于牙体缺损范围广、难以获得抗力形和固位形者；牙颈部龋蚀致窝洞已无法制备龈壁者；一个牙患有多个牙面龋者；釉质发育不全牙或部分冠折牙；龋病活跃性强，易发生继发龋者；以及在间隙保持器中作固位体等。

（二）乳牙病修复治疗

1. 乳前牙的修复治疗

（1）透明成型冠修复法：复合树脂由于其强大的黏结力和理想的美观修复效果是修复龋坏前牙的首选方法。已有不少研究表明，利用透明成型冠对大面积缺损乳前牙行复合树脂修复比单纯只使用复合树脂修复具有更好的美观性和耐用性。

1）适应证：缺损面多、涉及切端等的乳前牙。

2）方法（见图9-1）：

①需要时可行局部麻醉，采用橡皮障等隔湿措施。若患儿年龄太小，或不配合，在征得家长同意后可考虑全麻下操作。

②选择适合患牙大小的透明塑料冠套。

③使用低速球钻去净龋坏组织。

④使用高速金刚砂车针降低切缘高度（约2mm），预备近远中邻面，在牙冠颈1/3和牙冠中1/3处制备舌面沟。

⑤在暴露的牙本质处覆盖玻璃离子水门汀，保护牙髓组织。

⑥按所需牙冠高度修改冠套，剪除其多余部分，在患牙试合后备用；在冠套的切角处用探针刺一小孔，修复时便于气泡和多余的树脂溢出。

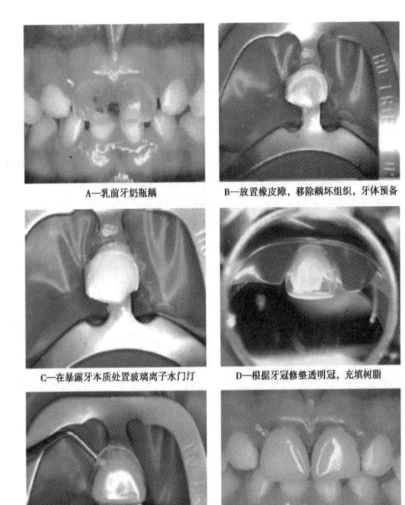

A—乳前牙奶瓶龋　　　　　B—放置橡皮障，移除龋坏组织，牙体预备

C—在暴露牙本质处置玻璃离子水门汀　　　　D—根据牙冠修整透明冠，充填树脂

E—充填完成后移除透明金属冠　　　　F—调殆、抛光

图9-1 透明成品冠修复法

⑦酸蚀20秒，洗净、冲干。

⑧涂布一层薄薄的黏结剂，确保没有任何牙面遗漏，光照20秒。

⑨在冠套内注入复合树脂后套置于患牙，用探针去除颈部与切角小孔处溢出的多余树脂。

⑩树脂固化后去除套冠。

（2）邻面去釉法：前牙近远中邻接面开放后，使得唾液及氟化物可以进入邻接区，进而组织龋坏加深。但是，该方法往往破坏前牙的美观性，因此不常使用。

1）适应证：适用于邻而小而浅的龋损。

157

2）方法：使用金刚砂车针除去邻面触点，清洁牙面，在牙面涂布氟化物（推荐使用含氟涂膜）。

2. 乳后牙修复治疗

（1）充填术：是目前应用最广泛且效果较好的方法。其基本过程是，先去除龋坏组织和失去支持的薄弱牙体硬组织，并按一定要求将窝洞制成合理的形态，以充填材料填充恢复牙齿的固有形态和功能。

1）乳牙充填术的修复原则：终止龋蚀进展，预防继发龋，恢复牙冠形态，维持牙冠的近、远中径和垂直高度，维持牙列完整，以利于乳、恒牙的正常交替和正常恒牙咬合的形成，恢复咀嚼功能，促进颌面部和全身的生长发育。

2）适应证：充填修复技术的主要对象是有实质性缺损的牙齿，儿童时期充填术主要适用于后牙Ⅰ类洞的简单洞和复面洞、Ⅱ类洞及Ⅴ类洞。

乳后牙充填术根据充填材料分为银汞合金充填术、玻璃离子水门汀充填术、复合体充填术等。

3）方法和步骤：

①去龋：

a. 牙钻去龋法：是用牙钻去除龋坏组织的常规方法。一般先用裂钻扩开龋洞，再用球钻去净龋坏组织。优点是既能去龋又能制洞，缺点是疼痛，切割牙体硬组织多，易穿髓。

b. 化学去龋法：是用化学药物软化、溶解龋坏组织的方法。化学药物溶液为CK-101溶液，其中Ⅰ号溶液为次氯酸钠、Ⅱ号溶液为甘氨酸、氢氧化钠和氟化钠。化学去龋装置包括加热器、压缩泵和喷嘴三部分。先用挖匙挖除明显的软化龋坏组织，把Ⅰ、Ⅱ号溶液混合成单氯甘氨酸溶液，经加热器加温至37℃左右，按流速30~50mL/min射到龋坏组织即可去龋。该溶液只对软化龋坏组织有效，不损害正常牙体、牙髓和口腔黏膜组织。优点是无痛，特异性好。缺点是不能制洞，一般只适合于黏结修复或深洞去龋。

c. 激光去龋法：用一定输出量的Nd：YAC或CO_2激光照射龋洞即可去龋。Fr：YAC激光不但可去龋还可制洞。优点是无痛、杀菌，即能去龋又能制洞。缺点是价格昂贵，尚未普及。

d. 空气喷磨去龋法：是用空气喷磨机的高压气流将细微的α-Al_2O_3颗粒从设计精密的手机喷嘴喷向龋洞，去除龋坏组织和切割牙体硬组织的方法。因为无振动，与高速涡轮相比，牙体硬组织的受创、折裂少，表面较平滑，对牙髓的刺激也小。

龋坏组织是否去净的评断标准有二：一是临床经验法：正常牙本质为淡黄色、质硬，锋锐挖匙不能去除，探针不能扎入，慢速切割的牙粉不黏牙钻。龋坏牙本质为黄色或棕褐色、质软，用挖匙可挖除，探针能扎入，慢速切割的牙粉黏牙钻。乳牙急性龋较多，软化牙本质色淡，有时呈透明状，与正常牙本质在颜色上鉴别比较困难。二是药物鉴别法：涂淡碘油，软化牙本质染成褐色。涂二甲苯，软化牙本质色暗。较准确的是龋病检查液（caries detector），它是1.0%酸性品红丙二醇，能把有感染的牙本质染成红色，是一种较理想的去龋指示剂。

②制备洞型：

a. Ⅰ类洞：在乳磨牙Ⅰ类洞时，𬌗面窝分别发生龋者，若嵴完整，相隔之窝可分别形成各自的洞型。反之，嵴已受损而不明显，应连成单一的洞型。颊面或舌面窝沟龋局限时，可形成圆形或椭圆形的洞型。若蚀扩展到𬌗面沟时，应形成𬌗-颊或𬌗-舌复面洞型。由于乳磨牙𬌗面之颊舌径短，所制备洞型的颊壁、舌壁不能过薄，否则易发折裂。一般𬌗壁与舌壁之间的距离最好为颊、舌侧牙尖间距离之1/3~1/2，又因乳牙颈部明显收缩，若邻壁过薄亦易折裂，此时应作Ⅱ类洞修复。

操作时，应先用裂钻去除洞口之游离釉质，使视野清楚。禁忌先用圆钻在洞壁或深处转动。以免在洞壁形成无基釉，以及因视野不清而造成意外穿髓。制作𬌗Ⅰ类洞时，应避免在髓角突出区制作倒凹。龋洞较深时，颊壁、舌壁和壁所形成之线角应稍圆钝，以免穿髓。𬌗髓壁处若局部龋蚀特别深时，为避免意外穿髓，不必强调底平。洞形也不能过浅，特别于𬌗面中央窝处，过浅则充填体呈薄片而易折裂。

b. Ⅱ类洞：若为单面洞，乳磨牙邻面龋于接触点以下，且邻牙缺失或邻牙相接邻面亦有龋蚀，牙钻可以达到时，可制成单面洞型。𬌗壁与舌壁应达自洁区，龈壁之釉质与轴壁成直角，牙本质部可稍斜向根方增加固位。操作时应注意龈壁与轴壁所形成之线角处易露髓若为复面洞，𬌗面洞形制备的原则与Ⅰ类洞相同。鸠尾峡之宽度应为颊舌牙尖间距离的1/3左右。由于乳牙颈部收缩明显，故龈壁越近牙颈方向，轴壁越近牙髓，越易露髓。为避免露髓，轴壁可作成倾斜状与牙髓保持一定的距离。轴髓壁与𬌗髓壁所形成之线角应修整成圆钝状，防止台阶的楔形力将充填体折断。由于乳磨牙牙颈部之釉柱多为水平向，龈壁亦作成水平状。颊、舌壁向邻面处与牙表面相交处以90°为理想角度，角度过大或过小易使该处之充填体或牙体发生折裂，导致充填失败。当乳牙接触点、龈缘或龋蚀较近𬌗面时，可制备成无台阶型复面洞。

c. Ⅲ类洞：在单面洞时，若乳前牙邻面龋在邻牙缺失或生理间隙较大时，可制备成单面洞。洞之外形大致呈三角形，轴壁沿牙面略圆凸，各壁与轴壁呈直角相交，为增加固位，可在窝洞的3个角部略加倒凹。但在唇、舌轴点角处应注意，倒凹过度易致折裂。近切端比近龈部离牙髓腔近，应避免露髓。

在单面洞操作困难时，若龋蚀近唇面或舌面时，可制备复面洞形。由于乳牙对美观的要求可低于恒牙，除由舌面扩洞作固位外，若龋蚀近唇面时，亦可由唇面扩大做成唇-邻面复面洞型。

d. 唇（颊）面颈1/3洞的制备：唇（颊）面颈1/3洞的外形取决于牙齿破坏的范围。洞型尽可能局限于唇（颊）面而远离牙轴面角。此外，这类洞不直接受力，以固位形为主，一方面使洞底（轴壁）与牙齿外形平行，成一弧面形；另一方面其近、远中壁沿着和柱排列方向稍向外倾斜，而在牙合轴线角处制作线状的潜凹。

③窝洞清理：制洞后，在洞壁表面有一层膜状污染物黏附，称为玷污层。它是一层均质非结晶物质，由制洞中产生的牙釉质和牙本质微细粉粒，因制洞产热而变形的有机基质所形成的胶质物。牙本质小管开口后溢出的牙本质液、渗入的唾液以及细菌等相互黏着而成的糊状物，被制洞过程中高速旋转的牙钻和施加的压力涂布于洞壁所成。玷污层将影响修复体与洞壁间的密合度，且含有大量细菌。理想的窝洞清理剂应当可以去除玷污层，又有一定的杀菌能力，并且封闭牙本质小管防止牙本质液外漏；此外，它对牙髓无刺激性，且有止痛安抚的作用。目前尚无理想的药物，临床常用的有酸制剂、螯合剂、草酸盐等。有试验检测发现，10%EDTA溶液为较佳选择，必要时可用25%～50%麝香草酚乙醇溶液作为辅助剂。

④垫基底：垫基底的目的主要是隔绝外界刺激、保护牙髓-牙本质复合体。

乳牙的牙釉质和牙本质较薄，且咀嚼力不大，所以浅洞可不垫底，中、深洞可选用对牙髓有安抚作用的氧化锌丁香油水门汀，或既对牙髓刺激小，又具有良好抗压强度的聚羟酸锌水门汀单层基底。

⑤充填修复材料：充填银汞合金应在调制好后3分钟内完成。充填方式应注意少量、多次、先外后内、先邻接面后牙合面。在复面洞，需借助成形器械形成假壁，协助恢复缺失牙面的形态和邻接关系，以及防止形成充填物悬突。

充填玻璃离子水门汀、复合体时应尽量防湿，充填时注意排除洞内空气，避免气泡，此外，材料应稍充盈，避免凝固收缩。在材料固化前成形，并在修复体表面涂一层护洞漆（凡士林、合成树脂等）隔湿和防止微泄漏。其他步骤应按照各产品的使用说明进行。

⑥刻形、调牙合及抛光：银汞合金充填后，刻形可以恢复牙齿固有形态，建立良好的咀嚼和邻接关系，去除多余材料。磨光和抛光可以使修复体表面达到最高均匀度和光洁度。抛光是在充填完成后24～48小时进行。

复合体和高强度玻璃离子水门汀的修整和磨光按照产品的使用说明时间进行。

（2）黏结修复术：儿童牙齿黏结修复术是指通过物理和化学黏结作用将牙色材料和牙体硬组织连接成一体的修复技术。20世纪50年代，Buonocore开创酸蚀枯结技术以来，黏结材料及其技术的迅猛发展，已使牙体修复进入一个全新时代。传统的以窝洞固位形提高修复体固位力的方法，在许多情况下已被尽量少切割牙齿的黏结技术所取代。目前，黏结技术在临床已成为广泛使用的可靠的技术之一。

1）适应证：黏结修复技术适用于后牙较小或中等大小的窝洞缺损的修复。随着复合树脂机械性能的不断提高，Ⅰ、Ⅱ类洞的缺损均能修复，已基本满足临床修复的要求。但要注意的是，采用树脂复合体直接充填修复时，牙合面缺损颊、舌向的距离应不超过主牙尖距离的2/3。而且限制因素应该被充分地考虑。

2）方法和步骤：

①修复前准备：

a. 选择材料：根据洞型的类别和部位，以及患者的要求，合理选择各种临床修复材料。根据美国临床研究协会推荐的当前用于各种直接修复情况的最适合材料，乳牙Ⅰ、Ⅱ类洞均可采用复合体及混合离子。

b. 去除窝洞及洞缘周围的菌斑及牙结石。

c. 比色：根据缺损的大小、位置、邻牙色泽（透明程度）来配色；在选色时应避免长期凝视比色。

d. 咬合分析：通过分析前伸运动咬合和咬合力情况，并结合材料的特点、被修复的条件及预后评估向患儿及家长做出完整解释。

e. 牙齿的隔离：黏结修复前用橡皮障隔离患牙是重要的起始步骤。这样不仅有利于隔湿还可防止患儿黏膜及牙周组织接触到具有细胞毒性的树脂单体成分、酸蚀黏结剂等材料，甚至防止患儿的不慎吞咽，此外还便于空气喷磨技术、机械打磨等操作。

②牙体预备：在制备Ⅰ、Ⅱ类洞形时，以去除龋蚀及无基釉为原则，不需作倒加强固位，不必受充填银汞合金所需洞型的限制。在不直接受力部位（如唇面、颈部）可以保留无牙本质支持的牙釉，但牙釉质本身应该有一定厚度，且无裂纹、色泽正常。

固位形的设计目的为保留更多牙体硬组织，增加牙体硬组织的抗力形，应从修复部位、缺损大小、咬合负荷、受力方向等方面综合考虑。目前，随着材料制作技术的进步，牙齿预备逐渐趋向于生物性预备，只需取得便利形，去除失败的充填物以及去净龋坏组织，便于放置成形片和充填即可。另外，预备出边缘牙釉质斜面是防止细菌渗漏最有效的结构，也有利于增加酸蚀和固位的面积。此外，强调无须做预防性扩展。

③垫基底：为了加强复合树脂与牙本质的黏结面积，一般不垫底，只在深洞近髓处做点状垫底。垫底材料有自凝氢氧化钙制剂、玻璃离子水门汀等。

④酸蚀：是黏结前必须具有的操作步骤。酸蚀时间不能过长，一般为15~30秒，或按照各种酸蚀剂产品规定的时间。氟牙症可适当延长。但时间过长会造成全层大面积不规则脱矿，并不能起到增加固位力的作用。

⑤涂布黏结剂：目前所采用的黏结剂系统均采用湿黏结剂技术。在酸蚀冲洗后，用棉条吸干多余水分，但要特别注意保持牙本质黏结面湿润。保持牙面湿润的方法有：a. 酸蚀冲洗后，表面不吹干；b. 牙本质表面已干（出现白平色），可在其上加水再湿润。湿润的程度以表面有一层光亮的水膜为主。

涂布的黏结剂需呈均匀、薄层，可用气枪辅助吹匀，并稍超出酸蚀范围。涂布黏结剂后。一般需静置片刻，其目的是使树脂单体能渗入酸蚀部位的最深处。

⑥充填：

a. 分层固化：在点、线角充填时、应注意充填密实。一般来说，充填体深度 > 3mm时，应分层固化。分层的填压需紧密，否则在各层之间易存留气泡，形成微小间隙。

各层表面应严格保护。每一层固化后，表面在微观下均是绒毛状的形态，称为抑氧层或弥散层或微固化层，这实际上是基质树脂固化聚合的游离末端，这一层很容易被破坏，如污染物（水、唾液、血液等），因此应保护术区的洁净不受污染，直至完成充填。

b. 涉及邻接面的充填：后牙邻接面洞的修复使用成形片，以防止相邻牙之间的联结，对于形成良好的形态和防止出现悬突非常重要。用模子和成型夹使成型片固定，并使待修复的牙齿与邻牙轻微分离，这对于获得良好的外形及有效的解剖和功能性邻接面接触非常有用，也可以保护牙齿固有的生理活动度，延长充填物的寿命。此外，这个步骤应注意保护邻接面的龈乳头，防止出血而影响黏结和树脂充填。

⑦固化：近来固化技术有几个新的观点。

a. 弱固化引导技术：先用弱固化方式（200mW／cm²）；固化数秒，其间可先抛光，然后强光（600mW／cm²）固化30秒。

b. 斜角度光源固化技术：更有利于形成良好的材料与牙体硬组织间的黏结，因为树脂固化形成大分子的方向是朝着光源方向的，故斜角固化，则树脂分子可与牙体硬组织黏结得更为紧密，减少边缘微渗漏。因此，在前牙应用时提倡先"对侧"固化就是这个道理，即如唇面缺损，先从舌侧固化。

c. 接触式固化技术：即光源应尽量接近树脂，采用常规固化技术时，先用"不接触"树脂进行固化数秒（距离＜3mm），然后采用接触充填体固化。如采用弱固化技术时，弱固化时不接触充填体，强固化时接触充填体。

光固化树脂在光照后可快速固化，去除光照后，复合树脂仍继续固化，可延长至24小时左右，这种固化称为延时固化，又称暗固化。因此，在临床修复完成后，应嘱患者在24小时内少用该牙咀嚼。因为暗固化不仅发生在树脂内部，也发生在树脂与牙体硬组织之间，固化后立即咀嚼，则会影响充填体与牙体硬组织之间的延时固化作用。

⑧调𬌗和抛光：复合树脂固化后，可用高速金刚砂钻、砂石尖或砂轮修整边缘，调𬌗，不能有咬合高点。抛光包含精修、磨光和抛光的系列过程，要达到色泽、光洁度、形态与邻牙一致，可使用颗粒程度由粗到细的钻头、砂石进行细磨。邻接面可用各种粗细粒度的抛光条进行磨光，最后用橡皮轮浮石粉或抛光膏等糊剂完全抛光。

（3）金属成品冠修复法：全冠是覆盖整个牙冠表面的修复体。它与牙体的接触面积大，固位力强，对牙齿的保护作用好，磨削相对较少。目前所用成品冠是厚度为0.14mm的镍铬合金冠，富有弹性，且备有适合各乳磨牙解剖形态及不同大小之修复用冠，操作简便又不影响美观，故数年来在儿童牙科仍以金属成品冠为乳牙牙冠修复的方法之一。

1）适应证：

①牙体硬组织缺损范围广，难以获得抗力形和固位形的乳磨牙，通常龋坏范围涉及3个牙面以上的牙齿。

②牙颈部龋蚀致使窝洞已无法制备龈壁者。

③牙齿折裂或经根管治疗后易断裂者。

④病活跃性强，容易发生继发龋者。

⑤牙本质发育不全易磨损者。

⑥在间隙保持器或正畸治疗中用作固位的牙齿。

2）方法和步骤：

①牙体制备：首先清洁牙面，去除龋蚀组织。邻面的制备，经牙体的切割使近远中面相平行，或使牙体呈很轻微的圆锥形。若第二乳磨牙为牙列中的最后一个牙时，远中面的制备比近中面稍深达龈下。

颊舌制备时，应注意颊面近颈部1/3处特别隆起，此处应较多地切削，但应掌握适度，以免使牙体与成品冠间的空隙过大。颊舌面与邻面相交处应制备成圆钝状移行面，制备应注意对殆关系，着重切割殆面嵴。在殆面一般以去除1.0mm的牙体表面为佳。牙部不能有台阶。

②成品冠的选择：按牙类及其大小选择合适的成品冠。成品冠的大小有两种表示法：一种是以成品冠近远中径之大小定为各号码；另一种是在成品冠舌面印有此冠周径的大小，以毫米计数。若用前者，应测修复牙之近远中径；若用后者，则应测修复牙比隆起部稍缩窄的近颈部之周长。测量常欠精确，故临床操作时需反复试比，才能最终选定。为减少患儿的不适，也可以用间接法试合。即在牙体制备完成后，对该牙局部取模，翻制石膏模型，在模型上反复试合，缩短在患儿口腔内操作的时间和次数。

③修整成品冠：参照所制备牙的牙冠高度及颈缘曲线形态，剪除、修整成品冠的高度及颈缘。颈缘以达龈下0.5～1.0mm为妥。用各种冠钳调整牙面的凹凸、恢复牙冠应有的隆起、缩紧牙颈部，尽力形成合适的解剖形态。

④磨光颈缘、试戴合适：用金属剪修剪过的颈缘必须以细砂轮、橡皮轮等磨光，以免刺伤牙龈。黏固前必须试合，仔细检查殆面有无过高、牙颈部是否密合、成品冠的轴对修复牙及其在牙列中是否协调，并观察其与邻牙的关系等。

⑤黏固：经确认为适用的成品冠后，用复合树脂或磷酸锌黏固粉等黏固。

（三）年轻恒牙的修复治疗

年轻恒牙是指恒牙虽已萌出，但未达殆平面，在形态和结构上尚未形成和成熟的恒牙。因"六龄牙"萌出早，殆面窝沟往往不完全融合，菌斑易沉积在缺陷的底部，与暴露牙本质相接触，故年轻恒牙龋最常发生于第一恒磨牙殆面。对年轻恒牙龋损的修复，应主要考虑保留更多的牙体组织。因此，早期年轻恒牙龋不宜使用银汞合金修复，而应选择能尽可能保留更多健康牙体组织的窝沟封闭或树脂黏结修复。

1. 年轻恒牙龋治疗特点

（1）牙体硬组织硬度比成熟恒牙差，弹性、抗压力等较低，备洞时应减速切削，减少釉质裂纹。

（2）髓腔大，髓角尖高，龋齿多为急性。应避免意外露髓（去腐多采用慢速球钻和挖匙）。

（3）牙本质小管粗大，小管内液体成分多，髓腔又近牙齿表面，牙髓易受外来刺激，修复时注意保护牙髓（备洞、间接盖髓、垫底材料）。

（4）当年轻恒磨牙萌出不全，远中尚有龈瓣覆盖部分牙冠，如果发生龋齿，当龋患波及龈瓣下时，需推开龈瓣，去腐备洞。如果龋患边缘与龈边缘平齐，可以用玻璃离子水门汀暂时充填。待完全萌出后，进一步永久充填修复。

（5）年轻恒牙自洁作用差，注意相邻窝沟，尤其磨牙窝沟点隙幅，多采用预防性树脂充填，包括经典的预防性树脂充填和流动树脂充填。

（6）确认有无露髓和牙髓感染，再做盖髓和垫底。

（7）因为年轻恒牙的修复能力强，必要时考虑二次去腐修复。基于牙本质龋在电镜下分为两层，即有细菌层和无细菌层。对于深龋病例，预计完全去除受影响的牙本质后会暴露牙髓时，可采用去除大部分感染的牙本质，保留少许软化牙本质，用氢氧化钙间接盖髓，观察10～12周。当有修复性牙本质形成时，再去除原有的软化牙本质，进行充填，这样就保存了牙齿的活髓。

（8）年轻恒牙存在垂直向和水平向的移动，所以修复治疗以恢复解剖形态为主，不强调邻面接触点的恢复。

（9）年轻恒牙龋在治疗过程中应注意无痛操作。

（10）选择合适的充填材料，避免对牙髓的刺激。

2. 再矿化治疗　再矿化　就是在已经脱矿的牙齿硬组织内发生矿物质的重新沉淀，并且结晶化。人们很早就注意到龋病发生过程中有再矿化现象，已经脱矿的牙釉质可以再矿化，并且涎液与牙齿的再矿化有关。根据临床观察和实验研究，再矿化可分为两种类型：生理性再矿化和病理性再矿化。人工再矿化技术即利用牙齿的病理性再矿化过程在体内促进龋病病变向愈合方向发展，目前多项研究已经证实，该法行之有效。

（1）适应证和非适应证：

1）适应证：

①刚萌出或萌出不久的牙齿。

②有早期龋病变，如白垩斑等，但尚未形成龋洞的牙齿。

③已经形成龋洞，但经过充填治疗的牙齿。

2）非适应证：再矿化技术不能替代龋病、牙髓病的治疗，因而再矿化不适用于已经发生龋洞，或有龋洞形成但又未进行充填等治疗的患牙。

（2）再矿化溶液材料配方：

①钙盐5mmol，磷酸盐3mmol，氟化物2.5mmol。

②葡萄糖酸钙10%、氟化钠2%。

③硝酸钙0.2%、硝酸锌0.01%、氯化银0.01%、磷酸钾0.03%、氟化钠0.06%、酒

石酸盐10%，pH＝6.0。

归纳起来，再矿化液的配制必须含有钙盐与氟化物，并且适宜浓度的钙离子产生的再矿化晶体比高浓度的钙离子更大，龋损区发生再矿化的区域也相对较为广泛。氟离子的浓度也以适度为宜，过高的氟离子浓度反而不能产生最佳的再矿化效果。

（3）方法与步骤：临床上常采用涂布法。再矿化能否取得预期的效果，很大程度上依赖于每个步骤的认真操作。再矿化操作包括的步骤有清洁牙面、酸蚀、冲洗干燥、涂布再矿化液、检查等。

1）清洁牙面：酸蚀与涂布前首先应对牙面做彻底清洁，方法是在低速手机上装好锥形小毛刷或橡皮杯，上适量清洁剂刷洗牙面。彻底冲洗牙面后应漱口，再用尖锐探针清除窝沟中残余的清洁剂。

2）酸蚀：清洁牙面后即用棉条隔湿，将牙面用气枪吹干后用细毛刷或小棉球或小海绵块蘸上酸蚀剂放在要再矿化的牙面上。酸蚀剂可为磷酸溶液或含磷酸的凝胶，酸蚀面积应为接受涂布的范围。有研究证实，酸蚀可明显增加再矿化的效果。

3）冲洗和干燥：酸蚀后用蒸馏水彻底冲洗，通常用水枪或注射器加压冲洗牙面10～15秒，边冲洗边用吸唾器吸干，去除牙釉质表面的酸蚀剂和反应产物。如用含磷酸的凝胶酸蚀，冲洗时间应加倍。冲洗后立即交换干棉条隔湿，随后用无油无水的压缩空气吹干牙面。

4）涂布再矿化液：将再矿化液充分混匀后，用涂刷笔或小海绵或医用棉签等，将再矿化液（钙盐及氟化物混合溶液）均匀涂布于牙面上，注意使各个牙面反复均匀涂布3分钟，每天1次，2～3个月为1个疗程。

5）检查和医嘱：待涂布于牙面的再矿化液自然干后，全面检查操作过程有无错误，有无遗漏。发现问题及时纠正。嘱咐患儿半小时内不要漱口、喝水等，并预约再次涂布的时间。

3. 深再矿化治疗　近年来，儿童牙科对较大的深龋主张采用氢氧化钙的再矿化法治疗。

由于氢氧化钙之pH值在11以上，有一定的杀菌作用，可以抑制龋蚀的进展，且其刺激作用促使牙髓形成修复性本质，并使大量的钙和磷自牙髓进入脱矿牙本质。因此，年轻恒牙的深龋，若全部去除龋蚀牙本质，估计会露髓的病例，用再矿化法可避免露髓，成功率亦高。

治疗分2次完成。首次在去除龋蚀时，近髓处的表面软化牙本质不一定去除。窝沟洗净干燥后，于洞底盖上氢氧化钙糊剂，用氧化锌丁香油黏固剂垫底，磷酸锌黏固剂充填。10～12周后再次治疗，去除全部充填物。常见首次淡褐色湿润的牙本质已变为灰色或黑褐色的干燥牙本质。用挖匙去除所残留的软化牙本质，确见未露髓，再做间接盖髓、垫底及永久性修复。前后两次X线片对比，亦可见软化牙本质的再矿化。

表9-3 充填材料选择

乳 牙	
𬌗面洞（Ⅰ类洞）	玻璃离子水门汀（GIC）
	复合体
	复合树脂
邻面洞（Ⅱ类洞）	玻璃离子水门汀（GIC）
	复合体
	银汞合金
	复合树脂
	金属成品冠

恒 牙	
窝沟封闭剂	窝沟封闭剂
窝沟封闭剂	窝沟封闭剂
预防性树脂充填	预防性树脂充填
复合树脂	复合树脂
银汞合金	银汞合金
复合树脂	复合树脂
GIC、复合树脂	GIC、复合树脂

第十章 儿童口腔颌面部损伤

损伤是指人体受到外界各种创伤因素作用所引起的组织或器官的破坏，及其所带来的局部和全身反应。由于儿童正处在身心发育阶段，比较好动，更易发生外伤事故。此外，由于交通工具的发展，儿童运动、游戏内容的多样化、刺激性发展，使儿童口腔颌面部损伤有增加的趋势。

根据受伤部位不同，儿童口腔颌面部损伤可分为牙齿损伤、口腔颌面部软组织损伤及颌骨骨折等。

第一节 牙齿外伤

一、概述

牙齿外伤是指牙齿受急剧创伤，特别是打击或撞击所引起的牙体、牙髓和牙周组织损伤。牙外伤可以单独发生，也可以伴发于面部及其他部位的损伤，在儿童时期包括乳牙外伤和恒牙外伤。

（一）牙外伤分类

牙外伤目前尚无统一的分类方法。国际上常用的牙外伤分类为 Andreasen 分类，国内目前常采用李宏毅牙外伤分类。本书结合临床治疗原则，将牙外伤进行如下分类。

1. 牙折

（1）冠折：包括牙釉质或（和）牙本质折断。

（2）冠折露髓：冠折伴有牙髓暴露。

（3）根折：包括横折、斜折及纵折。

（4）冠根折：牙冠和牙根都有折断。

2. 牙脱位

（1）牙震荡：牙齿不松动，没有移位，牙周膜受损处于炎症状态，牙齿有咬合痛和叩痛。

（2）半脱位：牙齿松动，但是在牙槽窝中的位置没有改变。

167

（3）脱位：牙齿从牙槽窝中沿牙长轴方向脱出，牙周膜通常撕裂。

（4）全脱出：牙齿从牙槽窝中完全脱出，牙周膜完全断裂，可能伴有牙槽骨骨折。

（5）嵌入：牙齿挫入牙槽窝中，牙周膜受压，并常导致牙槽窝的粉碎性骨折。

（6）侧向脱位：牙齿向唇向、舌向或侧方移位。牙周膜撕裂，牙槽骨挫伤或折断。

（二）牙外伤处理

牙外伤在诊治过程中应考虑以下问题。

1. 如果有颅脑损伤及其他重要脏器损伤，应立即请相关专科医师会诊或转科、转院。

2. 及时良好的治疗可促进预后。因此，应尽快接诊患者，全脱出恒牙应即刻再植。

3. 孩子和家长可能会心情急躁，因此，应根据情况采取处理措施，推迟非急需的治疗。

4. 如果有冠折，通常已分散了大部分冲击力，因此不易发生根折。

5. 详细记录病史。

6. 患儿由谁陪伴？父母或老师？考虑签订知情同意书。

7. 何时受伤？外伤和治疗之间的时间间隔将影响预后。

8. 在何地受伤？患儿需要注射破伤风针吗？

9. 如何受伤的？

10. 有无牙齿断片？这些断片可能会被吸入或埋入软组织内（例如唇）。如果断片或牙数不对和（或）有意识丧失，则必须做胸部X线检查。

11. 既往牙科病史？以前的外伤可能影响预后，患儿在牙科诊所内的合作程度如何？

12. 既往全身病史？是否感染性心内膜炎、出血性疾病、青霉素过敏等。

（三）牙外伤治疗目的

1. 乳牙列

（1）保持继承恒牙的完整。

（2）如果配合良好，能接受急诊处理的话，保留乳牙。

2. 恒牙列

（1）保持牙齿的活力，使牙根发育成熟。

（2）修复牙冠防止偏移、倾斜和过长。

（四）牙外伤治疗原则

1. 应急治疗

（1）止痛。

（2）保护牙髓。

（3）复位并固定松动牙。

（4）缝合软组织伤口。

（5）根据情况考虑是否使用抗生素、破伤风针、止痛药、漱口液。

2. 后续治疗

（1）牙髓治疗。

（2）正畸治疗。

（3）半永久性修复。

（4）定期复查，通常1个月、3个月，然后每6个月复查，直至2年。

3. 永久治疗 永久治疗通常延期到18岁以后，例如烤瓷冠、桩核冠修复。

二、乳牙外伤

乳牙外伤多发生于2～4岁儿童，约占乳牙损伤的1/2。

（一）病因

2～4岁正是儿童运动能力发育的时候，开始学习走路，但运动能力、反应等都正处在发育阶段，协调性差，容易摔倒或撞在物体上造成牙外伤。幼儿乳牙外伤的另一个主要原因是车祸。

由于年龄越小的孩子，其牙槽骨的弹性越大，因此，乳牙外伤造成牙齿移位较常见，主要表现为嵌入、脱出、唇腭侧移位及不完全脱出等，乳牙外伤冠折和根折较少见。

（二）诊断

根据外伤史和临床检查容易诊断，拍摄X线片可协助诊断。

（三）治疗原则

处理乳牙外伤时必须考虑所有治疗方案对继承恒牙的影响。乳切牙固定困难，一般不建议做固定。如果拿不准的话，则拔除乳牙。

1. 牙震荡 做好患儿及家长的安慰解释工作，进软食，无特殊处理。

2. 不完全脱位 如果牙齿接近脱落，则拔除。否则，进软食约1周，牙髓可能会坏死，因此应密切观察，定期随访。

3. 脱位 建议拔除，除非牙冠腭向移位（远离恒牙胚），牙齿没有被吸入的危险，不影响咬合。如果牙冠唇向移位，则有损伤下方恒切牙的危险。

4. 嵌入 是最常见的外伤类型（＞60%）。如果X线片证实牙齿被推入恒牙的牙囊，则拔除乳切牙。否则可以保留牙齿，等待并观察能否自行萌出（1～6个月之间）。然而，嵌入乳牙常常发生牙髓坏死，就必须进行牙髓治疗或拔牙。如果牙齿不能萌出，就应拔牙。应注意告知家长有损伤下方恒牙的可能性。

5. 脱出 如果脱出超过1～2mm，则拔除，因为很难固定且可能发生牙髓坏死，牙全脱出后不再植。

6. 冠折 很少见。最小量冠折，可以将牙冠调磨光滑并观察。

7. 较大冠折 用复合树脂充填，当牙髓受累时进行根管治疗，或者拔除。

8. 根折 如果没有移位且轻微松动，建议进软食并定期复查。如果冠部移位或松动则拔除，但保留根尖部，因为通常可以吸收。

（四）乳牙外伤后遗症

1. 乳牙列

（1）变色：伤后早期牙齿呈灰色，牙髓可能是活髓，变色是可以逆转的。后期变灰提示牙髓坏死。牙齿发黄提示牙钙化，不需要治疗。

（2）牙齿固连：治疗方法是拔除乳牙以免恒切牙移位。

（3）牙髓坏死：治疗方法是根管治疗或拔牙。

2. 恒牙列 60%的4岁以下儿童的乳牙外伤会影响下方继承恒牙的发育，影响程度与发育的阶段、外伤的类型和严重性、治疗和牙髓后遗症有关。可能引起恒牙矿化不全、发育不全（4岁以下儿童和较严重创伤者容易发生）、弯曲牙、严重畸形和发育停止。

三、恒牙外伤

（一）冠折

冠折占恒牙外伤的26%～76%，包括累及牙釉质、牙本质及牙髓的损伤。

1. 单纯釉质折断 少量釉质折断，用白磨石磨光滑。

2. 釉质和牙本质折断 需要保护暴露的牙本质，最好用固化氢氧化钙水门汀和酸蚀固位型复合树脂修复。如果时间允许，可以用成形冠恢复牙齿的外形，密切观察。以后可以考虑贴面或烤瓷冠修复。如果冠折近，治疗同露髓者。

酸蚀复合树脂技术修复方法：

（1）在暴露的牙本质表面垫固化氢氧化钙，不需制备釉质斜面。

（2）以对侧同名牙为对照，选择合适的赛璐珞醋酸成形冠。

（3）修整成形冠至折断线内1～2mm。

（4）酸蚀牙釉质，冲洗，吹干，涂布黏结剂，光照固化。

（5）在成形冠内放入足够并稍多量的复合树脂，塑形，光照固化，去除成形冠。

（6）抛光，检查咬合，修复完成。

3. 牙折合并牙髓暴露 对冠折合并牙髓暴露的患牙的治疗很有挑战性，选择何种治疗方案取决于露髓孔的大小、牙髓暴露的时间、牙根的发育状态、冠折牙的可修复性和有无其他创伤（例如根折）。对于这种损伤的治疗原则是尽量保存整个牙的活髓，这样可以使年轻恒牙的牙根继续发育。可选择直接盖髓、活髓切断及牙髓摘除等治疗方法。

（1）盖髓术：直接盖髓仅适用于露髓孔小（＜1mm），在受伤后几小时内就诊的患者。如果牙髓有炎症，形成了血凝块，或受异物污染，那么牙髓愈合的概率下降。所以治疗的目的是保存没有炎症的活髓组织，形成钙化物屏障。

用清水轻柔地清洁牙齿。在牙髓组织和周围牙本质表面直接覆盖成品的氢氧化钙制剂。充填修复牙齿，完全封闭暴露面，以防止口腔细菌进一步污染。可以用酸蚀复合树脂黏结技术进行最初的充填，氢氧化钙制剂刺激形成的钙化桥一般在术后2～3个月内可在影像学上有所表现。

牙根发育未完成的年轻恒牙因牙折导致露髓不建议做直接盖髓。直接盖髓失败就会导致整个牙髓的坏死，牙根脆弱不能完全形成，只有一层薄层牙本质壁。因此，年轻恒牙露髓首选活髓切断。

（2）活髓切断术：活髓切断的目的是去除感染牙髓，保留健康的牙髓组织，促进牙根生理性发育成熟。这种治疗适用于年轻恒牙牙髓暴露后的治疗。也适用于露髓面积较大（露孔＞1mm），或受伤超过40%的患牙。由于其成功率高，很多临床医生完全放弃使用直接盖髓而选用该方法。临床上很难明确区分感染牙髓的范围，如果可能的话还是尽量保留部分冠髓以有利于医生检查牙髓活力。所有行牙髓切断术的牙齿都必须长期复查，因为常见牙髓坏死和牙钙化等后遗症。

1）适应证：露髓孔＞1mm；外伤时间超过4天；牙根发育完成或未完成。

2）操作步骤：

①局麻。

②在露髓部位用高速钻针稍微扩大露髓孔，用消毒钻针或锐利的挖匙切除2～4mm深的牙髓直至健康牙髓组织。

③用湿润的消毒棉球止血（通常需要几分钟的时间）。

④用非固化氢氧化钙覆盖切断面。

⑤玻璃离子水门汀封闭。

⑥复合树脂修复牙冠。

（3）牙髓摘除术：将牙冠和牙根内的牙髓全部去除，适用于没有活髓组织残存的患牙。也适用于牙根发育完成，最终需要桩核冠修复的患牙。如果牙根已发育形成，没有牙根的炎性吸收，则直接用牙胶尖充填根管。

对无牙髓活力的根尖孔未闭合的年轻恒牙要行根尖诱导成形术或根尖屏障术。尽管这种方法能形成良好的根尖封闭，但是牙本质不能在根管壁沉积，所以根管壁薄而弱，这样的牙齿在牙颈部发生冠折和根折的风险增加。

（二）根折

根折占恒牙外伤的10%以下。如果怀疑有根折，应垂直向改变投照角度拍摄两张X线片，以增加发现折断线的机会。此型外伤的预后取决于折断线的位置，根折位于根尖区1/3时预后最好，随着根折线向颈方移动，其预后越来越差。文献报道，75%以上的牙槽骨内根折的牙齿能保持活力。临床上根据折断线的位置选择治疗方法。

1. 根尖1/3折断　除非动度明显，否则不需治疗。但是，必须密切观察，因为冠2/3的牙髓有可能发生坏死。预备根管只需要到折断线处，因为根尖1/3通常能保留活髓，预后好。如果要拔除，可以留下根尖1/3以保持骨量。

2. 根中1/3折断　大多数病例牙齿松动，因此，为使折断线形成钙化组织修复，应对牙齿进行坚固固定8~12周。如果冠部没有移位，则不会出现活力丧失。如果冠部发生了移位，则应复位固定，如果牙髓出现坏死，则应进行根管治疗至折断线。应使用氢氧化钙作为过渡性充填材料以抑制炎症和吸收。治疗延期则预后不良。如果要拔除，可以考虑保留根尖部分。

3. 牙根冠1/3折断　从定义上可以看出，此类外伤折断线与龈沟相通，细菌可以由此侵入牙髓。急诊治疗可以选择拔除整个牙，或拔除冠部，剩余牙根进行根管治疗，然后放置敷料以防止牙龈组织增生至牙根断面上。为此可以行临时柱冠修复，但也有报道，用牙本质黏结剂将冠部复位。永久性治疗可以采用桩核冠修复。但是，如果折断线延伸至牙槽嵴以下，就需要改善局部条件以利于冠的制作。通常有两种方法可供选择。

（1）骨切除术或牙龈切除术：该方法有可能形成牙周袋，导致牙龈宽度的降低。

（2）正畸牵引：与对侧牙相比，牙冠的颈部周径较短，冠根比例较好，可以形成附着龈。

正畸牵引可使用上颌可摘式矫治器，其颊侧拉钩与临时桩核冠唇面或可利用的牙釉质表面黏结的附件之间进行牵引。应用50~100g的力，达到足够牵引之后，在制作永久性修复体之前至少保持3~6个月。

如果拔除牙齿，就需要做上颌局部义齿。

4. 牙根斜折　如果折断线延伸至牙槽嵴下不足4mm，治疗原则和冠折相同。否则，拔除冠部牙根而保留根部以保持骨量。若牙根纵折需拔除患牙。

（三）脱位

牙脱位占牙外伤的15%~40%。牙脱位有多种，其分类参见本章第一节。牙齿脱位情况不同，治疗方法也有所不同。

1. 治疗原则

（1）牙震荡：安慰，进软食。

（2）脱位：必须尽快复位。在局麻下用手指将牙推回原位。之后，弹性固定2~3周。如果外伤后延期24小时以上才就诊，则用手复位很难成功，在这种情况下，可通过正畸方法进行复位。如果移位的牙齿影响咬合，则需尽快使用盖过牙合面的上颌可摘式矫治器。如果牙根发育完成，脱位后常常发生牙髓坏死，从而导致炎症性吸收。根尖孔未发育完成的牙齿，牙髓存活的可能性大大提高。但也可发生牙根内、外吸收和根管闭锁，因此要密切观察。

（3）不完全脱位：如果动度很小，除建议进软食外不需其他治疗。如果松动，固定1～2周并观察牙髓活力。

（4）嵌入：牙根未发育完成的牙齿有可能自行萌出，因此不需要即刻治疗，然而对移位严重（即嵌入超过6mm）的病例应考虑手术复位。但根尖孔已闭锁的牙齿，其再萌出的潜力有限，需正畸牵引。正畸治疗应尽快开始以便进行根管治疗。同样的，如果嵌入严重则需手术复位。手术复位后的牙齿需要弹性固定1～2周。外伤后很快就可以发生牙髓坏死和（或）牙根吸收，故建议早期摘除牙髓并用氢氧化钙根充。未发育完成的牙齿血运丰富，发生牙髓坏死的可能相对较小。

（5）脱出：外伤牙应在局麻下以指压复位，并固定1～2周。同样的，牙髓坏死是常见后遗症，因此，应密切观察牙根吸收或牙髓坏死的征象。

如果上述任何外伤与牙槽骨骨折联合发生，则固定时间应延长至3～4周，以利于骨性愈合。但是如果牙槽窝粉碎性骨折，则固定时间应延长至6～8周。

2. 脱位牙的固定

（1）适应证：

1）需要稳固松动牙，促进牙周愈合，改善患者的舒适度。促进纤维性愈合而不是骨性愈合（固连），推荐短期弹性固定。一般全脱出固定7～10天，脱位固定3周。

2）需要稳固根折，促进钙化组织愈合，一般坚固固定1～2周。

（2）固定方法：一般采用直接固定的方法，先酸蚀牙面，用复合树脂将钢丝或正畸附托槽等黏结在牙面上进行固定。对于孤立的牙齿可以采用悬吊和固定。选择何种固定方法取决于外伤类型、受伤牙的数目及其需要固定的时间。例如，根折将需要8～12周的固定，因此采用复合树脂和钢丝夹板固定比较合适；对再植牙应避免长期固定，因为会导致牙齿固连。

3. 全脱出牙齿的处理　牙齿全脱出也即是脱臼，占牙外伤的16%。牙全脱出的治疗包括即刻治疗和后续治疗两部分。

（1）即刻治疗：对全脱出的牙齿还没有复位时，应避免触摸牙根表面。如果牙齿有污染，拿住牙冠在生理盐水中轻轻荡洗，然后将牙齿放入牙槽窝。如果不能就位，让患者咬住棉卷20分钟，手压颊侧和舌侧牙槽骨板复位。用临时冠材料，如一段弯曲的细钢丝（最好是正畸用麻花丝）固定在患牙和邻牙酸蚀后的牙釉质表面，这种方法在去除时的创伤性比复合树脂要小。术后给予抗生素、氯己定漱口液，必要时注射破伤风加强针。

（2）后续治疗：一周后复查固定效果。如果牙齿牢固则终止固定，如果仍然松动则继续固定一周。如果2周后仍松动，应进一步检查，看是否有根折或牙髓坏死等，出现这种情况提示预后不好。

对牙髓坏死患牙，如果根尖孔已闭锁则进行常规根管治疗。对年轻恒牙，先进行根尖诱导成形术治疗，待根尖闭合后行永久根充。若估计预后较差时，对10~12岁儿童还可以考虑进行前磨牙移植

（3）预后：全脱出牙齿治疗的成功取决于正常牙周组织的重建。影响预后的因素，包括从脱出到再植的时间、脱出牙的保存方法以及治疗方法。由于牙周膜细胞在口外超过60分钟以后就很少能够存活，因此应尽早复位固定。一般主张采用7~10天弹性固定，长期固定会促进牙齿固连。此外，脱出牙最佳保存方法依次是唾液、牛奶、水、空气。若干燥保存，牙周膜细胞会迅速坏死。

（4）后遗症：脱出牙最常见后遗症除牙髓坏死外，其次是牙齿吸收。牙齿吸收包括以下几种。

1）表面吸收：见于牙周膜细胞受到微小创伤。通常有自限性，受累区域由牙骨质修复不需治疗。

2）替代性吸收：即牙齿固连。是由牙周膜细胞在牙槽窝外受到损伤所致，牙周膜损伤、缺失导致牙根吸收，吸收的牙根由骨组织替代。长期固定牙齿可加重替代性吸收。由于儿童在生长发育，替代性吸收会造成受累牙低于咬合面。一旦发生替代性吸收，通常会持续进展，最终导致牙齿丧失。

3）炎症性吸收：牙周膜损伤和牙髓坏死崩解产物经牙本质小管扩散到牙周膜可导致炎症性吸收。出现快速，最早可在外伤后1~2周。一旦出现X线表现则预后不良，因为病变持续进展致治疗常不成功。炎症性吸收是可以预防的，外伤后尽早摘除牙髓并用非固化氢氧化钙根充。如果吸收停止，就可以进行牙胶尖根充。

第二节　口腔颌面部软组织损伤

一、概述

口腔颌面部软组织创伤是最常见的颌面部创伤，它可以单独发生，也可以与牙外伤、颌面部骨折同时发生。

（一）易发因素

口腔颌面部是人体的暴露部位，容易遭受损伤。特别是儿童，喜玩好动。而在运动中，自我保护意识薄弱，常导致口腔颌面部软组织不同程度的损伤。此外，由于儿童对危险的认识不足，意外损伤也较常见。

（二）分类

口腔颌面部软组织外伤可根据致伤原因和伤情特点分成多种类型。通常根据致伤原因将口腔颌面部软组织外伤分为火器伤、非火器伤和其他战伤。非火器伤又可分为擦伤、挫伤、切割伤、刺伤、挫裂伤、撕裂伤、咬伤等。

1. 非火器伤

（1）擦伤：这是粗糙物体与皮肤摩擦引起的损伤，儿童常因摔倒而擦伤颌面部。多发生于较突出的部位，如额头、颏部、颧骨、鼻尖等。表现为皮肤表层破损，创面边缘不整，少量出血，创面常附着泥沙或其他异物。由于皮肤感觉神经末梢暴露，十分疼痛。擦伤应清洁创面，除去附着于表面的污物、异物，暴露创面，任其干燥，也可用无菌凡士林纱布覆盖以预防感染。如创面已继发感染，需湿敷。

（2）挫伤：这是组织受到钝物打击或直接撞击所致的皮下、肌肉、骨与关节的损伤，表而皮肤无开放性损伤创口。儿童常因自我保护能力差而致伤。受伤后表现为皮下及深部组织遭受损伤而无开放性创口。伤处的小血管和淋巴管破裂，常有组织内渗血，形成瘀斑，甚至发生血肿。主要特点是局部皮肤变色、肿胀和疼痛。治疗原则是止血、止痛、预防感染、促进血肿吸收和恢复功能。早期需冷敷和加压包扎止血。如已形成血肿，止血后（约24~48小时）热敷、理疗或外敷中药，促进血肿吸收及消散。若血肿较大，在止血后无菌抽出积血，应加压包扎。血肿压迫呼吸道时应手术清除血肿减压。血肿如有感染，应予切开，清除脓液及腐败血凝块，建立引流，并应用抗生素控制感染。

（3）裂伤或挫裂伤：这是由较大力量的钝器或撞击造成的颌面部皮肤、软组织开放性损伤。表现为开放型伤口，边缘不整，组织水肿，裂口较深。常伴污物及发绀色坏死组织，深部组织出血、血肿，可伴开放性骨折。治疗原则是尽早行清创缝合术，清除污物及坏死组织，修整创缘、严密止血、精确对位缝合。一般应注射破伤风抗毒素。

（4）刺伤：这是由尖锐物器造成的软组织损伤。儿童常因口含棒状物跑步摔倒致腭部或咽旁戳伤。常为非贯通伤，入口小，伤道深。刺伤锐物器折断可作为异物存留于创口内。临床上可见小的伤口，有时可见异物存留。金属异物存留时摄X线片有助于诊断。非金属异物存留时可行超声波检查。治疗原则是彻底清创，及早清除异物、严密止血。创口充分引流，全身应用抗生素。肌注破伤风抗毒素。

（5）切割伤：指锐器切割造成的软组织开放性损伤。创缘整齐，一般无软组织缺损，感染较轻。伤及知名血管可引起大量出血，伤及面神经和涎腺导管可引起相应症状。治疗原则尽早行清创缝合术、仔细对位缝合。伤及血管、神经、涎腺导管者应做相应处理。同时应用破伤风抗毒素。

（6）撕裂伤及撕脱伤：是由较大机械力量将软组织撕伤或撕脱所造成的损伤。撕脱伤常见于机械绞拉力所致大块头皮或部分而颊部软组织被撕脱，严重者甚至可将整个头皮连同耳部、眉毛及上眼睑同时撕脱。撕脱伤创面大，伤情重，出血多，疼痛剧烈，容易出现创伤性休克。其创缘多不整齐，皮下及肌肉组织均有挫伤，常有骨面裸露。撕脱伤应尽早清创缝合，将软组织复位，有休克者先纠正休克。撕脱伤有血管可吻合者应在清创后立即行撕脱组织吻合血管再植术；如撕脱的组织瓣损伤过重，应在清创后，尽早行游离皮片移植术，消灭创面。

（7）动物伤：包括咬伤、抓伤或踢伤、撕伤、蜇伤等。这类伤的伤情较为复杂，常合并组织撕裂、撕脱、钝挫伤和硬组织损伤。由于动物的涎液、牙、爪可能带有特殊致病菌，可能引发特殊感染，如狂犬病、猫抓病等，因此，强调彻底清创，反复冲洗。对狗咬伤的病例，应做预防狂犬病处理。

（8）烧伤：包括火焰烧伤、过热物体灼伤、过热液体烫伤、化学物质烧伤等。烧伤特点是组织反应既快又重，面部水肿特别严重。颌面部烧伤后，由于唇、鼻部肿胀，张口困难，鼻孔狭小，呼吸常受影响。若伴有呼吸道烧伤时，更易并发呼吸道梗阻。烧伤对局部是个强烈刺激，常发生剧烈疼痛，易发生高热及休克，儿童更为常见。

烧伤的治疗原则如下。

1）首先检查有无呼吸道烧伤，如有，则应采取必要措施，防止并发症。

2）清理创面，剃去毛发，以减少污染。

3）小面积Ⅲ度烧伤，可用冷水清洗，并持续湿敷，以减轻疼痛，清洁创面，减少渗出。

4）面部烧伤宜行暴露疗法，因包扎后妨碍面部功能及颌面部护理，不能及时清除其分泌物，易使创面感染。

5）轻度烧伤一般可在1周内愈合。对面部深Ⅱ度及Ⅲ度烧伤，应在麻醉下剥除焦痂，早期植皮。

（9）冻伤：因气温过低或接触低温物体引起，表现为局部充血、发绀、水疱或坏死等。治疗原则：一度冻伤可用1∶1000新洁尔灭溶液或乙醇溶液清洁，局部用各种冻伤软膏外敷包扎。二度冻伤做局部清洁和保温后暴露创面，小水疱不必切开，大水疱用无菌针头抽干后涂布创伤膏。三度冻伤坏死组织分界明显时应做坏死组织切除，创面力争早期植皮。二度以上冻伤应注射破伤风抗毒素。

2. 火器伤　包括 枪弹伤和爆炸伤等。枪弹伤较少见，偶有猎枪误伤的情况。以下简述爆炸伤。

爆炸伤是由爆炸造成的软组织损伤。多因儿童误触爆炸物引爆或保护不当致伤，如雷管、爆竹致伤等。此类创口极不整齐，外翻且伴有组织缺损，创面污染严重，有大量的坏死组织和异物，常伴有开放型粉碎性骨折和骨缺损。可伴有休克昏迷及颅脑损伤。

治疗原则：保持呼吸道通畅，纠正休克，及时处理颅脑损伤及其他严重并发症。对伤口及早彻底清创，尽量保留可存活组织，对位或定向缝合，尽量消灭创面。同期处理骨折。对软组织缺损作二期处理。术后应用抗生素及破伤风抗毒素。

（三）治疗原则

1. 生命体征的评估 在对口腔颌面部软组织创伤进行清创缝合术之前，首先必须对患者进行伤情评估，如有窒息、休克、颅脑损伤和重要脏器损伤，应尽快进行抢救。确保在患者生命体征平稳的基础上施行口腔颌面部软组织清创缝合术。

2. 清创缝合的时限 在患者生命体征平稳后，应尽早处理颌面创伤。由于面部血管丰富，组织抗感染及再生修复能力较强，创口易于愈合。因此，初期清创缝合的期限可适当放宽，即使伤后24～48小时甚至更久的创口，只要未出现明显的感染，清创后行初期缝合仍可取得良好的预后。

3. 尽量保留软组织 清创时要珍惜软组织，一般不轻易切除，除必须切除的坏死组织外，均应尽量保留。

4. 尽量缝合或关闭口腔贯通伤 在缝合颊部、口底及颌骨周围与口腔穿通的伤口时，应首先缝合口腔黏膜，再缝合肌肉，最后缝合皮肤，以免伤口继发感染；假如口腔黏膜有缺损，拉拢缝较困难，可设计邻近组织瓣转移修复；缺损范围较大时，可采用碘仿纱条覆盖保护创面，以待其生长肉芽组织自行愈合。

5. 及时修复软组织创面缺损 一般较清洁的缺损创面，可及时采用邻近皮瓣旋转或滑行等方法进行修复。对面颊部软组织大范围损伤者，有部分组织缺损，或软组织有明显移位者，伤口周围水肿明显或有感染症状时，均应采用伤口定位缝合法。定位缝合可以避免常规缝合后可能出现的张力过大、线头感染及伤口裂开等并发症。火器性开放性颌面部软组织伤也应使用高渗盐水湿敷，减张定向拉拢缝合。面颊部大型软组织洞穿性缺损时，不应勉强作相对拉拢缝合，因为勉强拉拢会引起周组织解剖移位，明显增加瘢痕畸形，为后期整复手术带来很大困难。

6. 伴颌面部骨折的清创缝合术 如果口腔颌面部软组织损伤与颌面部骨折同时发生，可在清创缝合术同时施行颌面部骨折切开复位内固定术，也可先施行清创缝合术，以后再进行颌面部骨折的治疗。清创缝合时应尽量保护骨组织并严密关闭骨创面。

7. 检查重要结构 在清创时要注意有无腮腺导管和面神经的损伤。对断离而又无缺损者要及时吻合神经和导管，或在后期做必要的相关处理，如导管再造和神经移植。

8. 麻醉 对于伤情较轻的口腔颌面部软组织损伤，可采用局部麻醉。对伤情较重和不合作的儿童，一般采用全身麻醉。

9. 术后用药 术后应常规使用抗生素预防感染。术后应根据具体情况选用不同的抗菌药物，必要时也可采用多种药物协同应用。除抗菌药物外，术后还应根据情况选用止血、消肿、漱口药物，必要时肌注破伤风抗毒素。

二、儿童口腔颌面部常见软组织损伤

（一）唇部损伤

唇部损伤以撕裂伤、撕脱伤或贯通伤多见，儿童常为跌倒所致，如果伴有牙折，还可能有牙碎片进入创口。唇部撕裂伤，特别是全层撕裂伤，由于口轮匝肌断裂后收缩，导致伤口明显暴露，易误诊为软组织缺损。唇部损伤清创缝合原则如下。

1. 应首先缝合肌层，将口轮匝肌复位后对位缝合，以恢复口轮匝肌的连续性；然后再按照唇的正常解剖外形缝合皮肤及黏膜。贯通伤应先缝合黏膜，再缝合肌层、皮肤。

2. 缝合皮肤的第一针应先缝合红唇缘处，以保证红唇缘处精确对位，然后还要保证缝合后干湿唇交界处伤口精确对位，使红白唇及干湿唇交界处呈线条流畅的弧线。

3. 在白唇上缝合时，如创缘不整齐，可少量修剪皮肤创缘，使术后瘢痕较细。

4. 如为撕脱伤，离体组织完好且离体时间未超过6小时，应尽量将离体组织缝回原处，术后酌情加用抗生素和扩血管药物。

5. 术后如有较大张力，可采用唇弓或蝶形胶布辅助减张。

6. 在处理唇部伤口时，唇弓或唇内部分尽量不用含肾上腺素的麻醉药物，避免因为血管收缩而使唇弓的"白线"不清楚，影响准确对位。

7. 唇部贯通伤清创缝合时应先缝合黏膜创口，重新消毒后再缝合创口和皮肤，以减少感染机会。

（二）颊部损伤

颊部损伤多见于刺伤、车祸伤及高处坠落伤。颊部损伤的治疗时尽量关闭创口和消灭创面，因为颊部组织比较疏松而有弹性，只要做好皮下潜行分离，充分游离周围皮肤，较大的创面也能关闭。

颊部损伤清创缝合原则如下。

1. 如无组织缺损，按照常规清创缝合术程序进行清创和对位缝合，先缝合口腔黏膜，再缝合肌层和皮肤。

2. 如有较小组织缺损，可利用颊部组织的弹性直接拉拢缝合；如组织缺损较大，不能关闭创口，可暂时只关闭创缘，遗留颊部洞穿性缺损，待行二期整复。

3. 如口腔黏膜无缺损，皮肤有缺损，应先对位缝合口腔黏膜，皮肤创面可定向拉拢缝合，或采用游离植皮、皮瓣等方法修复。

4. 面颊部切割伤时要注意有无神经导管的损伤，如伤及面神经会引起面瘫，伤及导管会引起涎瘘，清创缝合时也要注意避免伤及。

（三）舌体损伤

儿童舌体损伤多见于5岁以下幼儿，常因跌倒后牙齿咬伤所致，以舌体裂伤居多。

对舌部损伤行清创缝合时应遵循以下原则。

1. 舌的生理动度大，舌的长度与舌的功能关系密切，因此，舌部清创缝合术应尽量保持舌的长度；如有组织缺损，应按前后纵行方向进行缝合，不可把舌尖向后折转缝合。

2. 如果舌与邻近牙、口底黏膜等同时存在创口，应先关闭舌的创面，再关闭其他创口，以避免舌部创口与其他部位以后发生粘连，影响舌的活动。

3. 舌部血供丰富，组织愈合力强，一般在清创处理中不做组织切除，以尽量恢复舌的形态和功能。如为撕脱性损伤，应将完全离体后的舌组织在抗生素溶液浸泡后重新对位缝合，也可能发生完全或部分成活。

4. 舌体组织脆嫩，创伤后组织反应重，水肿明显，缝线在术后容易脱落，导致伤口裂开。因此缝合时应采用粗线大针，水平褥式加间断缝合，边距应较大，进针应深，多带肌肉，并打三叠结，以防创口裂开或缝线松脱。

5. 术后用药　舌体组织疏松，术后常发生较明显的水肿与疼痛，术后可给予消肿及止痛药物，并应采用药物含漱，保持口腔卫生。

（四）腭部损伤

腭部损伤多为刺伤、撕裂伤或贯通伤，儿童常因口含筷子、牙刷、小木棒、尖锐玩具等跌倒后刺伤腭部所致，软腭及硬腭均有可能伤及。由于儿童多数不配合治疗，为达到缝合效果并避免血液等吸入气管，一般在气管插管全身麻醉下施行手术。

腭部损伤应根据创口所在部位及损伤性质进行治疗。

1. 如伤口为尖锐物品刺伤，要注意伤道内有无异物，有无刺入上颌窦、咽侧或鼻腔等。

2. 如仅为腭部软组织撕裂伤，无硬组织缺损，直接缝合即可。

3. 如硬腭有组织缺损，导致口腔与鼻腔、上颌窦相通，可在邻近转移黏骨膜瓣，以封闭瘘口和缺损，也可在硬腭两侧行松弛切口，从骨面分离黏骨膜瓣，然后将接口处拉拢缝合，在两侧松弛切口处用碘仿纱条或吸收性明胶海绵填塞。

4. 如为软腭贯通伤，应分层缝合鼻腔黏膜、肌层及口腔黏膜。

5. 如腭部组织缺损太大，应作松弛切口减张缝合，或者制作腭护板隔离鼻腔与口腔，待二期手术治疗。

（五）口底软组织损伤

口底软组织损伤多见于下颌骨骨折后伴发损伤，或其他物品刺伤。因口底有舌神经、颌下腺导管及舌下腺等重要结构，处理口底软组织损伤时应遵循以下原则。

1. 由于口底与舌关系密切，口底损伤可累及舌运动受限，因此口底清创缝合术应尽量保持舌的长度，应按前后纵行方向进行缝合。同时避免舌部创口、口底黏膜发生粘连，影响舌的活动。

2. 口底软组织结构疏松，舌、口底、下颌骨等损伤都易引起口底水肿或血肿，即使很少量的积血也可能导致舌后坠，引起呼吸困难。因此，口底软组织损伤清创缝合术一定要注意对血肿的清理，对明显出血点要及时处理，并及时建立口内或颏下引流。

3. 口底损伤要检查有无颌下腺导管损伤，有无舌神经损伤，确认有损伤，可对导管施行改道术。

第三节　儿童颌面部骨折

一、概述

（一）儿童颌骨骨折原因

儿童发生颌骨骨折的原因国内报道多由于从高处跌落，其次是交通事故，再次为各种动物致伤和跌倒等。国外报道前三位的主要原因分别为交通事故、跌落伤和暴力致伤。10岁以前以跌落伤为主，10岁以后，交通事故和暴力致伤增加，成为主要原因。

（二）儿童颌骨骨折分类

1. 根据骨折线的多少　可分为单发性骨折、多发性骨折和粉碎性骨折。

2. 根据骨折的部位　可分为上颌骨骨折、下颌骨骨折等。

（三）儿童颌骨骨折的特点

1. 发病率较低　在所有儿童颌面创伤中，面部骨折占15%左右。儿童处于生长发育期，颌骨柔软、富有弹性，鼻窦发育不完善，加上未萌出的牙齿增加颌骨的力量，以及颌骨周围脂肪垫等软组织覆盖较厚，能耐受冲击力量，且儿童面上1/3相对面中、下1/3来说较为突出，因此遭受外力时，额骨受损的概率增加，而颌骨损伤的机会则相对少。较小的儿童，由于受到各方面的保护，受伤较少，且以跌落伤为主。随着年龄的增大，面部向前下方向生长，骨折发病率增加。

2. 骨折线多呈不规则状　儿童下颌骨骨折常在牙胚之间越过，可呈不规则形状，形成各种不典型的骨折线。儿童上颌骨骨折发生率相对较低，腭骨的矢状骨折在面中部较常见，原因是中线骨缝未融合，较为薄弱。上颌骨典型骨折直到10岁以后才常见，因为那时上颌突发育逐渐成熟，恒牙列开始下降。

3. 下颌骨骨折多于上颌骨骨折　儿童颌骨骨折多发生在下颌骨。文献报道下颌骨骨折占面部骨折的40%~55%，其次为上颌骨、额骨颧弓和牙槽突。下颌骨各部位骨折以髁突最多见，儿童髁突发育不完善，抗损伤能力差，最常发生颏部损伤致动能向后方沿下颌骨传导，压力集中于下颌关节区造成髁突骨折，儿童牙齿广泛接触的咬合关系尚未完全建立，不能起到成人咬合分散致伤力的作用。颏部损伤多位于尖牙区，可能与小儿下颌骨内恒牙胚的位置有关，恒尖牙萌出较慢，儿童下颌骨在尖牙未萌出之前位置较低，可紧抵下颌下缘，因此留下的下颌骨下缘骨质相对窄，致使该区骨质较为薄弱，易致骨折。上颌型骨折多数见于10岁以上的儿童。

4. 儿童颌骨骨折对颌面部生长发育的影响　下颌骨的生长包括下颌骨长度、宽度和高度3个方面的生长，整个生长过程基本上都在青春发育期前和青春发育期中结束。髁突是下颌骨的生长发育中心之一，髁突的完整性及其在颞下关节窝的正常位置对下颌骨的生长非常重要。髁突是下颌骨最易发生骨折的部位，髁突骨折的儿童，因损伤下颌骨生长发育中心或关节盘造成盘突粘连或伤后继发下颌关节强直，这些均会导致颌面部畸形。

面中部骨折对颌面部生长发育的影响与骨折的严重程度及骨折移位情况相关，最终可能影响面中部的凸度。面中部的骨折对于颌面部生长发育影响更大。16岁以下的儿童颅颌面创伤常常影响其正常发育，致使鼻窦消失或发育不全、额弓发育不全或骨量薄弱。因此，复杂病例需要较长时间周密的治疗。

（四）儿童颌骨骨折的诊断

1. 临床查体　对于颌骨受伤的儿童，首先要注意患儿全身情况，并且应仔细地进行局部检查。检查的重点是出血、瘀斑以及血肿的位置，压痛点的位置，骨折移位的表现等。对上颌骨骨折可用手指捏住上颌前牙轻轻摇动，以观察上颌骨有无活动。对下颌骨骨折可将双手拇指放在疑有骨折线两端的下颌缘处，双手食指放在可疑骨折线两端的牙上，两手做相反方向移动，感觉有无移动感以及骨摩擦感。

2. X线检查　对于儿童颌骨骨折的诊断主要依靠X线片帮助诊断。通过CT检查及三维重建，可以了解骨折线的部位、数目、方向，骨折的类型、移位情况，牙与骨折线的关系等。

（五）儿童颌骨骨折的治疗原则

在制订儿童颌面部骨折的治疗计划时，应综合考虑各方面因素，包括患儿的年龄（生长和发育情况）、骨折部位、损伤的复杂程度（有无骨折端移位、是否粉碎性及损伤部位数目等）、损伤的时间、有无伴发损伤以及手术途径（闭合或开放）等。

1. 治疗时机　颌骨骨折的治疗应及早进行，但合并颅脑、重要脏器和肢体严重损伤时，应先抢救伤员生命，待全身情况好转后，再行骨折治疗。由于儿童机体代谢旺盛，组织生长愈合能力强，发生骨折后3~4天即可获得初步愈合稳定，因此，应争取早期复位，不得迟于4~7天，否则复位困难。一般固定2周左右即可开始做适当活动，但部分复杂骨折要求固定4周，或者更长。儿童髁突骨折，易继发关节强直，更应尽早进行功能训练。

2. 治疗方法的选择　非手术治疗是儿童颌面部骨折处理的首选方法，正畸辅助下的颌间牵引已在临床上广泛运用。保守性治疗方法可以普遍用于临床，减少患儿的痛苦以及创伤，并且可以避免开放性手术对恒牙胚的损伤。儿童牙列在不断生长发育，对轻度咬合不良及颌骨畸形一般不需要纠正。对于移位较明显或复杂的粉碎性骨折、开放性骨折，如预计采用非手术治疗不能获得满意的固定效果，则应尽早进行切开复位内固定手术。

儿童颌骨骨折固定与成年人有明显不同。

（1）由于儿童愈合能力较强，对骨折固定的稳定性要求不严。

（2）儿童颌面骨折时颌间固定形式受牙列状况影响，乳牙列及恒牙列期，牙列无明显松动时，可以应用不锈钢丝、牙弓夹板采用单颌固定或颌间固定的方法进行固定；混合牙列期或牙列松动、牙齿太少、牙齿有明显松动时，则采用树脂黏接的牙托、塑料夹板、金属托槽等方法固定。

（3）成人骨折复位对殆关系要求极为严格，而儿童随着乳牙脱落，恒牙相继萌出，殆关系在混合牙列期和在恒牙列初期，始终处于不稳定状态。而儿童骨弹性大、再塑性强，因此在儿童骨折复位中轻度的错位是允许的。

儿童颌骨骨折较少应用切开复位法，特别是幼儿，因颌骨体布满牙胚，钻孔结扎易致其损伤，会造成永久性的损害。较大的儿童因骨质稍厚，也有采用骨间结扎法固定。如必须作切开复位固定时，应注意避免损伤牙胚。

颌骨骨折线上的牙齿，常用作骨折段的固位，因此应尽量保留。青少年患者年轻恒牙根尖孔尚未完全形成，抗感染能力相对好，应尽量保留牙齿。颌骨骨折合并软组织伤，需一并处理，先关闭软组织创面为骨折愈合创造条件，再行骨折治疗。

3. 不同年龄段颌骨骨折治疗方法的选择

（1）乳牙列期（6岁前）：牙胚占了颌骨体积的很大比例。由于乳牙冠短、牙根有吸收，不利于做颌间固定。但此期若无缺失牙及明显松动的乳牙，可争取采用单颌牙弓夹板，用树脂黏结或不锈钢丝结扎固定。

（2）混合牙列期（6~12岁）：乳牙根逐渐吸收不宜作为固位牙，而新萌出的恒牙牙根尚未发育完全，有的牙冠也未完全萌出，也不宜做牙弓夹板结扎。在此期发生的骨折采用传统的颌间固定方法受到限制，可采用颅颌弹力绷带固定或复合树脂夹板行颌间固定。混合牙列期不能采用颌间固定的多发性骨折或明显移位骨折才考虑手术内固定。下颌骨骨折手术内固定时尽量靠近下颌骨下缘，不要伤及其上的恒牙胚，骨折线上的恒牙胚不能轻易取出。

（3）儿童、青少年（12~18岁）：骨折固定方法基本和成人相似。

4. 常见各类型颌骨骨折的治疗方法选择

（1）青枝型或不完全型骨折：流食、软食及适当功能限制，多数可愈合，不需要做过多治疗。

（2）下颌骨体骨折：骨折线多为后上向前下的长斜型，有骨段轻度移位，需要做复位和固定。

（3）髁突骨折：多数为青枝骨折，无弯曲或移位一般不会造成后期关节功能对抗，很少继发关节强直，也不会影响生长发育。儿童髁突具有很强的改建能力，骨折后早期均应采取闭合性治疗，可采用颅颌弹性绷带固定，通过降低关节压力，建立升支垂直高度，调整上下颌相对凸度以适应髁突功能性改建。儿童髁突骨折一般不主张手术切开复位和固定，复位固定术会破坏颌骨生长中心，影响颌骨发育，手术干预对髁突生长发育的干扰可能比骨折本身更严重。

（4）颧上颌复合体骨折：是最常见的儿童面中部骨折，应尽量采用闭合性治疗。切开复位坚强内固定的指征是骨折段严重移位、眼球内陷、眼球运动受限及复视等。

5. 颌骨骨折内固定材料　临床上可使用钛板及可降解生物接骨板，如聚乳酸生物可降解材料固定。聚乳酸在体内可被水解成无毒产物。由于材料的水解作用，接骨板发生收缩，产生自身加强固定作用。由于可吸收接骨板强度不足，应注意掌握适应证，同时术后需要配合3~5天的颌间牵引固定。

二、儿童下颌骨骨折

儿童下颌骨骨折多因高空掉落伤、车祸及骑自行车摔倒所致。

（一）临床特点

下颌骨是颅面部唯一可活动的骨骼，其解剖形态特殊，生理功能复杂，又居于面下部的突出位置，结构上存在薄弱区。下颌骨骨折的发生率居颌骨骨折的首位。下颌骨骨折发生的部位，以颏部和体部骨折的发生率最高，其次是下颌角部和髁突颈部骨折。这些部位的骨折可以单独发生或合并发生，可以是直接骨折也可以是间接骨折。

下颌骨骨折发生的部位不同，临床表现各异，通过损伤史、临床检查及X线或CT检查可以明确诊断。

（二）治疗

1. 手法复位　儿童下颌骨骨折，手法复位主要用于新鲜的并且移位不大的线性骨折，如颏部骨折的复位。复位后应作单颌或颌间固定。手法复位应在局麻或全麻下进行。具体方法如下：常规消毒铺巾，助手用手握住骨折前段（近中），术者用手握住骨折后段向相反方向牵引并同时向下用力，或术者自己用双手握住骨折的前后段向相反方向牵拉，同时握住骨折后段的手向下用力，一般都能复位，但要防止用力过猛撕伤黏膜及人为下颌关节脱臼。复位成功以断端两侧邻近平面基本在同一水平面，或咬合关系基本正常为准。复位后术者固定好已复位的下颌骨，助手立即行单颌或颌间固定，如牙弓夹板拴扎、牙周夹板、不锈钢丝唇弓黏接法、塑料基托环颌结扎法等。

2. 颌间牵引　方丝弓技术：在每一个牙齿上黏接托槽（第一磨牙或第二乳磨牙），骨折部位两端托槽沟尽可能在同一水平线上，有利于弓丝入槽。根据骨折部位及错位程度，首先在局麻下手法复位，选用"0.018×0.025"不锈钢丝预制成与牙马弧度一致的弓丝，放置于托槽沟内，结扎固定，选用不同型号的橡皮圈挂在托槽的翼钩上行不同方向的颌间牵引，使错位的骨折断端复位并固定。固定期间患儿加强口腔卫生清洁和营养，给予适当抗生素抗感染，不定期复诊，调整橡皮圈，4周后改为单纯固定，6周拆除固定装置。该方法能恢复良好的咬合关系及咀嚼功能。

带钩牙弓夹板和橡皮圈进行颌间牵引固定，多用于不能达到正确的咬合关系的患儿。首先进行上下颌牙弓夹板拴扎固定两周，再用橡皮筋行颌间牵引，恢复正常的咬合关系。

3. 颅颌外固定架固定 选用正畸头帽和颏兜，以橡皮圈行颅颌弹力牵引2~3周，适用于青枝骨折和其他方法的辅助治疗。

4. 颌周结扎固定 适用于无牙的下颌骨体部骨折。以不锈钢丝环绕下颌骨体，钢丝两端在义齿基托或制作好的聚酯夹板、金属帽状夹板上结扎固定，使骨折段获得固定。

5. 切开复位内固定 主要适用于有软组织伤口的开放性骨折或已有错位愈合的陈旧性骨折，常见部位是颏部和体部骨折。

手术方法：全麻下沿前庭沟切开，复位骨折块，以一块小型接骨板沿下颌下缘处行坚强内固定。术中应注意分离保护颏神经，小的骨折块尽量保留放回原位，不需要固定。下颌角骨折，沿下颌支前缘切开，于外斜线处固定一块小型接骨板。

下颌骨骨折还可采用骨间结扎固定。手术方法：暴露骨折断端，在断端旁穿孔，然后穿过不锈钢丝，进行结扎，将骨折段固定在正确的位置上。骨间结扎固定的手术进路应根据受伤部位而定，以能暴露骨折断端为目的。钻孔的部位在下颌体近下缘处，以防损伤下牙槽神经血管、牙胚或牙根，孔的位置以距离骨断面0.5~1.0cm为宜，钻孔数目一般3~4个，结扎后即可防止其移动。

三、儿童髁突骨折

儿童髁突骨折是下颌骨骨折的一种，因其处理方法不同，故分开叙述。

（一）临床特点

对有颌面部损伤史的患儿应注意检查颏部及颞下颌关节区有无创伤。髁突骨折常发生在它的颈部，如一侧骨折线在翼外肌附着点之下，则髁突头常因翼外肌的牵拉而致髁突向前内侧移位，髁突头也可以脱出关节囊而到关节凹外。同时，下颌升支部因咬肌、翼内肌和颞肌的牵拉向上移位，使对侧牙及前牙呈开𬌗，不能向对侧作侧颌运动。如骨折发生在关节囊内，翼外肌附着点之上，骨折可不发生移位。双侧髁突骨折时，髁突头向内下移位，由于受升颌肌的牵拉，整个下颌骨段则向上移位，使前牙开𬌗更加明显。髁突骨折常为闭合性，除骨折段移位引起的症状外，还可伴有耳前区的疼痛、张口受限、局部肿胀和压痛，个别严重的髁突骨折，关节突可穿过下颌关节凹顶而进颅中窝，造成颅脑损伤。

结合损伤史、关节区肿痛、张口受限及咬合关系紊乱等特点，髁突骨折诊断不难，还可以通过曲面断层片及CT辅助诊断。临床检查应仔细，遗漏诊断的也不少见。

（二）治疗

1. 手法复位　主要用于新近的、移位不明显的线性骨折。手法与颞下颌关节急性脱位的复位方法基本一致。其目的主要是恢复咬合关系后行颌间固定。

2. 颌间牵引

（1）带钩牙弓夹板和橡皮圈牵引：多用于不能达到正确的咬合关系的患儿。首先进行上下颌牙弓夹板拴扎固定两周，再用橡皮圈行颌间牵引恢复正常的咬合关系。其优点是取材容易，操作简单。缺点是对乳牙和混合牙列患者进行钢丝结扎和牙弓夹板固定比较困难；牙弓夹板固定结扎时，结扎丝通过牙间隙结扎于牙齿上，造成对牙周组织的第二次损伤；牙弓夹板固定不能很好地清除附着在牙弓夹板和结扎丝上的食物残渣，牙龈炎的发病率高，对牙周组织损害很大。

（2）正畸固定矫治器牵引：在第一磨牙或第二乳磨牙上黏带环，第二前磨牙或第一乳磨牙上黏托槽，托槽槽沟与带环颊面管位置一致。用0.016或0.018英寸正畸弓丝弯制与牙弓弧度一致的唇弓，结扎第二前牙或第一乳磨牙，检查复位后的咬合关系，最后用弹性橡皮圈进行颌间结扎牵引，橡皮圈牵引力量和方向与肌肉牵引力和方向相反。前牙开颌者在早接触侧上、下后牙间垫入3mm厚橡皮垫，视具体情况逐渐减少橡皮垫厚度，1周后除去橡皮垫。根据骨折愈合原则，早期以固定为主，晚期以活动为主，颌间牵引固定7~10天后即行开口进食。通过开口进食、食后固定交替进行，该方法避免了因颌间固定长时间限制下颌运动造成关节强直，一般固定4周即可拆除牵引，这样既改善了患者饮食和语言困难，又缩短了固定时间。

3. 颅颌外固定架固定　对于翼外肌附着上方骨折而无移位者，可不作颌间固定，只限制下颌运动，保持正常的咬合关系即可。对于外伤致上颌不能行牙弓夹板拴扎或正畸托槽黏接，并且一侧或双侧髁突骨折致下颌骨移位者，可在下颌牙列上安放牙弓夹板，并在头部制作石膏头帽，将固定支架埋入石膏头帽，支架伸向正前方，然后在牙弓夹板与支架间行弹性牵引，使下颌向前及正中牵引复位。

4. 骨折片取出术　髁突矢状面骨折，如骨折片移位明显与髁突完全脱离；骨折片影响张口及咬合且保守治疗无效；髁突粉碎性骨折而不能固定者，可行手术摘除碎骨。术前可行X线或CT检查，明确骨折片移位方向及其位置。如骨折片向髁突内侧移位，可从患侧口内切口进入并在颞下颌关节内镜辅助下摘除骨折片。

5. 切开复位内固定　目前，关于儿童髁突骨折开放性复位仍然存在很大争论。大多数医师采用闭合性治疗，开放性复位的报道比较少，适应证有：髁突移位入颅中窝；闭合性治疗失败仍存在咬合不良；髁突从关节囊中撕脱；双侧髁突骨折合并面中部粉碎性骨折；髁突移位明显成角畸形大于45°。

开放性复位的手术方法与成人相同，手术入路有：耳前切口、下颌后切口、下颌下切口和口内切口。口内入路由于显露有限，较少使用，仅用于移位程度较小的髁突低位骨折。

儿童髁突固定方法多样，根据术者的经验可以单独或联合使用钢丝、拉力螺钉、小钛板，甚至外固定器等。值得注意的是，与成人相比，儿童髁突的皮质骨比较薄弱、松质骨松软，坚强内固定的强度较低，而且儿童髁突软骨容易脱离，因此对外科医师的手术技巧要求很高。

6. 微创手术　具采用与下颌骨矢状劈开相似的口内切口，翻开下颌骨升支外侧的骨膜和咬肌，插入直径为4mm、30°角的内镜，在监视器下复位骨折片，通过穿颊器或者直角骨钻和螺丝起子进行固定。通常使用四孔或者五孔钛板。采用这种方法的优点是面部没有瘢痕，而且减少了面神经损伤的可能。

四、儿童复杂性骨折

儿童颌面部复杂性骨折的伤情特点是：面部畸形、咬合关系紊乱和张口受限；常伴发颅脑和多器官损伤；可出现呼吸道梗阻、窒息，而危及生命；骨折愈合快，若处理不当或延误治疗可发生错位愈合，增加了治疗难度。

面部复杂性骨折的治疗原则应包括：尽可能早期完成修复和重建，暴露所有骨折块，精确的解剖复位和坚强内固定，即时骨移植，确切的软组织处理。对颌面部复杂性骨折需要树立整体观念，全面了解伤情。若为开放性骨折，应将清创与骨折固定同期进行；闭合性骨折，应争取在软组织出现严重水肿之前施术。合并颅脑损伤者应常规行CT扫描，可正确评估颅脑损伤的程度、意识状态，也可作为判断颅脑损伤程度的主要指标之一。在全身情况能够耐受麻醉时，应尽早处理颌面部骨折。如果未能早期手术时，则应在软组织肿胀基本消退后施术。

手术方式以切开复位内固定为主。对于口内切口难以达到的病例，可辅以头皮冠状切口，从一侧耳屏前向上延伸发际内2mm至对侧耳屏切口。注意保护面神经的颧支、颞支及眶上神经血管束。此切口可显露额骨、颞骨、颧弓、上颌窦前壁颧骨的颞突及部分眶底。也可同时在口内前庭沟作辅助切口，如此手术显露范围更大，以利于操作。对同时伴有骨缺损，需要行少量植骨者，可就近切取半层颅骨片，或筋膜颅骨瓣，以供植骨。颅顶供骨最大特点是：避免了在身体其他部位再作切口，创伤小，大大减少了患者的痛苦，且供骨区术后反应轻。对爆裂性眶底骨折、眼内容物嵌入，造成复视者，一定要将眶内容物重新复位。

手术后再辅以颌间固定和弹性牵引调整咬合关系。但随着精确复位技术的提高和坚强内固定的广泛应用，原来在上下颌骨骨折中经常使用的颌间牵引技术的使用正在减少。以下三种情况仍应进行颌间牵引。

1. 上颌骨粉碎性骨折　由于骨折块多，咬合关系紊乱严重，手术复位十分困难。

2. 骨折时间较长 骨缝中充满肉芽组织或原发性骨痂，咬合关系紊乱严重影响正常复位的患者。

3. 术后咬合关系不十分理想的患者 骨折超过半个月以上咬合紊乱的择期手术病例，可术前先行颌间牵引或颅颌牵引调整咬合关系。从而减少手术复位难度，缩短手术时间，提高手术安全性和成功率。

第十一章 儿童口腔颌面部肿瘤

第一节 概 述

除唇腭裂等先天性发育畸形外，儿童口腔颌面外科常见手术便是肿瘤或类肿瘤疾病。儿童肿瘤或类肿瘤疾病往往与胚胎性、发育性或遗传性肿瘤关系十分密切。例如，与发育性有关的牙源性始基囊肿、含牙囊肿、鳃裂囊肿、甲状舌管囊肿，具有肿瘤与畸形双重特性的脉管瘤、畸胎瘤、错构瘤，以及与遗传因素有关的牙源性角化囊肿、神经纤维瘤病等。

由于儿童各系统、器官的生长发育处于比较活跃的状态，各系统、器官的生长发育还没有完成，对疾病、麻醉和手术的耐受程度等方面与成人相比都有比较大的差异。即使不同年龄的小儿，新生儿期、婴儿期、幼儿期、学龄前期、学龄期等亦可表现出对疾病完全不同的反应。如血管瘤，在新生儿期和婴儿期生长速度比较快，随着年龄的增大，生长速度减慢、停止，甚至会消失。

患儿无法询问病史，一般来自其父母。有时病史不完整，主要依赖于临床检查。对于肿瘤患儿，CT和MRI的检查是必不可少的。尤其是MRI的检查，时间较长，患儿不配合，必须在镇静或麻醉的情况下才能获得清晰的图像资料，而成人则不需要镇静或麻醉。

患儿对手术的耐受性较成人低得多，因此，手术尽可能精细、轻柔操作，时间不宜过长。由于患儿的血容量较成人低得多，对患儿手术要正确计算出血量，及时补充血容量和计算输液量是非常重要的，以使患儿平稳度过手术期。

由于手术后的不适和疼痛，加上患儿不知道什么是有利于术后的康复，常常做出相反的举动而不利于伤口的愈合。因此，我们要经常观察患儿的情况，仔细轻柔地换洗，并同患儿父母及时沟通，尽可能避免不利因素的存在，使患儿早日康复出院。

总之，儿童口腔颌面部肿瘤，无论是肿瘤本身的分布特点，还是手术前检查、手术和手术后的护理，都与成人有很大的区别，医生在临床工作中需特别注意。

第二节　口腔颌面部软组织囊肿

口腔颌面部常见的软组织囊肿有唾液腺囊肿（黏液腺囊肿、舌下腺囊肿、腮腺囊肿等）、皮脂腺肿、皮样囊肿、甲状舌管囊肿及鳃裂囊肿等，其中以黏液腺囊肿、舌下腺囊肿尤为多见，以下分别介绍儿童口腔颌面部常见的几种囊肿。

一、唾液腺黏液囊肿

唾液腺黏液囊肿包括小唾液腺黏液囊肿及舌下腺囊肿，也是较为常见的唾液腺瘤样病变。

（一）病因

1. 唾液腺黏液囊肿　根据其病因及病理表现的不同，可分为外渗性黏液囊肿及潴留性黏液囊肿。外渗性黏液囊肿占黏液囊肿的80％以上，组织学表现为黏液性肉芽肿或充满黏液的假囊，无上皮衬里。许多研究表明，外渗性黏液囊肿的发生系导管破裂、黏液外漏入组织间隙所致。如 Bhaskar 等结扎小鼠下颌下腺和舌下腺导管，未见黏液囊肿产生。但将导管切断，任凭唾液流入组织间隙内，则可产生类似人体的黏液囊肿，含有黏液的囊样腔隙有结缔组织或肉芽组织衬里，这提示外渗性黏液囊肿是由创伤引起的。

2. 潴留性黏液囊肿　很少见。组织学表现有三个特点：有上皮衬里、潴留的黏液团块及结缔组织被膜。潴留性黏液囊肿的发病原因主要是导管系统的部分阻塞，可由微小涎石、分泌物浓缩或导管系统弯曲等原因所致。

（二）临床表现

1. 黏液囊肿　是最常见的小唾液腺瘤样病变，好发于下唇及舌尖腹侧，这是因为舌体运动常受下前牙摩擦，以及自觉或不自觉地咬下唇动作使黏膜下腺体受伤。囊肿位于黏膜下，表面仅覆盖一薄层黏膜，故呈半透明、浅蓝色的小泡，状似水泡。大多为绿豆至黄豆大小、质地软而有弹性。囊肿很容易被咬伤而破裂，流出蛋清样透明黏稠液体，囊肿消失。破裂处愈合后，又被黏液充满，再次形成囊肿。反复破损后不再有囊肿的临床特点，而表现为较厚的白色瘢痕状突起，囊肿透明度减低。

2. 舌下腺囊肿　最常见于青少年，临床上可分为三种类型。

（1）单纯型：为典型的舌下腺囊肿表现，占舌下腺囊肿的大多数。囊肿位于下颌舌骨肌以上的舌下区，由于囊壁菲薄并紧贴口底黏膜，囊肿呈浅紫蓝色，扪之柔软有波动感。囊肿常位于口底的一侧，有时可扩展至对侧，较大的囊肿可将舌抬起，状似"重舌"。囊肿因创伤而破裂后，流出黏稠而略带黄色或蛋清样液体，囊肿暂时消失。数日后创口愈合，囊肿又长大如前。囊肿发展很大时，可引起吞咽、言语及呼吸困难。

（2）口外型：又称潜突型。囊肿主要表现为下颌下区肿物，而口底囊肿表现不明显。触诊柔软，与皮肤无粘连，不可压缩，低头时因重力关系，肿物稍有增大。穿刺可抽出蛋清样黏稠液体。

（3）哑铃型：为上述两种类型的混合，即在口内舌下区及口外下颌下区均可见囊性肿物。

（三）诊断与鉴别诊断

舌下腺囊肿需与口底皮样囊肿及下颌下区囊性水瘤相鉴别。

1. 口底皮样囊肿　位于口底正中，呈圆形或椭圆形，边界清楚，表面黏膜及囊壁厚，囊腔内含半固体状皮脂性分泌物，因此扪诊有揉面团样感觉，无波动感，可有压迫性凹陷。肿物表面颜色与口底黏膜相似而非浅紫蓝色。

2. 下颌下区囊性水瘤　常见于婴幼儿，穿刺检查见囊腔内容物稀薄，无黏液，淡黄清亮。涂片镜检可见淋巴细胞。

（四）治疗

1. 小唾液腺黏液囊肿　可在抽尽囊液后，向囊腔内注入2%碘酊0.2～0.5mL，保留2～3分钟，再将碘酊抽出，目的是破坏上皮细胞，使其失去分泌功能而不再形成囊肿。也可注射20%氯化钠溶液。但最常用的治疗方法仍为手术切除。

手术方法如下：局部浸润麻醉下，纵向切开黏膜（见图11-1）。在黏膜下、囊壁外面钝、锐性分离囊壁，取出囊肿。周围腺组织应尽量减少损伤，和囊肿相连的腺体应与囊肿一并切除，以防复发。反复损伤的黏液囊肿可形成瘢痕并与囊壁粘连，不易分离。

此类病例可在囊肿两侧作梭形切口，将瘢痕、囊肿及其邻近组织一并切除，直接缝合创口。

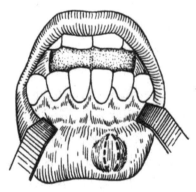

图11-1 下唇黏液腺囊肿切口示意图

2. 舌下腺囊肿　切除舌下腺，残留部分囊壁不致复发。口外型舌下腺囊肿全部切除舌下腺后，将囊腔内的囊液吸净，在下颌下区加压包扎，而不必在下颌下区做切口摘除囊肿。对全身情况不能耐受舌下腺切除的患儿，可作简单的成形性囊肿切开术，即袋形缝合术，切除覆盖囊肿的部分黏膜和囊壁，放尽液体，填入碘仿纱条。待全身情况好转后再行舌下腺切除。

附：舌下腺切除术手术方法（见图11-2）。

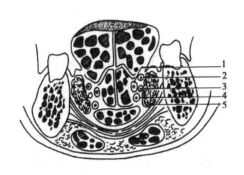

1—舌深静脉；2—颌下腺导管；3—舌神经；
4—舌深动脉；5—舌下腺

图11-2　舌下区口底重要结构

1. 病人取仰卧位，儿童用经鼻腔或口腔气管插管全麻。
2. 在黏膜与囊壁或舌下腺之间注射1∶20万U肾上腺素盐水。
3. 切口　用开口器维持开口状态，用口镜或压舌板压舌向对侧，显露患侧口底，确认下颌下腺导管开口及舌下皱襞位置，在舌下皱襞外侧作弧形切口。切口与牙龈缘平行，后方达第二磨牙近中。
4. 分离、切除舌下腺　用蚊式血管钳在黏膜下仔细分离。舌下腺前份有小分泌管通向黏膜表面及下颌下腺导管，用眼科组织剪剪断。自舌下腺表面分离周围组织，提起舌下腺前端，继续分离舌下腺的深面及内侧面。同时分离靠近腺体的舌下腺囊肿的囊壁，分离切断后继续分离舌下腺后份，在其与下颌下腺前内相接处将其全部游离，如连接紧密不易分离，则可先钳夹后再剪离，遗留的残端予以缝扎。

游离舌下腺时应注意下颌下腺导管、舌神经及舌深动静脉的位置及走向，避免损伤（见图11-3）。舌神经由后向前，先位于舌下腺与下颌下腺导管之间，绕过下颌下腺导管深面后再绕进其内侧，以后进入舌体。如不慎将下颌下腺导管剪断，应将导管两断端游离并做好标记，手术结束时作导管断端吻合，或将导管近腺端侧壁缝于黏膜一侧的切缘，形成新的开口，以免导管阻塞。在分离舌下腺后内方深面时，应注意舌下动静脉到舌下腺的分支，予以结扎，否则易引起出血或术后血肿。

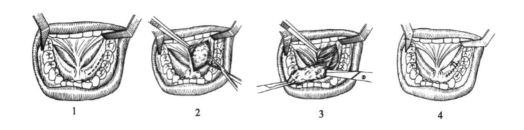

1—切口；2—游离舌下腺；3—摘除舌下腺；4—缝合创口

图11-3 舌下腺切除术手术方法

5. 创面处理　冲洗创口，仔细检查创口有无出血点，特别是舌下腺后部，须彻底止血。黏膜复位后缝合3~5针即可，不宜过紧、过密，切勿将下颌下腺导管缝扎。为预防血肿，创口内置入橡皮引流条，应将其缝合固定，以免进入创口内。

术后处理：术后1~2天抽去引流条，7天拆线。术中如误将下颌下腺导管结扎或缝扎，唾液排出受阻，术后数小时即可发生急性下颌下腺肿胀，应将可疑缝线拆除，松解被结扎的导管。

二、皮样或表皮样囊肿

皮样囊肿或表皮样囊肿由胚胎发育时期遗留于组织中的上皮细胞发展而形成，表皮样囊肿也可以由于损伤、手术使上皮细胞植入而形成。皮样囊肿囊壁较厚，由皮肤和皮肤附件所构成，囊腔内有脱落的上皮细胞、皮脂腺、汗腺和毛发等结构，中医称为"发瘤"。囊壁中无皮肤附件者，则为表皮样囊肿。

（一）临床表现

皮样或表皮样囊肿多见于儿童及青年。皮样囊肿好发于口底、颏下，表皮样囊肿好发于眼睑、额、鼻、眶外侧、耳下等部位。生长缓慢，呈圆形。皮样囊肿常位于黏膜或皮下较深的部位或口底诸肌之间。囊肿表面的黏膜或皮肤光滑，囊肿与周围组织、皮肤或黏膜均无粘连，触诊时囊肿坚韧而有弹性，似面团样。

皮样或表皮样囊肿一般无自觉症状，但位于口底正中、下颌舌骨肌、颏舌骨肌或颏舌肌以上的囊肿，则多向口内发展。囊肿体积增大时可以将舌推向后上方，使舌体抬高，影响言语，甚至发生吞咽和呼吸功能障碍；位于下颌舌骨肌或颏舌骨肌以下者，则主要向颏部发展。

（二）诊断

皮样囊肿的诊断除根据病史及临床表现外，穿刺检查可抽出乳白色豆渣样分泌物，有时大体标本可见毛发。在镜下可见有脱落的上皮细胞、毛囊和皮脂腺等结构。

（三）治疗

在口底下颌舌骨肌，特别是颏舌骨肌或颏舌肌以上的囊肿，应在口底黏膜上做弧形切口，切开黏膜，显露囊壁。因囊壁较厚故可用手指或钝器分离囊肿，完整摘除；如囊肿位于下颌舌骨肌以下，则应在颏下部皮肤上做切口。囊肿摘除后，分层缝合创口。

颅面部表皮样囊肿应沿皮纹在囊肿皮肤上做切口，切开皮肤及皮下组织，显露囊壁，然后将囊肿与周围组织分离，完整摘除，分层缝合。

三、甲状舌管囊肿

（一）发生机理

胚胎发育第4周时，第一对咽囊之间，咽腔腹侧壁的内胚层向下方陷入，形成一个憩室状结构，即甲状腺始基；以后逐渐向下面的间质内伸展，借甲状舌管和咽表面的上皮粘连。第6周时，甲状舌管自行消失，在起始点处仅留一浅凹即舌盲孔。如甲状舌管不消失时，由残存上皮分泌物聚积可形成先天性甲状舌管囊肿，若甲状腺下移过程中发生障碍，则可移位于此下降路线上的任何一点。

（二）临床表现

甲状舌管囊肿多见于1~10岁的儿童，亦可见于成年人。囊肿可发生于颈正中线，自舌盲孔至胸骨切迹间的任何部位，但以舌骨上下部最常见。囊肿生长缓慢，呈圆形，临床上常见者多如胡桃大，位于颈正中部位，有时微偏一侧。质软，周界清楚，与表面皮肤及周围组织无粘连。位于舌骨以下的囊肿，舌骨体与囊肿之间可扪及坚韧的索条与舌骨体粘连，故可随吞咽及伸舌等动作而移动。病人多无自觉症状。若囊肿发生于舌盲孔下面或前后部，可使舌根部肿胀，发生吞咽、言语及呼吸功能障碍。囊肿可以经过舌盲孔与口腔相通而继发感染。囊肿感染自行破溃，或误诊为脓肿行切开引流，则形成甲状舌管瘘，亦可见出生后即存在的原发。甲状舌管瘘如长期不治，还可以发生癌变。

（三）诊断与鉴别诊断

甲状舌管囊肿的诊断可根据其部位和随吞咽移动等而作出。穿刺检查可抽出透明、微混浊的黄色稀薄或黏稠性液体。对甲状舌管瘘还可行碘油造影以明确其瘘管行径。

甲状舌管囊肿应与舌异位甲状腺鉴别。舌异位甲状腺又简称舌甲状腺，常位于舌根部或舌盲孔的咽部，呈瘤状突起，表面紫蓝色，质地柔软，周围界限清楚。病人常有语言不清，呈典型的"含橄榄"语音，较大时可出现吞咽困难和不同程度的入睡后呼吸困难等梗阻症状。在婴幼儿期，可由于巨大甲状腺异位导致呼吸困难，在成人还可发生舌甲状腺腺瘤。用核素I^{131}扫描时，可见异位甲状腺部位有核素浓聚，此外，通过颈部B超检查也可辅助鉴别。

有时甲状舌管囊肿与异位甲状腺同时存在，即在甲状舌管囊肿中，可伴有下降不全的甲状腺组织，临床应注意检查鉴别，以免误诊误治。

（四）治疗

手术彻底切除囊肿或瘘管，除囊肿或瘘管外一般应将舌骨中份一并切除，若仅切除囊肿或瘘管，由于舌骨中可能存在微细的副管，可导致复发。

四、鳃裂囊肿

本病属于鳃裂畸形的一种。胚胎发育第3周时，头部两侧各有5对斜形突起、平行的鳃弓。鳃弓之间，外侧为凹进的沟形鳃裂所分离，内侧则为凸出的咽囊。鳃裂囊肿的起源尚有不同观点，多数认为系由胚胎鳃裂残余组织所形成。鳃壁厚薄不等，含有淋巴样组织，通常多覆有复层鳞状上皮，少数则被以柱状上皮。常因壁内淋巴结炎产生纤维化，使囊壁增厚。

（一）分类及临床特点

鳃裂囊肿位于面颈部侧方，根据鳃裂来源可将一侧面颈区分为上、中、下三部分。发生于下颌角以上及鳃腺区者常为第一鳃裂来源；发生于约相当肩胛舌骨肌水平以上者为中份，多为第二鳃裂来源；发生于颈根区者多为第三、第四鳃裂来源。临床上最多见的是第二鳃裂来源的鳃裂囊肿，其次为第一鳃裂来源，第三、四鳃裂来源比较少见。

第二鳃裂囊肿常位于颈上部，大多在舌骨水平，胸锁乳突肌上1/3前缘附近。有时附着于颈动脉鞘的后部，或自颈内、外动脉分叉之间突向咽侧壁。囊肿表面光滑，但有时呈分叶状。肿块大小不定，生长缓慢，病人无自觉症状，如发生上呼吸道感染后可以骤然增大。若有继发感染，可伴发疼痛，并放射至腮腺区。触诊时肿块质地软，有波动感，但无搏动，此可与颈动脉体瘤相区别。

鳃裂囊肿破溃后，可形成经久不愈的鳃裂瘘。先天未闭合者，称原发性鳃裂瘘。前者常为不完全瘘，即有外口无内口；后者常为完全瘘即有内口也有外口。第二鳃裂瘘的内口通向咽侧壁，外口一般多位于颈中上1/3，胸锁乳突肌前缘处。

第一鳃裂是唯一不消失的鳃裂，临床上第一鳃裂瘘比第一鳃裂囊肿多见，其瘘管外口可在耳垂至下颌角之间的任何部位，向前通向口角方向，向上后在面神经的深或浅面通向外耳道，内口可有可无。有时囊肿与瘘管可以并存。

第三、四鳃裂囊肿最为罕见。囊肿多位于颈根部，锁骨上区。如为鳃裂瘘则内口可通向梨状隐窝或食管入口部。囊壁内可含有残余胸腺及甲状旁腺组织。

（二）诊断

鳃裂囊肿可根据病史、临床表现及穿刺检查做出诊断。作穿刺抽吸时，可见有黄色或棕色的、清亮的、含或不含胆固醇的液体。鳃裂瘘常有黏液样分泌物（第一鳃裂瘘可伴有皮脂样分泌物）溢出。行瘘管造影检查可以明确其瘘管走向，协助诊断和治疗。

鳃裂囊肿可以恶变，或在囊壁上查到原位癌。原发性鳃裂癌极为罕见，只有在排除任何转移癌的可能性后，才能诊断为鳃裂癌。

（三）治疗

根治的方法是外科手术彻底切除，如遗留有残存组织，可导致复发。切除第二鳃裂囊肿或瘘时应勿损伤副神经，切除第一鳃裂囊肿或瘘时应特别注意保护面神经。

第三节　颌骨囊肿

颌骨囊肿可根据组织来源和发病部位而分类。由成牙组织或牙的上皮或上皮剩余演变而来的，称为牙源性颌骨囊肿。由胚胎时期的残余上皮所致的囊肿和由损伤所致的血液外渗性囊肿以及动脉瘤样骨囊肿等称为非牙源性颌骨囊肿。临床上均比较少见。

一、牙源性颌骨囊肿

（一）分类

1. 根尖周囊肿　本病以前称为根端囊肿，是由于根尖肉芽肿发展而来。根尖周肉芽肿因慢性炎症的刺激，引起牙周膜内的上皮残余增生，增生的上皮团中央发生变性与液化，周围组织液不断渗出，逐渐形成囊肿。如果根尖肉芽肿在拔牙后未做适当处理仍残留在颌骨内而发生的囊肿，则称为残余囊肿。

2. 始基囊肿　发生于成釉器发育的早期阶段，牙釉质和牙本质形成之前，在炎症和损伤刺激后，成釉器的星形网状层发生变性，并有液体渗出，蓄积其中而形成囊肿。

3. 含牙囊肿　又称滤泡囊肿，发生于牙冠或牙根形成之后，在缩余釉上皮与牙冠面之间出现液体渗出而形成含牙囊肿。可来自一个牙胚（含一个牙）或多个牙胚（含多个牙）。

4. 牙源性角化囊肿　本病来源于原始的牙胚或牙板残余。有人认为即始基囊肿，但不能解释角化囊肿也可以含牙；其内容角化物质也与始基囊肿多为清亮液体不同。因此，即使目前病理上从组织学特征将此二者相提并论，但其间还是有一定区别的。角化囊肿有典型的病理表现：囊壁的上皮及纤维包膜均较薄。上皮为复层鳞状上皮，表面覆有完全或不完全的角化层，此层一般呈波浪状，上皮厚度常较一致。基底层缺少网钉，直接与纤维结缔组织相连。在囊壁的结缔纤维包膜内有时含有子囊（或称卫星囊腔）或上皮岛，上皮的基底层有时突入结缔组织内，囊壁很少有炎性细胞浸润，囊内为白色或黄色的角化物或油脂样物质。角化囊肿可以癌变。

近年来对角化囊肿的研究指出，牙源性角化囊肿与一般囊肿不同，具有浸润性生长的特点，属于一种良性囊性肿瘤。目前把牙源性角化囊肿归为是一种与成釉细胞瘤相近，且具有侵袭能力的良性肿瘤，在处理上比一般囊肿应更积极。

（二）临床表现

牙源性颌骨囊肿多发生于青壮年，可以单发，也可多发，以单发性多见，可发生于颌骨任何部位。根端囊肿多发生于前牙，始基囊肿、角化囊肿则好发于下颌磨牙区及下颌支部，含牙囊肿除下颌磨牙区外，上颌尖牙区也是好发部位。

牙源性颌骨囊肿生长缓慢，早期无自觉症状。若继续生长，骨质逐渐向周围膨胀，则形成面部畸形。如果囊肿发展到更大时，表面骨质变为极薄之骨板，扣诊时可有乒乓球样的感觉，并发出所谓羊皮纸样脆裂声，最后，此层极薄的骨板也被吸收时，则可发生波动感。

由于颌骨的颊侧骨板一般较舌侧为薄，所以一般囊肿大多向颊侧膨胀，但角化囊肿有病例向舌侧膨胀，并穿破舌侧骨壁。当下颌囊肿发展过大，骨质损坏过多时，可能引起病理性骨折。上颌骨的囊肿可侵入鼻腔及上颌窦，将眶下缘上推，而使眼球受到压迫，影响视力或出现复视。如邻近牙受压，根周骨质吸收，可使牙发生移位、松动与倾斜。

根端囊肿可在口腔内发现深龋、残根或死髓牙。始基、含牙及角化囊肿则可伴先天缺牙或有多余牙。如因拔牙、损伤使囊肿破裂时，可以见到囊内有草黄色或草绿色液体流出；如为角化囊肿，则可见似皮脂样物质。囊肿如有继发感染，患儿出现胀痛、发热、全身不适等。

多发性角化囊肿同时伴发皮肤基底细胞痣（癌），分叉肋、眶距增宽、颅骨异常、小脑镰钙化等症状时，称为痣样基底细胞癌综合征或多发性基底细胞痣综合征。如临床上仅为多发性角化囊肿并无基底细胞痣（癌）等症状时，也可称为角化囊肿综合征。

基底细胞痣（癌）或角化囊肿综合征有时有阳性家族史，被认为系常染色体9q22.3位点突变所致。

（三）诊断

结合病史、临床表现、穿刺及X线检查，比较容易诊断。但临床上牙源性囊肿与成釉细胞瘤，尤其是囊肿与成釉细胞瘤同时存在的病例，有时很难区别，须借助病理检查方能最后确诊。

1. 穿刺 这是一种比较可靠的诊断方法，穿刺囊肿有草黄色囊液，在显微镜下可见到胆固醇晶体，角化囊肿大多可见黄白色角蛋白样（皮脂样）物质混杂其中。将抽出物作角蛋白染色检查均有助于对角化囊肿的诊断。

2. X线检查　囊肿在X线片上显示为一清晰圆形或卵圆形的透明阴影，边缘整齐，周围常呈现一明显白色骨质反应线，但角化囊肿中有时边缘可不整齐。如为上颌囊肿，还可在囊内注入碘油后造影，以便进一步明确囊肿与上颌窦的关系，为确定手术方法提供参考。

3. 其他　根端囊肿在口腔内可发现深龋、残根或死髓牙，其他牙源性囊肿在口内可能有缺牙。

（四）治疗

应采用外科手术治疗。如伴有感染须先用抗生素或其他抗菌药物控制炎症后再行手术治疗。术前应行X线片或CT检查，以明确囊肿的范围及其与邻近组织的关系。

囊肿较为局限时，比较配合的儿童可在局麻下进行，多数在全麻下手术。切口的大小，根据囊肿的部位及波及范围而定。切口以能充分显露手术野，便于彻底清除囊壁为原则。一般囊肿，可作弧形切口。黏骨膜瓣底部应较宽些，以保证有充分的血液供应，并注意缝合处要有骨壁的支持。口内切口在口腔前庭处切开黏膜及骨膜，翻转组织瓣，用骨凿在骨壁最薄处开一小洞，然后用骨钳去除囊肿表面的骨质。如骨壁已破坏，囊膜与骨膜粘连时，应仔细分离或将粘连的骨膜一并切除，以防止囊肿复发。用骨膜分离器或刮匙将囊膜自骨壁剥离，将囊肿全部摘除，冲洗切口，止血后缝合。如囊腔内有牙根尖暴露，但该牙仍能保留，则应行根管治疗及根尖切除，以尽量保存患牙。

如果囊肿位于下颌骨体、下颌角或下颌支等，累及范围较广，应从口外作切口。切开皮肤、皮下组织、肌组织，结扎面动脉、面前静脉，翻起骨膜；将波及的牙拔除，去骨后将囊肿摘除；然后分层缝合，放置引流，加压包扎。手术时慎勿伤及下牙槽神经血管及面神经的下颌缘支。囊肿范围过大，骨质缺损较多，可能发生骨折者，术后需作颌间结扎固定。

上颌囊肿如范围较广，手术时与上颌窦穿通或上颌窦有炎症，均应同时进行上颌窦根治术，将囊壁与上颌窦整个黏膜同时刮除，严密缝合口内切口，同时在下鼻道开窗，囊腔内填塞碘仿纱条，并从下鼻道开口处引出，3~5天后从开口处逐步抽出纱条角化囊肿容易复发和恶变，因此手术刮除要求更彻底，在刮除囊壁后用苯酚或硝酸银等腐蚀剂涂抹骨创，或加用冷冻疗法，以消灭子囊，防止复发。

二、非牙源性囊肿

本病是由胚胎发育过程中残留的上皮发展而来，故又称非牙源性外胚叶上皮囊肿。

（一）临床表现

多见于青少年。可发生于面部不同部位。其症状与牙源性囊肿大致相似，即主要表现为颌骨骨质的膨胀。根据不同部位可出现相应的局部症状。

1. 鼻唇囊肿　位于上唇底和鼻前庭内。可能来自鼻泪管上皮残余。囊肿在骨质的表面。线片上骨质无破坏现象。在口腔前庭外侧可扪及囊肿。

2. 球上颌囊肿　发生于上颌侧切牙与尖牙之间，牙常被排挤而移位。X线片上显示囊肿阴影在牙根之间，而不在根尖部位。牙无龋坏，牙髓有活力。

3. 鼻腭囊肿　位于切牙管内或附近（来自切牙管残余上皮）。X线片上可见到切牙管扩大的囊肿阴影。

4. 正中囊肿　位于切牙孔之后，腭中缝的任何部位。X线片上可见缝间有圆形囊肿阴影，亦可发生于下颌正中线处。

上述囊肿主要凭借特定的部位及其与邻近牙的关系和牙源性囊肿相鉴别。

（二）治疗

一旦确诊后，应及早行手术治疗，以免引起邻近牙的连续移位和造成咬合紊乱。手术方法与牙源性囊肿相同。

第四节　口腔颌面部良性肿瘤及瘤样病变

本病包括脉管与脉管畸形、牙瘤、畸胎瘤和婴儿黑色素神经外胚瘤。

一、脉管瘤与脉管畸形

颌面部脉管瘤与脉管畸形是儿童口腔颌面部常见疾病，占儿童口腔颌面部各种良恶性肿瘤的70%以上。

（一）分类

传统的血管瘤分类为毛细血管瘤、海绵状血管瘤、蔓状血管瘤。20世纪80年代Mulliken和Glowacki等提出了生物学分类方法，将"血管瘤"分为血管瘤和血管形两大类别，即依照血管病变的组织发生的不同来分类：具有血管内皮细胞增殖的为血管瘤，而不具增殖倾向的血管内皮及衬里组成的血管病变为血管畸形。由于血管从来源及组织学上分为毛细血管、静脉、动脉三大类，因此血管瘤及血管畸形就是这三种血管发生的"增殖"或"畸形"病变。同时可能出现三种血管交叉合并的"畸形"或"增殖"。

从血流的物理状态角度又可将血管畸形分为低流速血管畸形和高流速血管畸形。新的分类方法进一步从血管病变的发生、发展的生物学特性方面区别各种血管病变，对血管病变的诊断、鉴别诊断、治疗方法的选择及判断预后等方面有更实际的临床指导作用。实践证明血管瘤以毛细血管发生较多，可夹杂少数静脉病变，主要是毛细血管瘤、草莓状血管瘤多见，可混合海绵状血管畸形（即传统分类定义为海绵状血管瘤）。而血管畸形主要是海绵状血管畸形。前面各种均为低流速脉管畸形。此外，后天因素（如外伤、疾病）等造成的三种血管的畸形或称为获得性血管畸形，也应归入血管病变之列。各类血管病变由于各自的发生、发展规律不同，组织学结构亦有区别，在临床上选择治疗方法时可予以参考。

（二）临床表现

1. 血管瘤　多见于新生儿和婴儿，来源于残余的胚胎成血管细胞。面颈部多见，其他可见于头部、额部及口腔黏膜。血管瘤的大小可相差很大。

血管瘤可以自发性消退。开始表现为毛细血管扩张，可高出皮肤，高低不平。随婴儿生长而快速增大，一般在1岁后可开始消退，非常缓慢，病损由鲜红变为暗紫、棕色，皮肤可呈花斑状，消退一般可至10岁左右。局部常可看到色素沉着，皮肤花斑、萎缩下垂等表现。

2. 脉管畸形

（1）静脉畸形（海绵状血管瘤）：本病由衬有内皮细胞的无数血窦所组成。血窦的大小、形状不一，如海绵结构。腔内血液凝固而成血栓，并可钙化为静脉石。静脉畸形好发于颊、颈、眼睑、唇、舌、口底以及颌骨内。位置深浅不一，如果位置较深，则皮肤或黏膜颜色正常；表浅病损则呈现蓝色或紫色。边界不太清楚，扪之柔软，有时可扪到静脉。压缩试验和体位移动试验均为阳性。

静脉畸形范围不大时，一般无自觉症状。如范围较大时，可引起颜面部、舌等的畸形。病变在口咽部，若发生继发感染，可因肿胀而影响呼吸。若表面皮肤或黏膜破溃，可有大出血的危险。

（2）微静脉畸形（葡萄酒色斑）：本病多见于颜面部皮肤，呈鲜红色或紫红色，与皮肤表面平。外形不规则，边界清楚。大小可从小的斑点到数厘米不等。压迫病损区颜色可褪去，解除压力后，恢复原有大小和色泽。

（3）动静脉畸形（蔓状血管瘤）：本病也称先天性动静脉畸形，主要由迂曲扩张的动脉与静脉吻合而构成。临床上动静脉畸形多见于成年人，多发于颞部、头皮及面颊部，也可发生在颌骨内。病损多位于皮下深部，可伴或不伴皮肤微血管畸形。扪诊搏动明显，听诊有吹风样杂音。局部皮温可较正常组织为高。动静脉畸形可招致面部畸形，严重并发症是破裂出血，有时甚至可危及生命。

（4）淋巴管畸形：这是淋巴管发育异常所形成，常见于儿童及青年，好发于面颊、颌下、颈部、唇、舌。按其临床特征及组织结构可分为微囊型与大囊型两类。

1）微囊型（毛细管型及海绵型淋巴管瘤）：本型由衬有内皮细胞的淋巴管扩张而成。淋巴管极度扩张弯曲，构成多房性囊腔，颇似海绵状，淋巴管内充满淋巴液。在黏膜上可呈现多发性散在的透明的水疱样点状小病损。发生在唇、颌下及颏部者，病损边界不清楚，肿胀明显，扪之柔软。可出现继发型，压缩实验阴性。发生于舌部者常呈巨舌症，表面黏膜粗糙，有黄色小瘤突起。在长期发生慢性炎症的基础上，舌体可以变硬。口腔黏膜的淋巴管畸形有时与微静脉畸形同时存在，可出现黄红色小疱状突起，以前称为淋巴血管瘤。

2）大囊型（囊性水瘤）：本型多见于下颌下区、上颈部及颈部锁骨上区。一般为多房性囊腔，彼此间隔，内有透明、淡黄色水样液体。病损大小不一，表面皮肤色泽正常，呈充盈状态，扪诊柔软，有波动感。与深层血管瘤不同的是体位移动试验阴性，但有时透光试验为阳性。

（三）血管瘤与脉管畸形的诊断

表浅血管瘤或脉管畸形的诊断并不困难。对于位置较深的血管畸形可借助体位移动试验和穿刺来确诊。对动静脉畸形以及深层组织内的静脉畸形、大囊性淋巴管畸形等，为了确定其部位、大小、范围等的情况，可以采用超声、动脉造影、瘤腔造影、CT或MRI来协助诊断，小儿往往需要采取镇静的方法来检查以获得清晰的图像资料。

（四）血管瘤与脉管畸形的治疗

目前一般采用综合疗法。治疗方法有激素治疗、平阳霉素治疗、硬化剂治疗、激光治疗、介入栓塞治疗、手术治疗等。

1. 血管瘤的治疗

（1）激素治疗：对生长迅速的婴幼儿血管瘤，可使用泼尼松按4～5mg/kg，隔日晨起顿服，持续8周，第9～10周减量一半，第11周每次1片，至12周结束为1个疗程，一般可给药2～3个疗程。有时能使肿瘤得到明显缩小或停止生长；并可借此有利于对血管瘤的诊断。需向家长说明用药注意事项。

（2）平阳霉素治疗：用于经激素治疗效果不佳，或患者就诊已超出血管瘤自然消退年龄者。婴幼儿局部注射剂量不超过2mg/次，大面积血管密可分点注射，总剂量不超过30～40mg。

（3）手术治疗：对病变范围较小，或经上述药物治疗后的血管瘤遗留畸形可行手术切除。

2. 脉管畸形的治疗　应根据不同的畸形采用不同的治疗方法，或几种方法联合应用。微静脉畸形可用激光光动力学治疗；静脉畸形可用Nd：YAG激光或手术治疗；动静脉畸形可用介入栓塞治疗；微囊型或大囊型淋巴管畸形可用平阳霉素注射或手术治疗，药物注射对大囊型淋巴管畸形效果更佳。

二、牙龈瘤

牙龈瘤系胚胎发育异常所致，是一种罕见的良性肿瘤，多见于上颌前区牙槽突牙龈附着处。此瘤见于新生儿，女性患病率是男性的10倍。牙龈瘤表面光滑，圆形或呈分叶状，质地坚实均匀，直径从数毫米到数厘米不等，有蒂或无蒂。

根据临床和病理表现予以诊断。先天性牙龈瘤属良性，但如多发或体积很大，可引起进食困难和呼吸困难，应早期手术。一般不需做根治性切除，即使部分切除，也无复发或恶变报道。个别病例可自行消退。

三、畸胎瘤

畸胎瘤系由胚胎时期处于异位状态的多样组织所构成，起源于原始胚胎细胞。多见于新生儿和婴幼儿，女性多于男性，良性居多，有恶变倾向，恶变率随年龄增长而呈上升趋势。

胎瘤好发于腭、舌、口底的中线部位，还可发生于颌骨内。可同时伴有其他畸形，如腭缺损、分叉舌及下颌骨畸形等。肿瘤内可见毛发、牙、皮肤及其附件等组织。个别病例可为恶性，如生长迅速，应考虑恶性畸胎瘤。

根据年龄、临床表现和X线检查不难诊断，但最后需根据病理学检查才能确诊。

良性者应手术切除，临床上如遇到婴儿出生后即发现腭部中线区或口底巨大畸胎瘤并影响呼吸，危及生命时，应及时给予切除。

四、婴儿黑色素神经外胚瘤

婴儿黑色素神经外胚瘤的组织发生尚有争议，主要有先天性黑色素、牙源性起源、视网膜始基起源和神经外胚层组织起源四种观点。多数学者认为此瘤来源于神经外胚层。

黑色素神经外胚瘤多发于1岁以内的婴儿，出生后1～6个月为发病高峰。有的病例属先天性，无明显性别差异。好发于头颈部，颌面部者70%在上颌骨，其余依次为头颅、下颌骨，偶见于口咽、上颌窦等处。早期多无症状，不易发现。原发于颌骨内者，当瘤体增大，影响吮乳，牙槽骨变形时，方引起家属注意。牙槽部呈球状或分叶状，质硬，呈黑色或朱黑色。晚期牙槽骨膨隆，面部畸形或致面部下陷，影响咀嚼和吞咽功能，有疼痛及压痛。乳牙多有萌出不全或移位。受累牙亦可松动。

根据临床表现和X线检查明确诊断。X线示骨质破坏和增生可并存，有边界模糊而不规则的透光区，肿瘤内可见含有正常牙。肿瘤生长快速时，可被误诊为恶性黑色素瘤或肉瘤，但最后需病理确诊。

治疗方法是手术切除。由于肿瘤边缘有时向骨内呈不规则扩展，病变可表现为浸润性，因此，切除时应将肿瘤和周围部分正常组织一并切除，受累牙也应拔除。

第五节　儿童口腔颌面部常见恶性肿瘤

一、软组织肉瘤

软组织肉瘤是一组间叶组织来源的恶性肿瘤，儿童占10%～20%。病因目前不明，可能与放射治疗、局部创伤、病毒等有一定关系。

儿童期软组织肉瘤的发病次于白血病、脑肿瘤和恶性淋巴瘤，居第四位。最常见的是横纹肌肉瘤、纤维肉瘤、滑膜肉瘤、脂肪肉瘤、平滑肌肉瘤和间皮肉瘤等。

（一）临床表现

临床上，软组织肉瘤的共同表现为：发病年龄较癌为轻，病程进展较快，多为实质性肿块，皮肤或黏膜血管扩张充血，晚期出现溃疡或有溢液、出血。肿瘤浸润正常组织后可导致张口受限，影响进食和呼吸等。淋巴结转移较少，但常发生血行转移。需病理检查后方能明确其病理类型。晚期肿瘤可呈巨大肿块，全身多见恶病质。

横纹肌肉瘤系来自横纹肌母细胞的恶性肿瘤，可发生于人体各部位，常见于头颈部。横纹肌肉瘤约占小儿恶性实体瘤的5%～15%，也是口腔颌面部较为常见的软组织肉瘤。横纹肌肉瘤多发生在儿童及年轻人，男稍多于女，可以出现区域性淋巴结转移。

横纹肌肉瘤在组织学上可分为4个亚型。

1. 胚胎型　最常见，约占60%。
2. 葡萄型　又称葡萄状肉瘤，是胚胎型的变异。
3. 腺泡型　多发生于青壮年的四肢及头颈部。
4. 多形型　多发生于老年人的四肢。

头颈部横纹肌肉瘤在小儿多为胚胎型，在耳、鼻及鼻旁窦则为葡萄状肉瘤。几乎全部患儿都以肿块就诊，肿块累及不同的解剖部位和器官则出现相应的临床症状。

（二）诊断

软组织肉瘤的诊断一般并不困难，呈实质性进行性肿大，伴或不伴疼痛，体积可以长得很大，晚期可出现溃疡、出血，以及因部位不同而出现各种功能障碍症状。借助病理检查，大多可以明确组织类型。对来自深部的软组织肉瘤，如颞下窝、咽旁及舌根应行CT检查并采用吸取活检以明确病理类型。

软组织肉瘤晚期大多侵犯骨质，引起骨质破坏，X线、CT、MRI等均有助于确定肿瘤的侵犯范围，也有助于鉴别是否为骨源性肿瘤。

（三）治疗

软组织肉瘤的基本治疗方法为手术根治性广泛性切除。对于局部复发率较高的肉瘤，强调综合治疗的作用，术后可辅以放射治疗及化学治疗，如横纹肌肉瘤、恶性纤维组织细胞瘤等。

软组织肉瘤的淋巴结和远处转移处理同骨肉瘤。一般来说，口腔颌面部软组织肉瘤的预后比癌差。

二、恶性淋巴瘤

本病在病理上可分为霍奇金病（Hodgkin lymphoma，HL）与非霍奇金淋巴瘤（Non-Hodgkin lymphoma，NHL）两大类。以NHL多见，占86.6%。恶性淋巴瘤的发生可能与病毒有关。

恶性淋巴瘤以儿童与青壮年较多，肿瘤以颈部淋巴结最好发生。口腔颌面部恶性淋巴瘤可发生于牙龈、腭、唇颊、口咽、颌骨等部位。发生于淋巴结者称为结内型；发生于淋巴结外者称为结外型。

（一）临床表现

结内型恶性淋巴瘤常为多发性，主要的临床表现为早期淋巴结肿大。初起时多为颈部、腋下、腹股沟等处的淋巴结肿大。肿大的淋巴结可以移动，表面皮肤正常，质地坚实而具有弹性，比较饱满，无压痛，大小不等；以后互相融合成团，失去移动性。一般待肿瘤长大后，才引起患者的注意。又可常被误诊为淋巴结核或慢性淋巴结炎。结外型的患者早期常常是单发性病灶，可发生于牙龈、腭部、舌根部、扁桃体、唇颊部、颌骨、上颌窦等处。临床表现呈多样性，有炎症、坏死、肿块等各型。肿瘤生长迅速可引起相应的症状。恶性淋巴瘤常沿淋巴管扩散，如侵入血液时，可成为淋巴性白血病。

（二）诊断

恶性淋巴瘤临床表现呈多型性，主要靠活组织检查方能确诊。恶性淋巴瘤患者应行CT或B超检查以明确腹膜后淋巴结有无肿大及侵犯情况，这对确定临床分期十分重要。

（三）治疗

恶性淋巴瘤对放射治疗和化学药物治疗都比较敏感。

1. 霍奇金病　早期HL的治疗以放射治疗为主。对于晚期HL多应用化学药物治疗，常用的化疗方案为MOPP（氮芥、长春新碱、丙卡巴肼、泼尼松）。但目前仍以放疗与化疗合用为好。

HL包括多个亚型，淋巴细胞为主型比淋巴细胞消减型预后好。

2. 非霍奇金淋巴瘤　NHL由于容易全身播散，故一般应以化疗为主，放疗为辅，治疗效果也不如HL。目前大都采用CHOP方案（环磷酰胺、阿霉素、长春新碱、泼尼松）化疗。由于阿霉素有心脏毒性，对有心脏疾患者可采用COP（环磷酰胺、长春新碱、泼尼松）方案。

三、朗格汉斯组织细胞增生症

朗格汉斯组织细胞增生症，又称为朗格汉斯细胞病。过去因病因不明而称为组织细胞增生症。朗格汉斯组织细胞增生症分为局限型（骨嗜酸性粒细胞肉芽肿）、急性播散型（勒-雪病）和慢性播散型（汉-许-克病）三型。

本病临床少见，为原发于骨组织的非肿瘤性疾病，但由于其临床表现及可致死性，常被作为类肿瘤病看待。主要为组织样细胞即朗格汉斯细胞的增殖，并可出现区域性坏死及出血。

（一）临床表现

1. 骨嗜酸性粒细胞肉芽肿　这是最常见的一型，多见于儿童或青少年，主要表现为慢性炎症，进展较慢，病程长。

发生于颌骨的嗜酸性粒细胞肉芽肿以单发者常见。下颌骨较上颌骨多见，下颌磨牙区与下颌角是最常见的部位。其早期表现为局部轻度疼痛和肿胀、压痛，病变区牙槽黏膜溃烂，形成经久不愈的溃疡，随着牙槽骨破坏加重，出现牙松动。如拔除松动牙，拔牙创口可经久不愈。

典型的X线表现为牙槽骨吸收后呈圆形或椭圆形透光区，直径自数毫米至数厘米不等，牙悬浮其中是其特征性影像。

2. 勒-雪病　为全身播散型，主要侵犯皮肤、内脏和骨髓。多发生于2～3岁以下婴幼儿，为最严重的一型。病变发展迅速，可广泛侵犯骨髓、肝、脾、淋巴结、皮肤、肺等。患儿高热，肝、脾肿大，皮疹，消瘦，淋巴结肿大，进行性贫血，白细胞计数升高。乳牙松动、牙龈肥大、巨舌。其预后极差，可在数月内死亡。

受累骨X线表现呈广泛穿凿性破坏，病灶边缘不整，无骨质增生现象，肺呈广泛粟粒样改变。

3. 汉-许-克病　该病可侵及骨、皮肤及内脏，但病程进展较缓慢。主要好发于4～6岁儿童，男性多见。病变往往累及多骨及骨外器官，临床上有三大特征性症状，即颅骨缺损、眼球突出和尿崩症。如病变侵犯牙龈可引起红肿、糜烂、坏死性溃疡，受累牙松动、脱落。此外，还可出现肝、脾肿大，皮疹，贫血，白细胞增高等。发病年龄越小，预后越差。

X线片上可出现以颅骨为主的骨破坏性改变和肺部改变。呈不规则的穿凿性破坏，边缘锐利，无骨硬化现象，病灶常融合呈地图样。眶骨破坏自外上缘开始，颌骨受累表现为牙槽骨广泛吸收，使牙浮于其中。肺部X线片常见间质性浸润。

（二）诊断

根据发病年龄、临床表现和影像学特征大多可以鉴别，但最后确诊仍须借助病理学检查。

（三）治疗

颌骨嗜酸性粒细胞肉芽肿有一定的自愈性，但自愈性高低及多长时间自愈仍不清楚，因此多主张积极治疗。颌骨的单发病变可采用刮治术，预后较好；对于多发性病变，需与化疗联合治疗，对活动性骨病变，用放疗。

勒-雪病和汉-许-克病目前尚无有效疗法，联合化疗可能会缓解病情。

四、骨源性肉瘤

以骨肉瘤及软骨肉瘤为最常见。

（一）临床表现

骨源性肉瘤发病年龄轻，多见于青年及儿童，病程较快，呈进行性的颌骨膨胀性生长，皮肤表面常有血管扩张及充血，疼痛明显，颌骨在影像学检查中均有不同程度、不同性质的骨质破坏，且呈中央性，由内向外发展。后期肿块破溃，可伴发溢液或出血，颌骨破坏可导致牙松动甚至自行脱落，肿块过大可导致患者咀嚼、呼吸障碍。

骨肉瘤可发生远处转移，以肺、脑为多，而软骨肉瘤转移较少。

（二）诊断

骨源性肉瘤的诊新主要靠X线和CT。血清碱性酸酶增高是骨肉瘤的重要实验室检查指标。

骨源性肉瘤X线的基本特征为软组织肿大阴影伴骨破坏，呈不规则透射阴影，有时有骨质反应性增生，牙在肿瘤中多呈漂浮状。

骨肉瘤分为成骨性骨肉瘤和溶骨性骨肉瘤，成骨性骨肉瘤的骨质增殖，密度较高。新生细小的骨刺由骨密质伸向外围，可呈典型的日光放射状排列；溶骨性骨肉瘤的骨质呈不规则破坏。由于破坏迅速，使骨膜反应性新生骨不易产生，故X线征象可能为不规则囊样，并可合并病理性骨折。

临床上应注意的是早期的骨肉瘤可表现为某些牙出现对称性的牙周间隙增宽，如患者伴有疼痛不适等症状时应给予高度警惕。

软骨肉瘤有时也可表现如骨肉瘤的日光放射状。由于软骨基质的钙化和骨化，在透射区内有时可含有一定数量的钙化斑点，其周缘不甚规则。软骨肉瘤的早期也可在有关牙出现对称性牙周间隙增宽的征象。为了排除远处转移，患者应常规行胸部X线或CT检查，还可行ECT检查以确定有无远处转移。

（三）治疗

骨源性肉瘤的治疗是以手术为主的综合治疗。手术需行大块根治性切除，特别强调器官切除的概念，以避免因管道或腔隙传播而导致局部复发。骨源性肉瘤的淋巴结转移率较低，而血行转移较高。一般选用治疗性颈淋巴清扫术，而不用选择性颈淋巴清扫术。

对远处转移病例应视不同情况而定：对原发病已经控制的单个或可切除的转移灶，仍可采用手术治疗；对原发灶未控制，或多个转移灶及不能手术切除的病灶，则只能采用姑息治疗。

骨源性肉瘤采用综合疗法后预后虽有明显提高，但仍比鳞癌、腺源性上皮癌差。

第十二章　牙髓治疗

龋病、牙外伤以及医源性因素都能引起牙本质-牙髓复合体的生理性甚至病理性反应。乳牙的健康对颌骨和牙弓的正常发育、恒牙的正常萌出和良好排列有着十分密切的关系，因此，乳牙若患龋病，应及时治疗，若未得到及时治疗，则可发展成为牙髓、根尖周病。

在儿童乳牙列和混合牙列期进行乳牙牙髓治疗的目的如下。

1. 去除感染和慢性炎症，消除疼痛。

2. 恢复牙齿功能，保持乳牙列的完整性，以利于颌骨和牙弓的发育。

3. 延长患牙的保存时间，以发挥乳牙对继承恒牙的引导作用和避免对继承恒牙胚的不良影响。

4. 维持良好的咀嚼功能，提高消化和吸收能力，以利于儿童的健康成长。

由于乳牙牙质薄，矿化程度较差，深龋感染很易波及牙髓，因而很难排除牙髓炎的可能性。加之儿童患者对病情的诉说不清，对检查的反应主观表达不准确，以及对常用的牙髓检查方法反应不够敏感，使之常常难以确定牙髓的状况。故治疗中，在不易保有生活牙髓的情况下，应更重视保存患牙。

年轻恒牙的治疗目的则大为不同。年轻恒牙是指正在生长发育中的恒牙，其根尖孔尚未完全形成。故保存牙髓活力使之完成正常生长发育是年轻恒牙的牙髓及根尖病治疗的首要目的。

第一节　儿童牙髓病和根尖周炎的分类及诊断

一、儿童牙髓病的分类和诊断

儿童牙髓病的分类与成人一样，多是按临床表现进行的，即分为急性牙髓炎、慢性牙髓炎、牙髓坏死和牙髓变性等。

（一）急性牙髓炎

急性牙髓炎（acute pulpitis）可发生在患有龋病、受过意外创伤和最近进行牙体手术的牙齿。源于龋病的急性牙髓炎则多是慢性牙髓炎急性发作。因当龋源性的慢性牙髓炎症引流受阻，微生物感染和外界刺激加强，或身体抵抗力减弱时则可导致急性发作。制洞时切割牙体组织过多，修复时使用树脂类材料而未垫基底或未垫好基底，制洞时穿髓而未能发现予以修复者，均可发展为急性牙髓炎。

1. 临床表现　疼痛是乳牙急性牙髓炎的重要症状，可在未受到任何外界刺激的情况下发生。疼痛的持续时间随着病程的延长而逐渐延长。患儿常常是在玩耍、看书或睡觉时疼痛。夜间疼痛时患儿不能很好睡眠，或从熟睡中痛醒。冷热温度刺激可诱发疼痛或使疼痛加重，但乳牙急性牙髓炎对温度刺激的反应不如成人恒牙牙髓炎强烈。探查龋洞底较为敏感，如果探到穿髓孔时即感到疼痛，有的可见少量脓液或血液自穿髓孔处溢出，溢出后随即疼痛缓解。当炎症波及根尖周组织或根分叉部位牙周组织，叩诊时即出现疼痛。慢性牙髓炎急性发作的患牙，因牙髓原已有炎症，多数都有叩痛。

X线片显示根尖周正常但随着病变范围的扩展，有的可显示膜腔增宽、硬板破损等异常现象。

2. 诊断要点　急性牙髓炎的诊断可根据疼痛的特征，例如较尖锐或较剧烈的自发痛，影响患儿睡眠，冷热刺激可引起或加重疼痛。如果同侧有好几个可疑患牙时，应逐一检查，确定急性炎症的患牙，以便立即解除患儿疼痛。

（二）慢性牙髓炎

慢性牙髓炎（chronic pulpitis）是最常见的乳牙牙髓病，绝大多数来源于龋病，也可由急性牙髓炎转化而来。

1. 临床表现　慢性牙髓炎的症状轻重不一，相差较为悬殊，多数患牙症状轻微，甚至无明显症状。

慢性溃疡性牙髓炎较为多见，因髓室已穿孔，利于引流，仅有轻微症状，或当冷热刺激、食物碎片嵌入龋洞时才引起疼痛，但刺激去除后常持续一段时间。刺激诱发较短时间的疼痛，表明牙髓炎症较局限或轻度；刺激诱发较长时间疼痛，表明牙髓炎症较广泛或较重度。龋源性慢性牙髓炎的病程较长，当牙髓炎症范围较广时则有叩痛，磨牙根分叉部位的牙周膜腔增宽，硬板破损。

慢性增生性牙髓炎常见于穿髓孔较大的龋损磨牙，外伤冠折露髓后的前牙。因这些牙的根尖孔大，血运丰富，使慢性发炎的牙髓组织过度增生，过度增生的肉芽组织通过穿髓孔向外突出形成息肉，此息肉可充满整个龋洞，对刺激不敏感，也无明显症状，咀嚼时食物压迫息肉深部的牙髓可引起疼痛。检查时可见龋洞中或冠折露髓处有红色肉芽组织，探触时不痛而易出血。

慢性闭锁性牙髓炎是深龋接近牙髓，龋损刺激通过薄层牙本质而产生的慢性牙髓炎症。一般有不定时的自发性疼痛，有的则无明显自发痛，仅有冷热刺激痛，而且，刺激去除后疼痛还可延续一段时间。

2. 诊断要点　患牙有深龋，已穿髓，牙髓仍有活力，是慢性溃疡性牙炎的特征。患牙有深龋，已穿髓，穿髓孔较大，洞内充满息肉，用探针轻拨息肉，查明其蒂部来源于牙髓者为慢性增生性牙髓炎。无明显症状的慢性闭锁性牙髓炎需与深龋鉴别，深龋无自发痛，仅有激发痛，并且在刺激去除后疼痛即可消失。

（三）牙髓坏死

牙髓坏死常是牙髓炎症发展的自然结局，除细菌感染之外，牙齿外伤或具有毒性的药物作用，例如砷制剂、多聚甲醛等都能引起牙髓坏死。

1. 临床表现　一般无疼痛症状，但牙齿多有变色。乳牙牙髓坏死常可引起尖周炎症而出现疼痛，或咀嚼时疼痛，或在儿童抵抗力下降时感患牙不适。龋源性牙髓炎发展所致的牙髓坏死，开髓时不痛，牙髓已无活力，探查根髓时也无反应，但多有恶臭。牙髓部分坏死，探诊时，浅层牙髓不痛，而触及深层炎症牙髓时即感疼痛。

当全部牙髓仅剩小部分根髓尚未坏死时，只在开髓后探查根髓时才能发现。牙髓部分坏死的临床表现取决于尚未坏死的部分牙髓炎症的类型。

2. 诊断要点　牙髓坏死的诊断主要根据牙髓已无活力，有牙髓炎或牙外伤史，或牙齿变色等。深龋穿髓无探痛，开髓后多有恶臭。如果浅层牙髓已经死亡，深层牙髓仍有活力，或冠髓已死亡，根髓仍有活力为牙髓部分坏死。

（四）牙髓变性

牙髓吸收的种类很多，与儿童最有关的是乳牙牙体吸收。牙体吸收分为生理性吸收和病理性吸收。生理性吸收指替换乳牙的牙根吸收，即当儿童达一定年龄时，由于继承恒牙胚萌出过程中产生的压力，使乳牙根发生生理性吸收而脱落，同时恒牙萌出。病理性吸收有内吸收和外吸收。外伤和牙髓治疗均可引起乳牙的病理性吸收。

1. 临床表现　牙体吸收的乳牙一般无自觉症状，常常是在X线检查时方才发现。其中，内吸收是牙髓组织变为炎性肉芽组织的结果，表现为牙体从髓腔壁开始吸收，吸收部位各不相同，可发生于髓室，也可发生于根管口或根管内。当髓室吸收接近牙面时，牙冠内有血管的肉芽组织颜色可透过菲薄的牙釉质，使牙冠显"粉红色"；当吸收使牙面破坏穿孔，牙髓暴露时，可引起疼痛、出血等症状。位于乳牙髓室的吸收也可使髓底穿通，位于根管的内吸收可使牙根折断。

外吸收一般无症状，它是由牙体表面向着髓腔内发展，吸收的牙骨质可出现凹陷或蚕食状。当吸收限于牙体硬组织时，牙髓组织已有散在的炎细胞。当吸收侵犯到牙髓时，则出现明显的炎症变化；当吸收使牙根变短后，可出现牙齿松动。

乳牙及年轻恒牙的病理性吸收并不常见。

2. 诊断要点　X线片的典型表现是诊断牙体吸收的主要依据。一般可表现为髓室壁出现边缘不规则的透射区，根管内某部位呈圆形扩大。大范围的内吸收显示出穿通牙齿的透射区或窝状透射区，外吸收则显示某段根面粗糙或牙根缩短。

二、儿童根尖周炎特点

1. 乳牙尖周炎早期症状不明显，就诊时病变多较严重，相当一部分是出现急性牙槽脓肿或间隙感染之后方才就诊。

2. 临床上的急性尖周炎多数是慢性尖周炎急性发作，即在引流不畅、破坏严重而机体抵抗力较差时可导致急性炎症。此时，可出现较为剧烈的自发性疼痛和咬合痛，如果穿通患牙髓腔，常见穿髓孔溢血或溢脓，患牙松动并有叩痛，根尖部或根分叉部的牙龈红肿，有的出现颌面部肿胀，所属淋巴结肿大，并伴有全身症状。

3. 积聚在尖周组织的脓液如果未通过人工方法建立引流，则沿阻力小的部位排出，使牙龈出现窦道，反复溢脓、反复肿胀，而且，因乳牙牙周组织较疏松，脓液易从颊沟排出，加剧患牙松动。如果治疗及时，炎症很快消退，而在炎症消退后，牙周组织仍能愈合并恢复正常。

4. 牙龈出现窦道后，急性炎症则可转为慢性炎症。

第二节　牙髓状态评估

临床判断牙髓的组织学状态是非常困难的。但是，通过临床表现和辅助检查，我们可以判断牙髓是否需要治疗。做出准确的诊断，必须从各方面收集信息，包括详细询问病史，以及临床和各种辅助检查。

一、牙髓敏感测试

经典的牙髓敏感测试包括冷测、热测和电活力测试。冷测试一般采用氯乙烷或细冰棒。热测试用烤热的牙胶与牙面接触，观察反应。电测试是用电活力测定器对牙进行电刺激检查牙髓反应。温度测试和电测试都不易确切反映病变的真实情况，仅适用于疑有牙髓病时，对牙髓状况的初步检查。

无论温度测试或电测试，乳牙和年轻恒牙很难得到确切反应，其原因目前尚难解释。因电活力测试有数字依据，有时可作为治疗前后对比，但测试时须注意正确的安放位置，例如测前牙时，其探头不可太近切缘，因其下无牙本质，可得假阴性结果；也不可太靠近牙龈，因电流刺激牙周膜可导致假阳性结果或烧伤牙龈。测试时应将探头安放在牙冠唇、颊面中部，而且还须注意选正常牙作对照，例如同颌同名牙、对颌同名牙或邻牙。当牙髓电活力测试反应读数与对照牙明显不同时才有诊断价值。鉴于年轻恒牙的牙根尚未发育完成，或尚未建立完善的神经传导，电活力测试用于萌出不久的或根尖未发育完成的儿童恒牙，其准确性较低，可能出现假阴性或假阳性反应，其反应值并不能反映牙髓活力的真实状况。对于年轻恒牙，不能仅依靠电活力测试来评估牙髓状况，还需通过其他检查综合判断。对于乳牙，在临床操作中，需观察儿童治疗时的反应，以此判断牙髓状况。

此外，由于儿童的敏感，医生进行的这些操作可能导致儿童失去对医生的信任，从而出现对抗行为。

二、临床表现

（一）疼痛史

疼痛的病史和性质对于判断牙髓是否需要治疗是十分重要的。但是，有深大龋洞的患儿，牙常伴有牙龈瘘管，这类患儿往往没有疼痛的病史。如果早期出现牙齿病变（如婴幼儿龋），患儿的自知能力和表达能力较差，不能准确描述疼痛的病史和性质。明白这些局限性，对于口腔医生来说，应注意辨别两种最主要的疼痛：自发痛和激发痛。

激发痛多因过冷、过热食物的温度变化，食物中的甜、酸刺激或食物嵌入龋洞后而引起。乳牙牙髓炎对各刺激引起的疼痛反应不一，有的反应不明显，有的虽可引起疼痛，但当刺激去除后疼痛即消失，有的即使在刺激去除后疼痛还可持续一段时间，自发痛或重或轻。重者可能有跳痛感、持续感，轻者疼痛不明。急性牙髓炎的疼痛常常夜间发作，患儿不能很好地睡眠，或从熟睡中痛醒，而常常又不能指出患牙的部位。这种疼痛往往意味着牙髓的严重损害，牙髓通常是无法保留的。

急性根尖周炎的疼痛伴有咬合痛、咀嚼痛，能指出患牙的部位。乳牙牙髓炎和根尖周炎的疼痛表现悬殊较大。通常，有疼痛历史者表明牙髓已有炎症或已经坏死；但是，牙髓已有病变或坏死者不一定都有症状。

因而，在询问病史时，医师应尽量了解患儿和家长对疼痛变化的叙述。没有出现过疼痛的患牙不等于牙髓是健康的，医师必须结合临床检查，综合判断。

（二）叩诊和牙齿动度

乳牙牙髓炎、牙髓部分坏死或炎症影响到根尖周组织或牙周组织时，患牙可出现叩痛和松动。

叩痛是通过叩诊来检查，叩诊是用器械柄轻叩牙齿以检查牙周膜反应的。叩诊分垂直压、侧压两种方法，垂直压用于检查尖周情况，侧压用于检查某侧牙周情况。临床操作中应注意，由于儿童在就诊时常处于紧张状态，叩诊检查用力要轻，当患儿分不清是叩诊的震动感还是疼痛感时，可先叩正常牙，在患儿未注意时叩患牙，这样才可得到较确切的反应。当幼小患儿对叩痛不能确切回答或叙说不清时，可观察患儿眼神或瞳孔反应，对儿童的反馈进行甄别判断。怀疑该牙有叩痛时更要注意，不要引起患儿的剧烈疼痛，避免造成患儿对牙科治疗的恐惧，为以后的治疗创造条件。

检查牙齿松动度，可用镊子轻夹牙齿或轻轻置放牙齿面向舌方向轻轻摆动，切忌用力过大、过猛。当乳牙处于生理性根吸收过程或根已大半吸收时，牙齿则可松动。当乳牙处于牙根稳定期而出现松动，则多与慢性尖周炎或牙槽脓肿有关。为了确切诊断，应摄X线片检查根尖周是否有病变或骨质破坏，以免误诊。

（三）牙龈肿胀和瘘管

牙龈出现肿胀和瘘管是诊断牙根周围组织存在炎症的可靠指标。此时，牙可以是有感染的活髓，也可以是死髓。单根乳牙引起肿胀或出现窦道时，牙髓多完全坏死，单根年轻恒牙则可能残留部分活髓；多根乳牙和年轻恒牙可能出现某1~2根的牙髓坏死，而其他根管内可能仍为活髓或残留活髓。

牙龈局部肿胀可表现为患儿牙龈充血、瘀血或水肿，严重者根尖部或根分叉部有脓肿。口外肿胀主要表现是颌面部蜂窝组织炎，上颌乳尖牙和第一乳磨牙尖周炎症的肿胀部位可扩散到眶下，下颌乳磨牙和第一恒磨牙尖周炎症的肿胀部位可扩散到颌下，有的颌下淋巴结肿大、压痛，全身症状明显。

慢性根尖周炎或牙槽脓肿往往在患牙附近留有瘘管口，可能出现在患牙根周两侧龈黏膜上，也可能出现在患牙根分叉部位。瘘管口的临床表现是多样的，瘘管周围黏膜可能淤血或泛红，轻压时有稀薄脓液渗出；瘘管也可能成为一小脓疱状；有的瘘管口已封闭，仅留有小的陷窝；瘘管口处也可形成瘢痕等。

三、影像学检查

X线检查是一项很重要的检查方法，对牙髓病和尖周病的诊断和疗效的判断有重要意义。X线片中应注意观察以下内容。

1. 病的深度及与髓腔的关系。

2. 腔内有无钙变，有无牙体内吸收。

3. 尖周病变的状况和程度。例如，根尖周和（或）根分叉部位是否出现硬板破损、骨质稀疏、骨质破坏以及髓室底吸收或室底穿通等现象。

4. 乳牙根是否出现生理性或病理性吸收。

5. 恒牙胚发育状况及其牙囊骨板有无受损等。恒牙胚发育状况包括牙胚的发育程度、所处的位置。牙胚外包绕的牙囊骨壁是否完整。正常牙胚有清晰的牙囊骨板包绕，如果骨板破损，说明乳牙尖周炎症可能影响到恒牙胚。

由于乳牙的特殊解剖结构、牙根生理吸收和恒牙胚发育等问题，在观察X线片时，应有顺序地注意上述内容，从而为临床诊断和治疗方案的设计提供重要参考依据。但是，牙齿X线片有它的局限性、对于一个三维实体的牙齿，X线片只能显示一个二维的图像。同时，由于牙齿周围解剖结构的干扰或影像的重叠，往往不易明确是否有病变或病变的范围大小，此时需更换投照角度再次摄X线片进行比较，或结合其他检查综合判断。

X线片上发现根内吸收时，常已造成髓腔与牙周组织相通，在根管治疗时非常困难。乳牙牙髓感染扩散到根周围组织时，首先侵犯的部位常在根分歧部，其次是根尖周组织。在观察乳牙根周围组织病变时，应特别注意其与恒牙胚的关系。一旦病变波及恒牙胚，是乳牙拔牙的指征。在观察乳牙牙根吸收时应注意，牙髓存在感染时，炎症细胞可刺激牙本质细胞和破骨细胞活跃，造成根吸收，且乳牙牙体组织钙化程度低，易被吸收，特别是在乳牙牙根的不稳定期。这种病理性根吸收加生理性根吸收的速度很快，远大于单纯的病理性吸收或生理性吸收，临床治疗困难，常常导致拔牙。故在乳牙处于不稳定期并怀疑牙髓存在感染拟作根管治疗时，一定要有术前X线片帮助判断牙根情况。

第三节　盖髓术

活的牙对牙齿的营养、色泽、硬度以及继续发育都具有重要意义，尤其是根尖尚未发育完成的年轻恒牙，牙髓死亡或者丧失，牙齿就会因为缺乏营养和水分而逐渐变脆或折裂，牙根也不能继续发育，无法长期维持咀嚼功能，导致牙齿的过早脱落或拔除，进而引起错𬌗畸形，影响儿童牙𬌗系统发育。因而，保存牙齿的牙髓活力是口腔医学有待解决的重要课题，也是今后牙髓治疗的发展方向。

盖髓术（pulp capping）是一种用药物覆盖于近髓的牙本质或露髓的牙创面上，使牙髓病变恢复的保存全部活牙髓的治疗方法。前者为间接盖髓术（indirect pulp capping），后者为直接盖髓术（direet pulp capping）。

盖髓术中所用的药物为盖髓剂。盖髓剂应具备以下的性能。

（1）有良好的生物相容性，对牙髓无刺激性和无毒性。

（2）有促进牙髓组织修复再生的能力。

（3）有较强的杀菌、抑菌能力和渗透作用。

（4）药效稳定而持久，使用方便等。

至今，尚未发现能同时满足这些条件的材料。目前，用于临床的盖髓剂包括氢氧化钙及其制剂、氧化锌丁香油水门汀、磷酸钙类复合材料、MTA及生物类材料等，其中氢氧化钙及其制剂应用已100多年，仍是现如今首选的盖髓剂。

一、直接盖髓术

用盖髓剂覆盖于牙髓的新鲜暴露处，促进硬组织愈合，防止或消除牙髓组织感染，以保持其活力和功能的治疗方法称为直接盖髓术（direct pulp capping）。

（一）适应证

备洞时的意外露髓，露髓孔小于1mm的患牙，外伤冠折新鲜露髓的患牙。但是对于深龋露髓的乳牙，或软龋未去净即露髓的乳牙，因牙髓已受到直接感染，不宜行直接盖髓术。

（二）治疗步骤

1. 患牙使用橡皮障隔离唾液，并用吸引器吸干唾液。

2. 消毒 消毒手术区（穿髓点例外）。

3. 盖髓 生理盐水冲洗，棉球拭干，覆盖盖髓剂。

4. 充填 丁香油氧化锌糊剂或聚羧酸锌水门汀垫底，常规充填。也可在盖髓后，用丁香油氧化锌糊剂暂时充填，观察4~6周，若无症状，再行常规充填。

（三）注意事项

1. 选择好适应证是成功的关键

（1）乳牙：外伤新鲜露髓的病例可采用直接盖髓术。如果因龋病露髓或外伤后露髓时间过长，因为比恒牙更难判断牙髓状况，故不建议使用直接盖髓术，可考虑牙髓切断术或去髓术。

（2）年轻恒牙：过去认为直接盖髓术仅适用于健康牙髓的新鲜暴露病例，而因龋病露髓的患牙不宜使用。目前认为，对年轻恒牙，如果症状轻微，损伤小，去龋露髓后可试行直接盖髓术。如今龋损露髓行盖髓术的适应证选择仍是一个较难的问题，主要原因是牙龈的健康状况不好判断。

2. 加强无菌操作，避免附加感染 细菌 感染性炎症明显地影响牙髓的修复能力，被认为是影响疗效的主要因素。临床上细菌感染主要是通过以下3种途径。

（1）手术时唾液污染创面。

（2）去龋时含细菌的牙本质碎屑进入牙髓组织。

（3）通过修复材料和盖髓剂与洞壁之间的微渗漏，导致牙髓创面感染。

因此，在治疗时有效防混和细致的操作，使用有良好密封性能的盖髓剂和修复材料，对治疗成功是十分必要的。

3. 手术过程中要保护好穿髓点，避免损伤牙髓创面 通常 牙髓的露髓点直径不超过1mm，可施行直接盖髓，因为露髓点越大，牙髓组织损伤越重，术后可引起炎症反应而影响硬组织愈合。曾有学者认为只要能控制感染，2mm以内露髓点的牙髓组织也可以修复。

4. 注意止血 在治疗时要避免对牙髓组织的过度损伤，应在充分止血后，再覆盖盖髓剂。否则，存在于盖髓剂和牙髓组织间的血凝块将影响牙髓创面的愈合，可用蘸有少许生理盐水的棉球轻压暴露的牙髓组织止血。

5. 注意清除牙本质碎屑 在去龋、制洞时，牙本质碎屑可通过露髓面进入牙髓组织内，碎屑的存在妨碍盖髓剂与组织接触，是形成不连续钙桥的一个重要原因。如果牙本质碎屑中含有细菌，则可引起牙髓感染和炎症。可应用大量生理盐水反复冲洗创面。

6. 术后定期复查 直接盖髓术后也应定期复查，术后半年复查1次，观察1~2年或更长时间。如年轻恒牙根尖未发育完成，应观察至发育完成。术后如果有自发痛或长期的温度刺激痛，牙髓活力异常，X线片有异常影像，均认作失败，应改作其他牙髓治疗。

（四）失败及处理

1. 牙髓炎　由于误将已有牙髓炎的患牙行直接盖髓术，操作过程中未能注意无菌操作或隔湿不好，污染露髓点，或盖髓剂选择不当等都可引起患牙的急性或慢性牙髓炎。应根据患牙的不同情况，如牙位、根尖是否发育完成，改用相应的牙髓治疗，如去髓术、根尖诱导成形术或根管治疗等。

2. 牙髓坏死　直接盖髓术术后发生牙髓炎而未及时治疗，或将已有部分冠髓坏死的患牙进行直接盖髓术，均可引起牙坏死。多无明显临床症状，但电活力阴性，尤应注意根尖未发育完成的年轻恒牙牙髓电活力试验有假阴性的可能，治疗上改用根管治疗术，根尖未发育完成者改行根尖诱导成形术。

3. 牙髓钙化和内吸收　有的患牙治疗后可发生牙髓钙化，X线片显示髓室内有致密钙化影像，患牙多无临床症状，不需特殊处理；个别患牙治疗后可发生牙齿内吸收，应及时行去髓术。

二、间接盖髓术

保留极近牙髓的少量软化牙本质，将盖髓剂置于洞底，以消毒、止痛和控制牙炎症，促进软化牙本质的再矿化和第三期牙本质沉积，促进牙髓组织的自我修复，从而达到保持牙髓组织活力的方法叫间接盖髓术（indirect pulp capping）。

（一）适应证

1. 深龋近髓或外伤牙冠折断近髓无明显牙髓炎症症状的患牙。

2. 症状轻微的轻度牙髓充血的患牙，此类患牙包括深龋及外伤冠折近髓且无明显的牙髓炎症状的患牙。

3. 术前X线片显示无根尖病变的患牙。

（二）治疗步骤

1. 疼痛控制，患牙隔离　术前应消除患儿及家长的紧张感，对敏感患牙可行局部麻醉缓解疼痛；若患儿完全不能配合操作，可在征得家长同意后行笑气麻醉或全身麻醉。

大量文献表明操作过程中唾液的污染会严重影响盖髓术的预后。为保证操作过程的无菌性，行盖髓术前应安置橡皮障隔离患牙。

2. 去龋、制备洞形　将龋洞口的无基牙釉质去除，去尽深龋洞周壁和洞底的龋蚀和软化牙本质。先去除洞壁的腐质，后去除洞底的，离牙髓最近处应在最后去除。每除去一层腐质，应立即清洗，这样若暴露牙髓时，可以立即清洗窝洞、封药，减少和避免细菌污染牙髓的机会。操作过程中，动作要轻柔，特别在近髓部位，避免对牙的刺激。如去除全部龋坏会引起牙髓暴露，则可保留接近牙髓处的极少量软化牙本质，防止露髓。

3. 盖髓　用接近体温的生理盐水缓慢冲洗窝洞，隔湿，用消毒棉球拭干，洞底覆盖盖髓剂，厚度1mm左右。

4. 充填修复　氧化锌丁香油水门汀+磷酸锌水门汀或聚羧酸锌水门汀垫基底，选择合适的材料充填修复窝洞。

（三）注意事项

1. 在进行治疗以前和治疗过程中应对患牙的牙髓状态做出正确的判断。

2. 应遵循去龋制洞原则，先用气涡轮机去除无基牙釉质，扩大洞口以有良好的手术视野，在适当外形形成后，再去除龋蚀和软化牙本质。操作应轻巧，操作中尽量避免对牙髓的刺激。

3. 接近洞底时，可换大球钻用慢速提拉式由洞底向侧壁方向去除龋蚀和软化牙本质，先去净釉牙本质界龋，再去除洞内表面龋，边去除边检查是否已去净龋坏或穿髓。去龋过程中应不断清除腐坏物，最后如已接近髓室，可保留极少量接近髓室部位的软化牙本质。

急性龋的软龋较多，洞底硬化牙本质较少，为避免去龋露髓，可在去除大部分龋后覆盖氢氧化钙盖髓剂暂时充填。2～3个月后再重新去净龋，并行间接盖髓术。如果患牙敏感而影响去龋，可先用氧化锌丁香油小棉球暂封安抚1～2周，待患牙敏感度下降后再去龋。

4. 如果不能确定牙髓状况需要观察牙髓反应时，可在盖髓后用氧化锌丁香油糊剂暂时封闭观察，2～3周后如无症状，去除表层暂封材料，垫底后永久修复。

5. 间接盖髓术与深龋治疗的区别　因目前临床上还没有可靠的检查牙髓状况的方法，在难以确定牙髓状况时，常使深龋治疗与盖髓术相互混淆。深龋治疗是针对深龋而言，是龋病发展至牙本质深层，接近牙髓，其目的是为了防止龋病进展，保护牙髓组织；而间接盖髓术不仅针对深龋，而且针对牙髓炎症，其治疗目的是控制牙髓炎症，保存全部牙髓活力。尽管在理论上有明确的区分，但因为深龋牙齿的牙髓状况不易明确判断，可能是健康的，也可能有炎症。因而对深龋的患牙，难以确定牙髓状况时，应常规在洞底覆盖盖髓剂，从而尽可能有保存活髓的机会。

6. 术后定期复查　间接盖髓术后应定期复查，每半年复查1次。评定临床疗效至少应术后观察1年以上，评定的依据为患牙的临床表现和辅助检查。

治疗成功的判定标准是：患牙无临床症状，临床检查无不适，牙髓电活力正常，X线片显示髓室、根管、根尖周正常，未发育完成的牙根继续发育；否则，可判定为治疗失败。应注意根尖未发育完成的年轻恒牙进行牙电活力试验时可出现假阴性的情况，避免误判。

（四）失败及处理

1. 意外露髓　由于责任心不强、工作粗心或不熟悉患牙的髓腔解剖，忽视了乳牙及年轻恒牙髓腔大、牙本质较薄的生理特点；以及清除病变组织时，未考虑保留近处的少量软化牙本质，常可导致术中意外露髓。此时应根据露髓部位、露髓点大小和污染程度，结合患牙病史、临床表现和年龄因素，确定相应的治疗方法，如直接盖髓术、切髓术、干髓术或去髓术等。

2. 继发龋　洞底软龋残留过多、制洞时未去除无基釉，造成牙体或修复体被咬断、脱落，留下小缝隙；以及未进行有效的隔湿和消毒；或洞壁、洞口处有基底材料附着，被唾液溶解后出现缝隙。临床表现为患者术后出现激发痛，X线片显示修复物与洞底硬组织间存在透射影，去除修复物可见洞底有龋，应重行间接盖髓术。

3. 牙髓炎　临床诊断失误，将慢性牙髓炎的患牙当作深龋或早期牙髓炎而行间接盖髓术，使牙炎症未能得到控制；此外操作时手法粗暴，或使用刺激性强的消毒药物，以及术中意外露髓未能及时发现和处理等因素也可引起牙髓炎症。应改用去髓术，根尖未发育完成的年轻恒牙改用根尖诱导成形术。

4. 牙体折裂　牙体缺损过大，形成薄壁弱尖；无基釉未去净；有创伤性咬合存在；或承受咬合力部位基底过厚均可引起牙体折裂。应重新修整洞形，调整咬合，去除牙体薄弱部位或做全冠保护。

第四节　牙髓切断术

牙髓切断术（pulpotomy）又称切髓术，是在局麻下切除有炎症或受创伤的髓室内牙髓，用盖髓剂覆盖根管口牙髓截断面，保存健康根髓的方法。随着口腔诊疗技术的不断发展，保存治疗越来越引起人们的重视。牙髓的活髓保存治疗，目的是保持牙髓活力和牙髓-牙本质复合体的功能，因而成为牙髓治疗研究的主要焦点，首先是保存活的牙髓，不能保存全部活髓的要保存部分活髓。在这种观点的引导下，活髓切断术开始应用于临床。

一、材料

理想的覆盖根髓的材料应具备：①抗菌性；②对牙髓和周围组织结构无害；③促进根髓恢复；④不影响牙根的生理性吸收。目前，业内对牙髓保存剂仍然存在很多争议，至今没有一种公认的理想的材料。

（一）甲醛甲酚（FC）

甲醛甲酚用于牙髓切断术已有80多年历史。Primosch等报告大多数美国儿童口腔医生使用高浓度FC（22.6%）或1：5稀释（71.7%）的FC作为活髓牙冠髓切断术的药物。甲醛甲酚对牙髓组织的作用是在药物与牙髓断面接触区产生凝固性坏死，坏死层下方的牙髓组织有轻度炎症性反应，其根尖部牙髓仍保持活力。

临床和影像学的研究表明，FC牙髓切断的成功率为70%～97%。许多研究人员推荐1：5稀释的FC液，因为其相同的效果和更小的毒性。

尽管许多研究都报道了FC牙髓切断的成功病例，但是越来越多的文献开始质疑其效果。Rolling和Thylstrup宣称治疗的临床成功随着随访时间的延长而逐渐降低；并且，乳牙根髓对FC的组织学反应不够理想。一些研究者宣称，随着FC的使用，根冠1/3牙髓出现变色，中1/3出现炎症，只有根1/3正常。其他研究表明余留的牙髓可以出现部分或全部的坏死。许多研究质疑FC的安全性和有效性，而且更多的研究者同意FC至少有潜在免疫原性和致突变性。2004年，国际癌症研究所宣布，人体长期暴露于高浓度的甲醛甲酚可诱发鼻咽癌。

（二）戊二醛

戊二醛（GA）被认为是FC的替代者。由于其温和的药性和潜在的低毒性以及交联的属性使得其对组织的渗透更局限，对根尖周组织的作用更小。戊二醛固定特性更为良好，作用缓慢，刺激性小，术后根髓可保持良好活力，不易发生根管内吸收，故近年来认为相较于甲醛甲酚，戊二醛糊剂更适宜于乳牙牙髓。

（三）氢氧化钙

氢氧化钙的强碱性使其具有一定的抗菌性，并可中和细菌产生的酸性产物，提供牙髓修复愈合环境。但强碱性引起的牙表层凝固性坏死，也可引起牙内吸收，甚至根管钙化堵塞的弊端。单纯的氢氧化钙在临床上使用时不易操作，且有X线不显影等缺陷。应用氢氧化钙活髓切断成功率很小，超过60%，失败原因主要为内吸收和慢性炎症。

（四）MTA

MTA是一种新型生物材料，化学名为三氧化矿物凝聚体，广泛应用于牙科治疗中多个领域。体外和体内试验证实，MTA具有良好的生物相容性和持久的封闭性能，可有效促进硬组织的再生，并且具有一定的抗菌和抑菌性，对组织无毒。MTA在潮湿环境下能进一步水合，使微渗漏减少，在受到血液污染的情况下，MTA微渗漏小于氢氧化钙。MTA主要成分是钙和磷，和牙齿的成分近似，因此形成的钙化桥能和牙本质相连续。MTA在根管内凝固缓慢，防止了体积的收缩，而凝固收缩是其他材料的一个缺点。MTA可通过调节细胞因子的分泌，激活细胞外信号调节激酶活性和促进骨钙素的表达等途径，进而促进病变的愈合。除此之外，MTA还有一定的抗压能力，无炎性反应，能促进硬组织的形成，牙本质桥形成等特点。

二、乳牙活髓切断术

乳牙活髓切断术依据所用的药物分为两种类型：一种是切髓后在牙髓断面上覆盖盖髓药物保存根髓的活性，并在创面上形成一层硬组织屏障，此类治疗称为活髓切断术；另一种是在局麻下切除冠髓之后，用甲醛甲酚合剂或戊二醛处理牙髓创面并覆盖其糊剂，利用甲醛甲酚或戊二醛的作用，使与其接触的牙髓组织固定、防腐，此种治疗称为戊二醛切髓术。

（一）适应证

1. 深龋牙髓炎（部分冠髓牙髓炎）。

2. 前牙外伤冠折或制洞时意外露髓，且穿髓点较大，无法行间接或直接盖髓术者。

（二）治疗方法和步骤

1. 活髓切断术

（1）术前准备：术前摄X线片了解乳牙牙根吸收状况，如乳牙牙根吸收超过根长的1／2，则不宜做牙髓切断术。

（2）麻醉：常规局部麻醉，隔离手术野，吸唾器吸唾防止唾液污染术区。

（3）备洞并去除腐质：消毒手术野，以温水清洗龋洞，去除食物残渣和表层腐质，橡皮障或棉条隔混，制洞，去净洞内龋损牙本质，并以3％过氧化氢溶液清洗窝洞。

（4）揭髓室顶：用锐利裂钻或小球钻穿通室角，将几个髓角连通后即可将髓室顶去除，前磨牙则是将颊、舌髓角连通。

（5）切髓：生理盐水冲洗窝洞，用锐利挖匙齐根管口处挖去冠髓到根管口稍下，使牙髓在根管口处形成整齐的断面，髓室不存留残余牙髓组织。

（6）盖髓：生理盐水冲洗髓室。消毒棉球拭干，压迫止血，如出血较多，可用小棉球肾上腺素置于根管口牙髓断面上片刻即可止血。将调制的氢氧化钙类盖髓剂盖于牙髓断面约1mm厚，轻压使之与根髓密切贴合。

（7）充填：氧化锌丁香油水门汀或聚羧酸锌水门汀垫底，常规充填修复。也可暂封1～2周观察，如无症状，则保留深层暂封剂，永久充填。

2. FC或戊二醛牙髓切断术　前5个步骤与活髓切断术相同。FC牙髓切断术则于切除冠髓后，将蘸有1：5甲醛甲酚溶液或GA的棉球置于断髓面上，使与牙髓组织接触2～3分钟，再将FC或GA糊剂覆盖于牙髓断面上。

3. 非药物牙髓切断术　高频电刀已应用于乳牙切髓术，Andean（1982年）首先提出在乳牙应用高频电刀切髓术，去除冠髓后将电刀置于根髓断面之上，使表面组织炭化后进行修复。高频电刀牙髓切断术后的组织学改变与FC牙髓切断术相似。Ronard报道其成功率为99.4%，高于FC切髓术。电外科的主要优点是操作时间短，作用局限，无系统影响。

（三）注意事项

1. 严格掌握适应证　牙髓切断术的成功与否，最重要的是适应证的控制。如果病变局限于髓室，尤其是在髓室的咬合面，成功率较高；但牙髓病变是否局限于髓室，目前诊断还有困难。术中如果根髓断面有大量渗血不能控制，要考虑炎症可能已累及根髓，可换用去髓术。

2. 严格无菌操作　术中注意严格的无菌操作，隔离唾液污染，去净牙本质碎屑，彻底止血。止血后在牙髓断面未形成血凝块之前立即覆盖盖髓剂。

3. 避免损伤牙髓　牙髓切断术时器械需锋利，操作轻巧，切忌拉扯，避免损伤剩余牙髓。

4. 术后复查和疗效评定　术后3个月复查1次，至少观察1年以上。常规电活力和X线检查，凡无自觉症状，临床检查无不良情况，电活力有反应，X线显示根尖周均无病变者为成功；如有以上任何1项者为失败。

（四）并发症、失败及其处理

1. 髓室侧壁或髓室底穿孔　由于不熟悉患者的髓腔解剖特征，去除髓室顶时未掌握好牙钻进入髓室的深度和方向，导致过多磨除髓室侧壁或髓室底，甚至引起穿孔。可用探针探查明确诊断，或摄X线片显示穿孔处有透射影像。髓室侧壁穿孔位于龈上者可用复合树脂修复；髓室壁穿孔位于龈下以及髓室底穿孔者穿孔点不大时可用氢氧化钙覆盖。穿孔过大而使牙体破坏严重而又无法修复不能保留者可行拔除术。要尽量保留患牙，避免拔牙。

2. 牙髓炎　由于病例选择不当，根髓组织原先存在炎症，经治疗炎症未得到控制；或手术中未做到严格的无菌操作，细菌污染引起牙髓炎；或手术操作不当，致根过度损伤而出现牙髓炎症状，均应改用去髓术。

3. 牙龈坏死、慢性尖周炎　本病是由切髓术后发生牙髓炎，未及时治疗，病情进一步发展所致。患牙有相应的临床表现，宜采用去髓术。

4. 根髓钙变或内吸收　根髓钙变表现为髓石形成或根髓异常钙化使根管闭锁，通过X线片可确诊，应采用去髓术。内吸收未及时治疗，可导致牙根纵裂或根折。对于内吸收，应及时采用去髓术。如果发生牙根纵裂或牙根折，根据发生的部位，采取相应的治疗方法或拔除。

三、年轻恒牙活髓切断术

年轻恒牙活髓切断术的治疗目的是切除病变牙髓，保留根髓活力，以促进根管的继续发育，达到牙根成形（apexogenesis）。切髓点以下的剩余根髓组织能继续发育，使牙根能达到正常的长度，牙本质厚度和根尖孔正常闭合。

（一）适应证

1. 前牙外伤冠折，牙髓外露。

2. 轻度牙髓炎或部分冠髓牙髓炎。

（二）治疗方法和步骤

1. 活髓切断术

（1）局部麻醉。

（2）常规去龋，制洞，洗净洞壁，消毒手术区域，隔湿。

（3）开髓，揭髓室顶，用球钻循一侧髓角或露髓点进入髓室，用提拉力揭去髓室顶。

（4）用锋利刮匙或球针切除冠髓至根管口下处。

（5）生理盐水反复冲洗髓室，棉球拭压。

（6）立即将调制好的盖髓剂覆盖于牙髓的断面上，约1mm厚，轻压或用氧化锌丁香油水门汀暂时密封观察1~2周后，如果无症状，则去除上层暂封料，垫基底、永久修复。

（7）定期观察，至牙根发育完成。

2. 任意牙髓切断术　牙髓切断术通常是指将有病变的冠髓组织完全去除，保留健康的根髓。近年来临床上采用一种新的治疗术式——任意牙髓切断术，又称部分牙髓切断术。其理论依据是：只要能把病变组织完全切除，在任何部位断髓对其愈合过程均没有影响，而且可以保存更多的生活牙髓。该术式的操作方法如下。

（1）去腐，暴露穿髓点，观察牙髓状况。

（2）隔离唾液，用柱状金刚砂钻头在充分喷水下，去除穿髓点下方2~3mm深的牙髓。

（3）冲洗创面，止血，血止不住时用氢氧化钙置于创面1~2分钟，然后冲去，无菌棉球拭干，注意创面不能有血凝块。

（4）覆盖氢氧化钙糊剂，小棉球轻压使与创面密切贴合。表面再覆以较稀的氧化锌丁香油水门汀暂封。

（5）3个月后如无症状，换常规充填。

3. 牙根形成术　是牙髓切断术的延伸，当年轻恒牙部分根髓受到感染，根尖牙髓和牙乳头组织基本正常时，清除感染部分牙髓，保留根尖基本正常的牙髓和牙乳头组织，使牙根继续发育形成的方法称为牙根形成术，有时也被称为部分根髓切断术。主要充填材料为氢氧化钙制剂（如Vitapex等）。临床操作要点与牙髓切断术有很多相似，只比前者切除牙髓的水平要深些。根尖成形术后的年轻恒牙齿，由于保存了基本健康的牙乳头，与牙根正常发育有密切关系的赫特威上皮根鞘亦基本正常，术后牙根可正常发育，形成基本生理性的牙根尖形态。

（三）注意事项

1. 手术的全过程始终注意严格的无菌操作，制洞后立即吸涎并采用有效的防湿。

2. 器械需锋利，操作轻巧，切忌拉扯，避免损伤剩余牙髓。

3. 切髓后用生理盐水反复冲洗，以去净感染物质，达到清创目的。

4. 彻底止血，止血后在牙髓断面未形成血凝块之前立即覆盖盖髓剂。

5. 术后须定期观察，以了解牙髓的活力、断面的愈合、牙根继续发育状况等。

6. 活髓切断术的预后和转归与患者的年龄、牙位、病变的程度密切相关的年轻患者，牙髓炎症局限于冠者，特别是年轻恒牙较易成功。

7. 牙髓切断术被认为是一种暂时的治疗方法，适应证窄。一旦牙根发育完成，应立即行根管治疗术，因为牙髓切断术后，根髓经常发生退变、慢性炎症或内吸收。但也有学者认为，成功病例未见异常的组织学改变，不需要在术后进行根管治疗。同时也要考虑到牙体修复的需要，如需要利用根管固位，则应在牙根发育完成后改行根管治疗。

8. 临床研究证实，当牙髓组织受到影响而不是感染时，反应性牙髓炎能够消除。近年来有学者认为，只要能把病变组织完全切除，髓室或根管内的任何部位都可作为切髓的部位，而且任何部位切髓对其愈合过程均没有影响，切髓部位越浅，手术视野越清楚，疗效应该更好。但限于目前检查手段，要正确判断牙髓病变所涉及的范围是困难的，如果判断失误，留下的感染牙髓常可导致手术失误，因而目前仍多采用常规冠髓切断术。

9. 前牙冠折露髓，应根据外伤时牙根发育状况、冠折的部位或牙冠修复的需要而定，通常是在牙颈部或牙颈下方切髓为宜。但对于牙根发育尚未完成，根尖呈宽阔的喇叭口状的患牙，切髓部位不宜过深，以免损伤牙乳头。上颌前磨牙的髓室如很深接近根尖处，则不必切到髓室底，也可从相当于颈缘稍深处切断。

（四）牙髓继发感染途径

1. 手术时创面的唾液污染。

2. 去龋时含细菌的牙本质碎屑进入牙髓组织。

3. 修复材料边缘渗漏可能是远期失败的原因之一。

关于微渗漏，目前认为尚无能够完全避免微渗漏的修复材料。为了预防或减少细菌微渗漏对牙髓的影响，治疗时应特别注意清洁牙面和窝洞，以去除能诱捕细菌的表面玷污层。目前，一致认为可以预防细菌微渗漏的氧化锌丁香油水门汀作为近期观察的暂时修复材料密封窝洞，或用作盖髓剂上方的基底材料以隔绝外来刺激。

第五节　乳牙牙髓摘除术

去髓术（pulpectomy）或称牙髓摘除术、拔髓术，是去除牙髓后进行根管消毒和充填，最后修复窝洞，恢复外形，从而保存牙齿的方法。

现今的去髓术是在19世纪末以后逐渐发展、改进而来的。由于它的疗效肯定，在发达国家已普遍应用，以前在我国多用于前牙或单根管牙，近年来随着医疗状况的改善，后牙也渐多用去髓术。

去髓术与根管治疗术易混淆。但事实上，前者针对活髓而后者针对死髓，二者方法类似，适应证不同，术式也不尽相同，治疗后愈合变化更不同，因此，不能将这两种方法混同。

一、适应证与非适应证

（一）适应证

深牙髓炎症涉及根髓，或外伤露髓，不宜行牙髓切断术之患牙。

（二）非适应证

根管过于弯曲或狭窄的患牙不容易成功，选择适应证时应加以注意。牙体内吸收使根管壁变薄且有较大范围的穿通者，牙齿易发生病理性折断，这种患牙不宜行牙髓摘除术。后牙牙冠破坏过大以至难以修复者，亦不宜行牙髓摘除术。

但是，一些临床情况下，即使知道其预后不够理想，仍然会进行牙髓摘除。如在第一恒磨牙萌出前，第二乳磨牙出现牙髓破坏。过早拔除第二乳磨牙而进行间隙保持，将会导致第一恒磨牙的近中萌出伴随第二乳磨牙的间隙丧失。尽管可以使用远中间隙保持器，但是保留天然牙是更理想的选择。因此，在这种情况下，对第二乳磨牙行牙髓摘除术更为合适。即使这颗牙只被保留到第一恒磨牙萌出，然后拔除第二乳磨牙并制作间隙保持器。

二、充填材料

乳牙与恒牙在发育、解剖和生理上的差异决定了两者使用根充材料的不同标准。理想的乳牙根充材料应具有同乳牙牙根一样的吸收速率，并对根尖周组织和恒牙胚无害，在对根尖有压力的情况下吸收、抗菌、容易充填、黏附于管壁、不收缩，必要时容易取出、X线阻射，且不使牙齿着色。现在仍没有一种材料能满足以上要求。最常用于乳牙根充的材料是氧化锌丁香油制剂、碘仿糊剂和氢氧化钙。

（一）氧化锌丁香油糊剂（zinc oxide eugenol，ZOE）

氧化锌丁香油糊剂可能是使用最广泛的乳牙根充材料。Amir建议使用注射器来解决欠填的问题，这种现象在使用稠的ZOE时很常见。但是，欠填通常是可以接受的，有研究表明，欠填的乳牙没有任何根尖病变，甚至有时根尖还有活髓。另一方面，超充可能导致轻微的异物反应。ZOE制剂的另一个缺点是其吸收速率和牙根吸收速率有差异，尽管部分氧化锌可能在牙槽骨中长期存留，但目前仍不能确定到底会有什么临床反应。

（二）碘仿糊剂

碘仿糊剂是一种碘仿、樟脑油、对氯酚、薄荷脑的混合物。当用做乳牙根充材料时，它吸收很快，且对换的恒牙没有不良作用。此外，进入根尖周组织的糊剂可以很快被正常组织替代。有报道指出这种材料会在根管内吸收。

由Maisto研制的糊剂已经在临床中应用了很多年，且效果良好。这种糊剂含有和Km糊剂类似的成分，但含有更多的氧化锌、瑞祥草酚和绵羊油。

（三）氧化钙糊剂

目前，临床应用较多的为一种氢氧化钙和碘仿的混合物Vitapex，关于这种糊剂的临床和组织病理学研究发现，这种材料易于使用，吸收速率比牙根略快，对恒牙没有明显的毒性，而且有X线阻射性。由于以上原因，Machida认为氢氧化钙碘仿糊剂是一种近乎理想的乳牙根充材料。

三、治疗方法与步骤

（一）常规方法

第一次为摘除牙髓，根管预备，封入药物进行根管消毒；第二次为封药后1周再来复诊，如无不适，则去除封药，再次清理根管，进行根管充填和牙体修复。具体操作步骤如下。

1. 麻醉　常规消毒患牙，局部麻醉。乳牙一般用局部浸润麻醉。

2. 除去腐质、备洞　待麻醉药显效后，先以温水清洗窝洞，除去食物残渣和表层腐质。用橡皮障或棉条隔湿，用锐利挖匙或大球钻钻净龋洞内腐质，制备洞形。

3. 揭全髓室顶　龋洞在𬌗面时，在除净腐质后，可能已有牙髓暴露，磨牙可用锐利裂钻或小球钻钻穿髓角，将几个髓角连通后即可将髓室顶除去，充分暴露髓室。前磨牙则将舌侧髓角连通即可。如果龋洞在邻接面，或𬌗面未完全包括髓室顶部位者，按照各组牙齿的解剖形态，将髓顶部位暴露，揭去髓顶。注意不要破坏过多的牙体硬组织。

4. 切除牙髓　用生理盐水冲洗窝洞。再一次消毒窝洞，用消毒后的锐利挖匙将冠髓齐根管口处切断。

5. 拔髓和预备根管　使用根管长度测量仪结合X线片确定患牙根管长度，作为拔髓或预备根管时的依据。根管工作长度一般为切端或𬌗面距根尖1mm处的长度。

揭髓室顶后，用无菌拔髓针插入根管深度约2/3以下时，旋转拔髓针，使牙组织缠绕在拔髓针上，然后抽出拔髓针即可将牙髓拔除。一般拔出的牙为粉红色或红色条索状，常在根尖孔最狭窄处断离。变性的牙髓多呈苍白色，质地较硬，有时含有细砂粒状的细小髓石。外伤或意外穿髓者，拔出的牙髓完整，呈半透明状，有韧性。单根管牙的根管均较粗大，方向较直。一般在预备窝洞并揭去髓室顶后，容易拔出牙髓。

乳牙根管预备时不需要过多扩大，一般扩锉至25～30#即可。根管预备过程中需边扩锉边冲洗，常用的根管冲洗液包括次氯酸钠溶液、生理盐水和过氧化氢。大量研究表明次氯酸钠溶液具有较强的根管杀菌作用和溶解残髓的能力，并且能够溶解根管内玷污层中的有机组织，是临床应用最为广泛的根管冲洗溶液。

近年来，随着超声应用的逐渐推广，将传统的化学冲洗法与超声冲洗法联合，更能有效地溶解和松动根管内坏死组织，彻底清除附在根管壁上的涂层，提高了根管预备的质量。

6. 封根管消毒药　根管预备完毕后用纸捻吸干根管内水分，于根管内封入根管消毒药物，进行1周根管消毒。再次复诊无症状、根管内清洁无臭味时，再做根管充填。

7. 充填根管　清洗根管，用吸水纸尖或消毒棉捻擦干，将制剂慢慢导入根管。摄X线片检查是否充满根管。充填完满的根管在X线片上可见制剂与根管壁密合，长度达根尖1mm处。

8. 牙体修复　在根管充填后的根管口处垫磷酸锌黏固粉，修复牙体形态，调𬌗、打磨。

（二）一次法

去髓术一次法是在去髓、根管冲洗后，立即充填根管，一次完成，也称为即时根管充填（immediately root canal filling）。随着临床操作水平、麻醉满意程度的不断提高，去髓术一次法在临床上的应用有逐年增高的趋势，不管前牙还是后牙，均可以取得良好的治疗效果。这样，不仅缩短了疗程，减少了患者的就诊次数，而且也减少了再次感染的机会。去髓术一次法尤其适用于牙髓完全正常，由于修复需要去除牙髓的患者，另外牙齿外伤露髓的也常常一次即可完成去髓术。

四、注意事项

1. 术前应摄X线片了解乳牙根和恒牙胚情况，如乳牙牙根吸收，可考虑拔除患牙。

2. 由于患牙是活髓特别是根髓，虽然根管可能已有感染，但尚未波及根尖1/3的根管，尖周组织虽然也可能已有轻度炎症，但主要是对病变牙髓引起的组织防御反应，因而施行去髓术时，必须十分强调保护尖周组织，包括去髓、准备药物、根管充填等各个步骤，这样既可防止术后疼痛，也大大有利于组织愈合。

3. 拔髓时要根据根管粗细选择倒钩髓针，一般应插入根管深部，方能将根髓整条抽出，这样出血较少。根髓如果断续取出，则易出血，尤其是较粗的根管，此时必须止血，以免血液渗透至牙本质内，以后导致牙齿变色，更重要的是尽可能将根髓去除干净。

4. 拔髓后如果根管较粗大，一般可不扩大根管。只有在根管较细，不利于根管充填时，才需要适当扩大，但常需用根管钻将根管口扩大。

5. 在根管内封入药物，主要是为了安抚止痛，然后是消毒。切忌使用苛性药物。过去常用丁香油、樟脑酚，可用纸捻药物置根管内。现多已用氢氧化钙溶液消毒，然后用氧化锌丁香油水门汀封固窝洞数日。

6. 充填根管时，不宜选用对根尖周组织有刺激性的充填材料，并且不要超填。

五、常见并发症及处理

（一）残髓炎

在去髓术后，根尖部的根管内有残留的活髓未能去除，当这些残髓有感染性炎症时，称为残髓炎。

1. 症状　由于残留牙髓的部位不同，症状也不尽相同，且轻重不等。有的呈慢性牙髓炎症状，有的呈慢性牙髓炎急性发作或急性牙髓炎症状。轻的有轻度自发痛，重的有剧烈自发痛，且夜间疼痛更剧，其性质为刺痛或扯裂性痛。温度刺激尤其是热刺激可使疼痛加剧。后期有咬合痛或出现尖周炎症状。

2. 检查　用探针或扩孔钻等探查，当接触到活髓组织时，常感剧痛。若患儿能够配合，必要时插针摄X线片，查明残髓部位。叩诊时疼痛，温度试验可有反应或引起剧痛。有时根尖部有压痛。

3. 治疗　应根据残髓部位，在局部麻醉下去除残髓。如果根管狭窄，不易或不能去除残髓时，则可封入愈创木酚、樟脑酚合剂或甲醛甲酚合剂，必要时考虑拔除术。

（二）术后肿胀、疼痛

在拔髓、预备根管和根管充填时，由于操作不当，可能造成术后肿胀、疼痛。主要是因根管充填物超出根尖孔，有时也可能由于去髓时根管器械损伤根尖周牙周膜所致，发生急性炎症而引起疼痛，炎症转为化脓时，出现肿胀。如果不注意消毒，将感染带到根尖周组织，更易引起根尖周组织的急性炎症，而且病情也更为严重。因此，术中一定要注意无菌操作；凡进入根管的器械上都应有工作长度的标志，动作要轻柔，避免对根尖周组织的损伤。发生肿胀、疼痛时，需摄X线片检查根管充填情况，如果未超填或超填不多，疼痛不剧烈的，可采取保守治疗，例如热敷、理疗、调治、服镇痛剂等；如果超填过多，疼痛肿胀明显，应去除根管充填材料，封安抚止痛药，以后重新充填根管；若已形成黏膜或骨膜下脓肿，则宜切开引流。

（三）髓室壁穿通和根管侧穿

髓室壁穿通是由于不熟悉患牙的髓腔解剖特征，揭髓室顶时，未掌握好牙钻进入髓室的深度和方向，导致过多磨除髓室侧壁，甚至引起穿孔。可用探针探查明确诊断，或摄X线片显示穿孔处有透射影像。髓室侧壁穿孔位于上者，可用复合树脂修复；髓室壁穿孔位于龈下且穿孔点不大时可用氢氧化钙覆盖。穿孔过大而使牙体破坏严重而又无法修复不能保留者则可拔除。

（四）根管器械误吞入消化道或落入呼吸道

摘除术的过程中，器械从术者的手中滑脱，落入患者的口腔中，尤其是在上颌磨牙根管预备时，如不注意及时从口腔中取出，只要患者有吞咽反射，器械便会被误吞入消化道。在患者仰卧时，器械从术者手中滑脱，也可能直接掉到呼吸道中，造成严重的问题，给患者带来痛苦，并需要复杂的治疗措施。这种事故虽然发生率极低，但后果十分严重。如果落在呼吸道，就有生命危险，因此在术中要集中精力，随时警惕器械从手中滑落；一旦滑落，也可采取应急措施，避免严重后果发生。

1. 原因　未安放橡皮障；术者注意力不集中；环境温度过低，术者手指僵硬；术者操作水平低，器械夹持力量不当；患者头位过于后仰；器械落入口中后，未迅速采取使患者头部直立的措施。

2. 处理

（1）事故发生后，术者一定要保持镇静并安抚患者及家长，使其勿慌张，配合术者进行补救

（2）器械落入消化道，可能患者无明显不适，应立即做X线透视检查，以明确器械所在部位，请消化科医生会诊，争取通过胃镜取出，否则应住院观察。观察期间多食韭菜、芹菜、木耳、海带、香菜等富含粗纤维和有润滑作用的食物，嘱患者多休息，少做剧烈运动。大便要收集于专用器皿，仔细寻找，直到发现误吞的器械为止。一般经过24～48小时，误吞器械便可随大便排出。如果数日不能排出的话，则要会同外科医生考虑开腹手术。不能服用泻剂，以免增加肠蠕动而使吞入器械刺入消化道壁，以致不能自行排出。要用X线监视器械的动向，若久久停滞在同一部位，则有可能已刺入消化道壁，应请内、外科会诊，协同处理。

（3）器械落入呼吸道，会出现严重的呼吸道刺激症状，患者有呛咳、憋气等临床表现，应立即请耳鼻喉科和呼吸科的医生会诊，并摄X线片以明确部位，争取用气管镜取出误吸的器械，并做好开胸手术的准备。如果不及时处理，器械会进入小支气管内而无法取出，造成更严重的后果。

3. 预防　操作时要高度集中注意力；注意患者的体位和头位，避免患者身体过分平躺和头部过分后仰；尽量使用橡皮障；器械末端用链或线相连，线或链的另一端连在术者的右手小指上；术者的手指僵硬或有涎液不能很好夹持器械时，要采取相应措施纠

正后才能操作；万一器械已落入患者口腔，应立即将患者头部扳正或前仰，然后嘱患者不要吞咽，慢慢取出；术者也可立即将右手食指放入患者口腔内，阻止其闭口和反射性吞咽，用左手使患者低头。如果器械在舌根部时，术者可将患者头位调好后，用手指或口镜等器械轻压患者舌体，使器械滑到口腔前部后用手取出。一般不主张用镊子夹取，以免器械再次落入口腔。

第六节　根管治疗

儿童根管治疗术（root canal therapy，RCT）包括乳牙和成熟恒牙根管治疗术，成熟恒牙根管治疗术则与成人根管治疗术大致相同，此处主要阐述乳牙根管治疗术。乳牙根管治疗术（root canal therapy of deciduous teeth）是通过根管预备和药物消毒去除感染物质对根尖周组织的不良刺激，并用可吸收的充填材料充填根管，达到促进根尖周病愈合的方法，是治疗乳牙根尖周病的有效方法。可用于各种类型的乳牙根尖周炎症、牙坏死、坏疽，成功率较高。但乳牙根管治疗术需充分了解根管形态、数目和充填材料的性能，操作较复杂。

一、适应证

1. 牙髓坏死而应保留的乳牙。
2. 根尖周炎症而具有保留价值的乳牙。

二、治疗方法和步骤

1. 常规备洞　去除龋蚀组织，制备洞形，开髓，揭去髓室顶。
2. 根管预备　去除髓室和根管的坏死牙髓，使用根管器械扩锉根管。
3. 根管消毒　3%过氧化氢溶液、生理盐水冲洗根管，吸干。将有甲醛甲酚、木榴油或樟脑酚溶液的小棉球放置于髓室内，以氧化锌丁香油糊剂封固。
4. 根管充填　根管内封药消毒1周后若无症状，去除原封药，冲洗、吸干，在有效的隔湿条件下，将根管糊剂用螺旋根管充填器反复旋转导入根管或注射器加压注入根管，垫基底，永久充填。若炎症未能控制或窦道仍有渗液也可换封药物，待症状消退后再行根管充填。

三、注意事项

乳牙根管治疗术的基本方法与恒牙根管治疗术大体相同，但治疗时须注意。

1. 根管预备时勿将根管器械超出根尖孔，以免将感染物质推出根尖孔或损伤恒牙胚。

2. 在乳牙的替换中，由于乳牙根的生理吸收，继承恒牙方可萌出于正常位置上，因此乳牙的根管充填材料仅可采用可吸收的糊剂而不用牙胶尖充填，以免影响乳恒牙交替。

3. 术前须摄X线片，了解尖周病变和牙根吸收情况。

4. 不宜对乳牙牙龈瘘管进行深搔刮术。为避免损伤乳磨牙根分歧下方的继承恒牙胚、乳磨牙根尖周病，包括根分歧部位的根周组织炎症，可通过根管治疗消除炎症，达到治愈瘘管的目的。

四、乳牙根尖周病治疗的评价

（一）临床评价和X线片评价

1. 临床评价　指有无症状或不适，有无异常松动、叩痛、牙龈瘘管或脓肿。

2. X线片评价　指根尖或根分歧区有无骨质吸收或病变，继承恒牙胚的发育有无受累。因临床评价与X线片评价的符合率差异较大，前者失败，后者多为失败，而后者失败，前者并非失败。故乳牙根尖周病治疗的评价，不仅有临床所见，还应有X线片的显示，两者缺一不可。

（二）乳牙根尖周病治疗成功的标准

1. 临床无异常松动、龈瘘或肿胀，原有的龈瘘已愈合。

2. X线片显示根尖周无病变或原有病变已消失，继承恒牙胚发育未受损。

五、乳磨牙髓室底穿通的治疗

（一）乳磨牙髓室底穿通的常见原因

1. 乳磨牙龋病波及髓壁或髓室底引起穿通。

2. 慢性牙髓炎症致髓室壁或根管口壁内吸收引起穿通。

3. 乳磨牙根分叉部位炎症致髓室底外吸收引起穿通。

4. 制洞、开髓操作不慎致髓壁或髓室底穿通。

前三者为病理性穿通，后者为医源性穿通。

（二）乳磨牙髓室底穿通的治疗

1. 病理性穿通者　在预备根管的同时，清理、冲洗穿通处而后覆盖药物，观察1~2周，如果无症状，继续完成治疗。

2. 医源性穿通者　冲洗、止血后立即覆盖药物，并同时进行根管预备、消毒，1~2周后完成治疗。

3. 髓室底缺损过大并接近替换期者　可考虑拔除患牙并做间隙保持器。

（三）乳磨牙髓室底穿通覆盖的药物

氧氧化钙制剂、碘仿制剂、氧化锌丁香油酚糊剂、复合羟基磷灰石和抗菌药物等。这些药物具备保护创面、减轻炎症，对牙骨质和牙槽骨的新生和修复具有一定的促进作用。

六、失败原因

1. 儿童患者不易合作，诊断较困难，操作也较困难。

2. 治疗中污染机会较多。

3. 在乳牙根生理性吸收过程中，乳牙牙髓、尖周组织的不稳定性等。

乳牙牙髓、尖周病的治疗效果与牙根生理性吸收有较大关系。组织学观察，乳牙根开始吸收时，牙髓即开始变化，这种变化是从根尖开始，为炎性变化，包括血管变化、炎细胞浸润和炎性肉芽组织形成；随着牙根的吸收，近似正常的牙髓组织向炎症组织逐渐移行。因而，乳牙牙髓、尖周病治疗的观察期应是乳牙牙根的稳定期，处于乳牙根生理性吸收时的治疗效果不易稳定。

第七节　年轻恒牙根尖诱导成形术

根尖诱导成形术（apexification）是指牙根未完全形成之前而发生牙髓严重病变或尖周炎症的年轻恒牙，在消除感染或尖周炎症的基础上，用药物诱导根尖部的牙髓和（或）根尖周组织形成硬组织，使牙根继续发育并使根尖形成的治疗方法。

根管诱导成形术的治疗特点是：在根管预备、根管消毒和根管充填的步骤中，加强了根管消毒和增加了药物诱导，关键是控制根管内感染和尖周组织炎症。对于牙髓坏死并发根尖周组织炎症的患牙，应去除根管内感染坏死的牙髓组织，通过根管消毒，控制根管内感染和消除根尖周炎症，恢复上皮根鞘活力，使根端闭合。因炎症消除后，上皮根鞘才有可能诱导牙乳头分化为成牙本质细胞，继续形成根尖部本质；诱导尖周组织分化为成牙骨质细胞形成根尖部牙骨质。因而，消除残留牙髓和根尖周组织的炎症，并通过药物诱导作用，保护根尖部的生活牙髓和牙乳头，恢复上皮根鞘的正常功能是促使牙根继续发育和根尖形成的必要条件。

一、根尖诱导成形术的相关基础

（一）牙根未发育完全的年轻恒牙的解剖形态

牙根未发育完全的牙齿有两种类型：①牙根未发育完成；②牙根几乎发育完成，但根尖孔未形成。它们的解剖特点是：髓腔大、牙根短、根管粗、管壁薄、根尖敞开或根尖孔宽大。其根管形态有：根端喇叭口状（A）、管壁平行状（B）和根管内聚状（C）等。治疗时的根端形态取决于牙髓发生病变或发生坏死时的牙根发育。如果牙髓坏死早，牙根停止发育得早，则可能是A、B状态；牙髓坏死晚，牙根停止发育晚，则可能是C状态。A型根管治疗较为困难，B、C型根管治疗较为理想（见图12-1）。

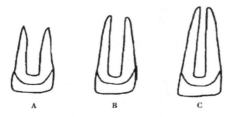

图12-1 牙根未发育完全的根管形态

（二）诱导根尖形成的途径

1. 根尖部残留的活牙髓　通过此活牙髓细胞的分化或去分化方式使其分化为成牙本质细胞，沉积牙本质，继续发育牙根，所形成的牙根近似于正常牙根。

2. 根尖部的牙乳头　牙髓破坏后根尖端全部或大部分保留存活的牙乳头，也可分化为成牙本质细胞，使牙根继续发育。

3. 尖周组织中的上皮根鞘　牙髓坏死并发尖周炎症，当感染控制炎症消除后，幸存的上皮根鞘或上皮根鞘功能得以恢复，也可使根端闭合。因而，对于牙髓感染的年轻恒牙，当残留根髓有炎症时，应控制根髓炎症，通过根管消毒和诱导药物的作用，恢复根尖部牙髓或牙乳头活力，使根尖继续发育形成。对于有尖周炎症的年轻恒牙，当牙髓已全部坏死，应去除根管内感染坏死的牙髓组织，通过根管消毒，控制根管内感染和消除尖周炎症，恢复上皮根鞘活力，使根端闭合。因炎症消除后，上皮根鞘才有可能诱导牙乳头分化为成牙本质细胞继续形成根尖部牙本质；诱导尖周组织分化为成牙骨质细胞形成牙骨质。牙根未发育完全的牙齿，其根尖部的细胞是具有潜在能力的。在炎症消除后，能进行细胞分化，不仅继续形成根尖的牙齿组织，而且可使根尖周组织重建。

总之，诱导根尖继续发育，必须保留根尖部的活牙髓，保护根尖部牙乳头，恢复上皮根鞘功能。

（三）牙根形成类型

对牙根未形成的牙，经根尖诱导成形术后，牙根发育状况分为四型。

1. 根尖继续发育，管腔缩小，根尖封闭。

2. 管腔无变化，根尖封闭。

3. X线片上未见显示牙根发育，但根管内探测有明显阻力，说明根尖处有薄的钙化屏障。

4. X线片上见钙化屏障在根端1／3处形成（见图12-2）

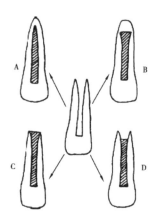

图12-2 根形成类型

二、适应证

由龋病、外伤、牙尖折断、正畸用力不当等造成的年轻恒牙牙髓感染。

1. 牙髓病已波及根髓，而不能保留或不能全部保留根髓的年轻恒牙。

2. 牙髓全部坏死或并发尖周炎症的年轻恒牙。

注意，其适应证的范围并非仅限于牙髓坏死并发尖周炎症、牙根停止发育的患牙，而且也适应于根端残留活牙髓，或牙乳头尚未损害的患牙。其中，并发尖周炎症的患牙治疗难度较大。

三、诱导根尖形成的常用药物

（一）氢氧化钙制剂

氢氧化钙是具有强碱性的制剂，它可抑制细菌的生长及中和炎症的酸性产物，并可促进碱性磷酸酶的活性和根尖周结缔组织细胞的分化，使根管侧壁沉积类牙骨质和延长牙根，封闭根尖孔。若根尖端的管腔内残留牙髓，氢氧化钙则可诱导骨样牙本质、管样牙本质的沉积，使继续发育的牙根结构更加完善。氢氧化钙制剂既是控制根管内感染的药物，又是牙根继续发育的诱导剂，是目前诱导根尖形成的首选药物。各家报道的成功率不等，为74%~94%。但是，氢氧化钙是容易被吸收的制剂，若尖周炎症未能控制，吸收后炎性结缔组织进入根管，反而可影响正常的根尖修复。故氢氧化钙在根尖诱导成形术中的应用有一定的局限性。

（二）磷酸钙生物陶瓷

磷酸钙生物陶瓷是具有良好生物相容性的人工合成材料，包括可吸收的磷酸三钙和不可吸收的羟基磷灰石。它无毒，不会引起炎症和异物反应，不改变正常骨组织的矿化过程。其基本成分与人牙本质和骨基质的无机成分相似，无成骨性，但可提供新骨沉积的生理基质，引导骨组织长入，具有"骨引导性"。用磷酸钙生物陶瓷填入根管，在根尖区可形成一个屏障，并成为硬组织沉积的支架，沉积类似牙骨质的硬组织，使牙根继续发育，同时牙骨质样组织可通过根尖孔将根尖封闭。羟基磷灰石能参与体内的钙代谢，为新骨形成和钙化提供良好的物质基础。它能通过与组织接触诱发成骨过程。

（三）骨形成蛋白制剂

骨形成蛋白（bone morphogenetic protein，BMP）是一类高效的骨生长因子，具有异种同源性，可扩散，能诱导血管周围的未分化间叶细胞向成骨细胞和成软骨细胞发生不可逆转的分化。较少量的骨形成蛋白可提高牙周膜细胞的碱性磷酸酶活性水平，诱导牙周膜细胞向成骨样细胞方面转化，促进钙化形成，参与骨与牙骨质的重建修复。

（四）矿物三氧化物凝聚体

矿物三氧化物凝聚体（mineral trioxide aggregate，MTA）自1993年Iee等首次报道以来，已成为近年一种新型的广泛应用于牙髓治疗的生物材料。由于它具有优良的生物学特性，引起了国内外学者广泛兴趣。MTA由粉剂和液体制剂组成，主要成分为硅酸三钙、铝酸四钙，主要离子成分为钙离子，与牙体组织成分相近，强碱性，调拌后pH值为10.2，与氢氧化钙的pH值相近，有X线阻射性。更重要的是，因该制剂具有优良的组织相容性、诱导作用、边缘封闭性及低细胞毒性而应用于临床。主要优点如下。

1. MTA诱导修复性牙本质形成的效果优于氢氧化钙，是一种效果较好的盖髓剂。

2. MTA作诱导剂进行根尖诱导成形术，可以避免使用传统氢氧化钙造成的时间和封闭效果的不确定性，可以减少复诊次数，而且，即使少量超填（1~3mm）也不影响预后。

3. MTA具有抗菌性，它的抗菌性可能也是与其较高的pH值有关。

MTA是优越的牙髓病治疗材料，而且，它所适应的治疗范围恰好是儿童年轻恒牙牙髓病治疗的主要内容。

四、治疗步骤

（一）治疗阶段

第一阶段，消除感染和尖周病变，诱导牙根继续发育。

第二阶段，根管永久充填，使根尖孔封闭。

两个阶段之间的间隔时间或牙根继续发育所需时间不等，为6个月~2年。其时间的长短与牙根原来的长度、尖周炎症的程度以及患者的机体状况等有关。

（二）治疗步骤

1. 常规备洞开髓 去净龋坏组织同时制备洞形，保存尽可能多的牙体硬组织，以获得良好的抗力形；要求有一定的固位形，以使暂时性封固材料牢固。开髓彻底揭除髓室顶以便清理牙髓腔，充分暴露根管口，尽可能使根管器械循直线方向到达根管的根尖1/3。

2. 根管预备　开始前先要测量牙齿工作长度，即指从切缘或牙尖到根尖孔的距离。由于根尖诱导最终是依靠根尖部的残余牙髓、牙乳头或根尖周组织恢复功能分化形成硬组织而延长牙根封闭根尖，因此，在清理根管内的感染物质时，根管预备的器械绝对不能超出患牙的根尖部位而损伤诱导根尖继续形成的组织，切记要防止器械损伤牙乳头或根尖周组织。X线片是牙齿工作长度判断的重要依据，同时也可依据术者的手感和患者的痛感来确定器械是否到达根尖。用根管锉或扩孔钻清理根管及侧壁。因为牙根未发育完成的年轻恒牙根管腔多较粗大，所以只需清理而不需扩大根管腔。用生理盐水反复冲洗，去除根管内坏死牙髓组织。若有急性炎症，应先建立有效的引流，再做进一步的治疗。

3. 根管消毒　在有效地清理完根管后，用纸捻吸干根管，在根管内封入消毒力强而刺激性小的药物，如木榴油、樟脑酚、碘仿糊剂或抗生素糊剂等，渗出较多时以蘸有木榴油或樟脑酚的小棉球置于根管内为主，每周更换1次，至无渗出或无症状为止。有根尖周病变的年轻恒牙可封入抗生素糊剂，1~3个月更换1次，至根尖周炎症控制为止。

4. 药物诱导　经过完善的根管消毒，根管内的感染消除和根尖周组织炎症控制后，根管内填入可诱导根尖形成的药物，通常采用氢氧化钙制剂。去除暂时性封固材料，取出根管内所封消毒药物，用根管器械将氢氧化钙制剂填入根管，一定要接触根尖部组织，逐层填满，再用暂时性封固材料封闭窝洞。

5. 暂时充填窝洞，随访观察　在根管内充填诱导根尖形成的药物后，3~5个月复查1次，至根尖形成或根端闭合为止。复查时注意患牙有无临床症状，如疼痛、肿胀、窦道、叩痛和松动度等，同时应摄取X线片，观察根管内的药物吸收程度及根尖周情况和牙根形成状况。如根管内的氢氧化钙制剂明显吸收，则需要及时更换药物。

6. 常规根管充填　根尖诱导完成后，X线片显示牙齿根尖延长或根尖端有钙化组织沉积闭合，或用根管器械探及根端有明显阻力感，同时经临床检查患牙松动不明显，无牙龈窦道或原有牙龈窦道闭合，根管内药物干燥，可去除根管内的诱导药物，改行常规糊剂和牙胶尖的根管充填。

五、注意事项

（一）彻底清除根管内感染物质

这是消除根尖周炎症和诱导根尖形成的重要因素。

（二）术前摄取X线片

了解根尖周病变和牙根发育情况，预测牙根长度，避免将感染物质推出根尖或根管器械损伤牙乳头（牙囊结缔组织）和尖周组织。

（三）掌握根管充填时机

1. 无临床症状　松动不明显，牙龈瘘管闭合或无龈瘘，根管内药物干燥。

2. X线片显示　尖周病变愈合，牙根继续发育，根管内探查根尖端有钙化物沉积。

（四）根尖诱导成形术的疗程和效果

疗程和效果不仅取决于尖周病变的程度，而且取决于牙根发育的状况及儿童患者的机体状况，因而治疗较为困难，疗程较长，对此应有充分思想准备。

（五）根尖诱导成形术疗效评定的依据和标准

1. 评定依据

（1）尖周炎症和病变愈合情况。

（2）牙根继续发育状况。

2. 评定标准

（1）成功：尖周病变消失，牙根延长，管腔缩小，根尖形成。

（2）进步：尖周病变消失，牙根延长，根尖未完全形成或形成极不规则。

（3）失败：牙根未能延长，或尖周病变未见缩小或消失。

成功与进步为有效，失败为无效。

第十三章 儿童常见牙周问题

第一节 儿童牙周组织正常结构

牙周组织是包绕牙齿周围的组织，包括牙周膜、牙槽骨和牙。从功能上讲，牙周组织又称为牙齿支持组织。牙周病（periodontal diseases）是指发生于牙周组织的疾病的总称，主要为牙龈病（gingival diseases）和牙周炎（periodontitis）。

目前有证据表明，牙周病可以在儿童时期产生并随年龄增长进入破坏期。近年来，成人牙周病的认识已进入分子生物学水平，现代学者对牙周疾病的预防、预测、危险因子和易感人群的研究也越来越深入。儿童青少年牙周病的研究有利于牙周病的早期诊断和治疗，牙周病的预测和早期控制。

牙周病的病因比较复杂，是由多因素造成的，有局部因素和全身因素。局部因素相当重要，其中，牙菌斑和菌斑微生物是疾病的始动因子，而其他因素，如口腔的自洁和清洁作用，软垢和牙结石、创伤性咬合、食物嵌塞、口腔不良习惯及机体的防御能力等可影响牙周疾病的发生发展，是疾病的促进因子。

儿童牙周组织疾病的临床表现与成人之表现不一，有其特点。这与两者间组织结构的差异以及儿童生长发育过程中出现的变化有关。儿童时期由于颌骨的生长发育，乳牙的萌出和脱落，年轻恒牙的萌出，牙周组织随年龄增长而不断发生变化。

一、牙龈

牙龈（gingiva）是覆盖在牙槽突边缘区和牙颈周围的口腔黏膜，呈浅粉红色，由上皮层和固有层组成，无黏膜下层，其固有层与下面牙槽突的骨膜融合，因此不能活动。牙龈包括游离龈（free gingiva）、附着龈（attached gingiva）和牙龈乳头（gingival papilla）。口腔前庭和下颌舌侧的牙龈与牙槽黏膜连续，有明显界限，上颌腭侧牙龈与硬腭黏膜连续，无明显界限。

（一）乳牙列牙龈特点

牙龈上皮薄，角化程度差，血管丰富。固有层组织疏松，结缔组织乳头扁平。儿童牙龈比成人娇嫩，质地松软，颜色粉红。牙龈颜色与上皮厚度、血管数量、组织色素和人种有关。牙齿刚萌出时，牙龈较红，随萌出渐成为粉红色。如果儿童肤色较深，可见黑色素沉积，出现黑色斑点。

游离龈比成人稍显肥厚，边缘圆钝，龈沟平均深度0.5~1.0mm，较恒牙为深。边缘龈质地较松软，当牙齿萌出时常导致牙龈局部充血、水肿，眼缘厚而圆钝，类似卷曲状。

附着龈比成人窄，其宽度随年龄增长而增加。儿童附着龈上的点彩不明显。文献报道，3岁以前附着龈点彩不明显，随年龄增长而出现，10岁后可呈现带状橘皮样点彩。点彩消失可以是早期炎症的表现。

关于附着龈宽度，有文献报道6~12岁儿童前牙的附着龈宽度随年龄增长而增加。上颌尖牙唇侧最窄，侧切牙唇侧最宽。年轻恒牙萌出的位置也影响附着龈的宽度。唇侧萌出，宽度下降；舌侧萌出，宽度增宽。正畸治疗时牙齿唇侧移动，附着龈宽度变窄，临床冠增加。舌侧移动，附着龈宽度增宽，临床冠短。乳牙牙龈乳头扁平。儿童的乳磨牙因牙冠形态的特点，使牙齿邻面接触区呈面状接触，且接触面较宽而低，故乳磨牙的牙龈乳头较短而圆。又因乳磨牙牙冠颈部收缩，颈嵴突出，使接触区下方的牙龈凹陷更为明显，且凹陷区的牙龈缺乏角化上皮，故乳磨牙的牙龈乳头容易受到刺激和影响而发生炎症。儿童乳前牙多有间隙，牙冠之间接触不明显或缺乏接触，两邻牙间的牙多不形成谷状凹陷，此处牙龈角化比较好，不易发生炎症。但是，当乳前牙未出现间隙时，邻面仍有接触，其龈乳头形态与乳磨牙相同。

（二）混合牙列牙龈特点

恒牙萌出时，牙龈卷曲、圆钝、颜色发红，牙龈与牙冠连接疏松，龈沟深。磨牙的远中可有龈瓣覆盖，随着恒牙萌出而退缩至牙颈部。

（三）恒牙列牙龈特点

恒牙牙龈与成人相似，牙呈粉红色，边缘贝壳状，与牙齿连接紧密。龈沟深度2~3mm。牙龈乳头比乳牙高，呈三角形，充满牙间隙。两牙之间的牙间隙内牙龈角化不全出现龈谷，是牙周病始发部位。

二、牙周膜

牙周膜（periodontal membrane）是位于牙根和牙槽骨之间，环绕牙根的致密结缔组织，由细胞、纤维、血管、淋巴、神经和基质等组成。儿童牙齿的牙周膜间隙较宽，纤维束疏松，单位面积的纤维含量较少，细胞含量较多，血管、淋巴管丰富，故儿童牙周组织活力较强。

三、牙槽骨

牙槽骨（alveolar bone）是上、下颌骨支持和包围牙根的突起部分，故这部分又称牙槽突（alveolar process）。牙槽突容纳牙根的部位为牙槽窝，牙冠顶端游离部分为牙槽嵴。在解剖上牙槽骨包括固有牙槽骨、致密牙槽骨和松质骨三个部分，在结构上和其他骨骼基本一致。

乳牙牙槽骨硬骨板薄而欠致密，根部有时看不清楚。钙化度低，骨髓腔大骨小梁较少，随咀嚼及生长逐渐增加。乳牙列牙槽嵴顶较平，牙槽骨内有正在发育的恒牙胚。恒牙完全萌出后牙槽骨逐渐达到最大高度。牙槽骨进一步钙化，血管减少，纤维增加。恒牙列牙周组织近似成人。

牙槽骨是人体骨骼中变动最大的骨质，它的生长发育依赖于牙齿的功能性刺激。当牙齿萌出并获得咬合功能后，牙槽骨则发育成熟；当牙齿脱落，缺乏咬合功能刺激时，牙槽骨则萎缩变平。它不但随着牙齿的生长发育、脱落替换和咀嚼压力而变动，而且也随着牙齿的移动而不断改建。为此，临床利用这一特性，对错殆畸形牙齿进行矫治。通过矫治器，加一定强度压力于牙齿上，并经一定时间后，受压侧的骨质被吸收，牙齿位置移动，牵引侧骨质增生，补偿了牙齿移动后留下的空隙。儿童和青少年骨质再建能力和代谢活力强，是错殆畸形矫治的最佳时期。

第二节　牙龈着色

正常牙龈为粉红色。但少数人，如肤色黝黑，或黑人的附着龈上可有色素沉着，表现为灰黑色或棕褐色色素斑，色泽均匀，形状不定，可呈带状、斑片或点状；色素斑表面平伏不高起；其形状、面积和表面多年不发生变化。牙龈着色多数情况是生理性的，但是也有病理性色素沉积现象，如使用含重金属的药物，吸入铅、汞后沉积在牙龈黏膜上等。铅中毒者常有龈缘的蓝黑色或蓝红色铅线。汞、砷等也可在游离龈、牙乳头和附着龈处出现黑色斑块。因此应认真询问病史，必要时查血铅浓度，如为病理性沉积应及时治疗。

第三节　牙龈炎

儿童牙龈炎是指龈缘和龈乳头部位发生的炎症，只有当这些部位出现明显充血、水肿变形、触及容易出血时才称之为牙龈炎。由于儿童的牙龈上皮较薄，角化较差，在受到损伤或细菌感染后易发生炎症。目前，儿童牙龈炎的发病率较高，主要包括萌出性龈炎、不洁性龈炎、牙列拥挤性龈炎以及各种增生性龈炎。

一、萌出性龈炎

萌出性龈炎（eruptive gingivitis）是牙齿在萌出过程中发生的牙龈炎症，多在乳牙或第一恒磨牙萌出时出现。

（一）病因

1. 牙齿在萌出过程中，一部分牙龈覆盖牙面，这部分牙龈在咀嚼或摩擦时易受损伤而产生炎症。

2. 牙齿未完全萌出时，牙冠与牙根之间容易堆积软垢、食物残渣等而造成感染，如第一、二恒磨牙萌出时牙龈感染可引发冠周炎（pericoronitis）和冠周脓肿。

3. 牙齿萌出时，牙龈部位有一种异样感，儿童喜用手指、玩具等去触磨，触磨时擦伤牙龈易发生炎症；牙齿萌出时有不适，患儿不敢刷牙，菌斑积聚导致牙龈感染。

（二）临床表现

牙冠的牙龈或覆盖牙面的牙龈出现充血、水肿或肥厚，一般无明显自觉症状，当牙齿萌出及龈缘形成之后，咀嚼功能成为生理性刺激，炎症可自行消退。

有一种现象是，在牙齿突破口腔黏膜前，在牙冠的牙面上仍有软组织覆盖的牙龈瓣及其周围软组织发生炎症，此种炎症称为"冠周炎"。儿童的"冠周炎"多见于恒磨牙的萌出。它的发生也多因牙龈瓣下方积存食物残渣或机体抵抗力下降所致。有的炎症可能出现牙龈瓣的水肿、充血、疼痛，有的炎症可能出现化脓，有的甚至引起面部肿胀、体温升高。

（三）诊断要点

1）. 乳牙或第一恒磨牙正在萌出之中。

2. 覆盖牙面的牙龈或龈瓣局部出现炎症。

（四）治疗

1. 轻微的炎症不用处理，保持口腔清洁，待牙齿自行萌出，炎症不再复发。

2. "冠周炎"的治疗：局部冲洗和用药极为有效，如3%过氧化氢和生理盐水冲洗，局部涂碘甘油等。若将食物残屑和炎性渗出物冲洗掉，则减少感染原因，有利于炎症的控制。炎症消退后，必要时可行龈瓣切除术，使牙冠外露。

3. 伴发脓肿、淋巴结肿大时可配合口服抗生素。

二、不洁性龈炎

不洁性眼炎（filth gingivitis）是因小儿缺乏口腔卫生习惯，由口腔不洁引起的牙龈炎。

（一）病因

多见于3～5岁儿童，多未能掌握正确刷牙方法，口腔卫生较差，软垢堆积，食物残渣附着，刺激牙龈，发生炎症。

（二）临床表现

龈缘和龈乳头红肿变形，并易出血，很少疼痛，以乳前牙和乳磨牙的唇颊侧牙龈炎症表现明显。乳牙邻面破坏成洞后，常常引起食物嵌塞而发生龈乳头炎，龈乳头充血、水肿、易出血，当龋病治疗后，炎症随即消除。炎症多为慢性。

（三）诊断要点

根据儿童口腔不洁，软垢堆积的状况，及牙龈缘或龈乳头的炎症表现即可诊断。

（四）治疗

不洁性龈炎的治疗原则：局部去除菌斑，控制感染。

1. 及时局部清洁、冲洗、上药，控制牙龈炎症，效果良好。

2. 儿童3岁以后即可动手学习刷牙，在儿童学习刷牙时，家长应亲自带领或督促，鼓励他们从小学会刷牙，养成良好的口腔清洁习惯。

3. 保持口腔清洁，预后良好。若继续忽视口腔卫生，炎症可以复发，若延误治疗或受全身因素影响，牙龈炎可移行为牙周炎。

三、青春期龈炎

青春期龈炎（Iberty gingivitis）是发生在青少年时期的牙龈炎。

（一）病因

小学的高年级和中学的低年级学生容易发生。青春期或青春前期内分泌的改变，特别是性激素的变化是本病的病因。女性稍多于男性，女性易发生于月经初潮期。除内分泌的改变外，牙龈组织对局部刺激的感受性亢进，轻微的刺激往往可加剧炎症的反应。

（二）临床表现

这类牙龈炎的特点是常见口腔卫生良好，而牙龈有出血、增生的倾向。可发生于局部或全口牙龈，常见于前牙唇侧的龈乳头和龈缘，牙龈充血、水肿、深红、光亮、点彩消失、龈乳头肥大呈球形凸起，组织松软，而易出血。若患者怕触及牙龈出血而不愿刷牙，即可因口腔卫生不良而加重炎症。

龈炎的程度随着年龄的增长逐渐减轻。一般青春期过后，肿大的牙龈可停止发展或好转，但如果局部刺激因素未彻底去除，则不易完全消退。

（三）诊断要点

根据发病年龄，局部有刺激因素，以及牙齿呈轻重不等的充血、水肿、质地松软、容易出血等，即可诊断。

（四）治疗

1. 首先应去除一切局部刺激因素，洁牙，去除软垢，并保持良好的口腔卫生，建立饭后漱口、睡前刷牙的习惯。对于接受正畸治疗的青少年，事先应治愈原有的龈缘炎，掌握正确的菌斑控制方法。矫治器的设计和制作应有利于菌斑控制，避免刺激牙周组织，在整个矫治过程中应定期做牙周检查和治疗。

2. 局部用药 3%过氧化氢溶液冲洗，上碘合剂，或甲硝唑、螺旋霉素等药膜，含漱剂漱口等。

3. 牙龈按摩 每日2~3次，可促使症状缓解。

（五）预后

病程短且牙龈肿大不明显者，经基础治疗后一般可痊愈。病程长且过度肥大增生者常需手术切除。但若局部和全身因素依然存在时，术后仍易复发。治疗后应定期复查，并做必要的维护治疗。指导患者正确刷牙和控制菌斑的方法，养成良好的口腔卫生习惯，以防止复发。

四、药物性龈炎增生

药物性牙龈增生（drug induced gingival hyperplas ia）是指服用某些药物而引起的牙龈纤维增生和体积增大。

（一）病因

长期服用抗癫痫药苯妥英钠可使原来已有炎症的牙龈发生纤维性增生。苯妥英钠又名二苯基乙丙酰脲钠或大仑丁，长期服用该类药物后，可使牙龈纤维组织增生，龈组织体积增大。据报道，长期服用该类药物者，在1~6月后发生牙龈增生的可达50%，以青少年最为严重，停药后即可不再增生。有学者报告，药物性牙龈增生患者的成纤维细胞对苯妥英钠的敏感性增高，易产生增殖性变化，这可能是本病的基本背景。

局部刺激因素虽不是药物性牙龈增生的原发因素，但菌斑、牙石、食物嵌塞等引起的龈炎能加速病情的发展。

（二）临床表现

1. 有服用苯妥英钠类的抗癫痫药物的历史，苯妥英钠所致的牙龈增生一般开始于服药后1~6个月时。

2. 药物性牙龈增生常发生于全口牙龈，但以上、下颌前牙区较重。它只发生于有牙区，拔牙后，增生的牙龈组织可自行消退。

3. 整个牙龈，包括龈缘、龈乳头至附着龈的唇（颊）、舌（腭）侧呈弥漫性增生变厚，以龈乳头区最为突出，呈小球状突起于牙龈表面，组织坚韧，呈淡红色，不易出血。

4. 增生的牙龈表面呈颗粒状或小叶状，增生的牙龈乳头在牙面相接触处出现裂沟。口腔卫生不良者则可引起继发感染，继发感染之后则使增生牙龈表面颗粒消失，这时，牙龈可呈暗红色或深红色，易出血。

5. 牙龈增生的程度与服药的年龄、时期有关。若在恒牙萌出前就开始服用此类药物，增生的牙龈组织可使恒牙萌出受阻；若在恒牙萌出后服用药物，增生的牙龈组织可将牙冠部分覆盖，重者可将牙齿包埋起来，以致使患儿感觉语言和饮食障碍。前牙区因牙龈组织增生，上、下唇不能闭合以致牙龈组织暴露而受到干燥空气的刺激，更加速了增生。

6. 牙龈增生严重时还可使牙齿发生移位、扭转，以至于牙列不齐。

（三）诊断与鉴别诊断

1. 诊断　仔细询问全身病史，根据牙龈实质性增生的特点以及长期服用苯妥英钠药物的病史，诊断本病并不困难。

2. 鉴别诊断

（1）遗传性牙龈纤维瘤病：此病无长期服药史，但可有家族史，牙龈增生范围广泛，程度重。

（2）增生性龈炎：一般炎症较明显，好发于前牙的唇侧，增生程度较轻，覆盖牙冠一般不超过1/3，有明显的局部刺激因素，无长期服药史。

（四）治疗

1. 在内科医生的协助下，根据癫痫病情控制用药、停药、更换或交替用药。

2. 去除局部刺激因素做洁治术以消除菌斑、牙石，并消除其他一切刺激因素。一些轻的病例经处理后，牙龈增生可明显好转或痊愈。

3. 对于一些牙龈有明显炎症的患者，可先用3%过氧化氢溶液冲洗龈袋，在袋内放入药膜或碘制剂，并给予抗菌含漱剂，待炎症减轻后再做进一步治疗。

4. 对于一些牙龈增生严重的病例，虽经以上治疗，也不能完全消退。在全身情况好转，病情稳定时可进行龈切除术。术后若不停药和保持口腔卫生，仍易复发。

5. 督促患者切实认真地做好菌斑控制，以减轻服药期间的牙龈增生程度，并可减少手术后的复发。

第四节　牙周炎

牙周炎（periodontitis）是指涉及整个牙周支持组织的慢性炎症，它是在牙龈炎的基础上，炎症进一步向深层牙周组织（牙周膜、牙槽骨和牙骨质）扩展而形成的。一般认为儿童易患牙龈炎，但很少患牙周炎。虽然牙龈炎症较重，软垢、菌斑很多，但很少发生牙槽骨丧失、附着丧失，对牙周组织破坏较小。有人认为，儿童可能有防御因素，或许是免疫因子阻止牙龈炎发展成为牙周炎，这方面还需要进一步研究。儿童牙龈慢性炎症没有及时治疗，炎症侵及牙周膜及深层牙周组织就会发展成牙周炎。

另外，软垢、牙石、食物嵌塞及不良修复体、正畸矫治器等局部刺激因素也可加重牙龈炎症使牙槽骨破坏。乳牙列由于牙槽骨丧失引起牙齿早失，往往有全身性疾病，如低磷酸酯酶血症、掌-跖角化牙周破坏综合征等。

一、侵袭性牙周炎

侵袭性牙周炎（Aggressive Periodontitis，AgP）以往称早发性牙周炎（earlonset Periodontitis，EOP），主要包括以往分类中的青少年牙周炎、快速进展性牙周炎及青春前期牙周炎等疾病。

一般认为侵袭性牙周炎为多因素疾病，某些具有特殊致病毒力的细菌感染是必要的致病因子，而宿主对细菌缺乏防御能力以致不能阻止炎症组织的破坏，则是易感因素。两方面相互作用，使该型牙周炎发生早，且破坏迅速，从而决定了其特殊的临床表现。

（一）病因

病因尚不完全明了，但大量研究已表明某些特定微生物的感染和机体免疫功能的缺陷与该病的发生有密切关系。研究发现伴放线杆菌（Aa）是AgP的主要致病菌。有大量研究证明本病患者多有白细胞功能缺陷，且这种缺陷带有家族性，患者的同胞中有的也可患AgP，或虽未患牙周炎，却也有白细胞功能缺陷。本病也可能有遗传背景，有研究表明FerRⅡ基因多态性、维生素D受体基因多态性等可能为本病的易感因素。另外，不同种族对本病的易感性也有差异。

（二）临床表现

本病可分为局限型和广泛型。前者病变局限于第一磨牙和切牙。后者病损则易波及口内大多数牙齿。一般认为患者早期多为局限型，而随着年龄和患病时间的增加、病变发展而成为广泛型。局限型侵袭性牙周炎的临床表现主要有以下几方面。

1. 年龄、性别　本病主要发生于青春期至25岁以前的年轻人，有些患者早在11～13岁即开始发病，但因早期无症状，就诊时常已20岁左右。也可发生于35～40岁左右的成年人，女性多于男性，但也有报道无性别差异。

2. 牙龈炎症和口腔卫生情况　患者的牙周破坏程度与口腔卫生情况不成比例，即患者的口腔卫生较好牙炎症较轻，但已有深牙周袋和骨吸收。

3. 好发牙位　局限型侵袭性牙周炎的典型特征为局限于第一恒磨牙或切牙的邻面有附着丧失，至少波及两个恒牙，其中一个为第一磨牙。其他患牙（非第一磨牙和切牙）不超过两个。且发病多为左右对称。早期的患者不一定波及所有的切牙和第一磨牙。

4. 早期牙齿松动、移位　在牙龈炎症不明显的情况下，切牙和第一磨牙可出现松动，咀嚼无力，同时伴有牙齿移位，多见于上前牙向前方呈扇形散开排列，后牙移位较轻，易造成食物嵌塞。

5. 牙周袋和牙槽骨变化　该型牙周炎所形成的牙周袋窄而深，X线片显示第一磨牙近远中牙槽骨多为垂直型吸收或与水平型吸收并存而呈弧形，前牙牙槽骨则多为水平型吸收。

6. 病程进展快　有人统计，本病的发展速度比慢性牙周炎快3～4倍，患者常在20～30岁即需拔牙或牙齿自行脱落。

7. 家族聚集倾向　家族中常有多人患本病，患者同胞有50%患病机会，以母系遗传为多。有人认为可能与白细胞功能缺陷有关，也可能是X连锁性遗传或常染色体显性遗传等。

对于广泛型侵袭性牙周炎，相当于过去的广泛型青少年牙周炎和快速进展性牙周炎。有学者认为，广泛型青少年牙周炎和快速进展性牙周炎是同一疾病。而关于广泛型和局限型究竟是两个独立的类型，抑或前者是后者发展和加重的结果，尚不能肯定，但有不少研究结果支持二者为同一疾病的观点。

（三）诊断

根据以上临床特点和发病年龄可做出诊断。本病尤应抓住早期诊断这环节，因初起时无明显症状，待就诊时多已为晚期。如果年轻患者的牙石等刺激物不多，炎症不明显，但发现有少数牙松动、移位或邻面深袋，局部刺激因子与病变程度不一致，则应引起重视。重点检查切牙及第一磨牙邻面，并拍摄X线片，有助于发现早期病变。有条件时，可作微生物学检查发现伴放线杆菌，或检查白细胞有无趋化和吞噬功能的异常。若为阳性，对诊断本病十分有利。早期诊断及治疗对保留患牙极为重要。对于AgP患者的同胞进行牙周检查，有助于早期发现其他病例。在患者症状尚不明显时，早期诊治，往往可取得较好疗效

（四）治疗

本病的治疗特别强调早期、彻底的治疗，主要是彻底消除感染。其措施如下。

1. 基础治疗　根上洁治术、根下刮治及根面平整术、咬合调整等方法去除局部因素。

2. 药物治疗　全身服用抗生素可作为本病的辅助治疗，首选药物为四环素，但由于其不良反应较大，已较少使用。目前常使用的合成长效四环素"米诺环素"和"多西环素"，已成为药物治疗牙周病尤其是侵袭性牙周炎的主要趋势。该药除普通的广谱抗菌作用外，还有阻止胶原破坏、抑制骨吸收及促进细胞附着和克隆化等作用，有利于牙周组织的再生。此外还可同时使用甲硝唑、螺旋霉素等药物。

如果发现有免疫功能异常者，可酌情给予免疫调节剂，并可结合中医辨证施治，增强机体抗病力。国内有些学者报道，用六味地黄丸为基础的固齿丸（膏），在牙周基础治疗后服用数月，可明显减少复发率，且服药后患者的白细胞趋化和吞噬功能以及免疫功能也有所改善

3. 采取适当手术　根据病情，可酌情行牙周手术、松牙固定术等。

4. 维护治疗　由于本病治疗后较易复发，且患者年龄较轻，因此更应加强维护期的复查和治疗，一般每2～3个月1次，至少持续2～3年，以后仍需每年复查，以便及时发现病变并予以治疗。

二、急性创伤性牙周炎

（一）病因

混合牙列期恒切牙萌出时牙冠向远中倾斜，其中间产生间隙，此间隙随侧切牙和尖牙的萌出而关闭。个别家长和医务人员不了解此生理现象，擅自用橡皮圈直接套在牙齿上进行矫治。橡皮圈滑入牙内，留在根尖区，不及时取出，可以引起急性创伤性牙周炎。

（二）临床表现

病变仅局限于两中切牙，呈急性炎症过程。牙龈红肿，常伴有凸向根尖方向的弧形线条，此线条在黏膜表面呈弧形切迹状，为橡皮圈切割牙龈所致。牙周袋深，可伴有溢脓。患牙松动，甚至伸长。X线根尖片显示两中切牙根尖靠拢（正常为平行状），两牙冠向远中倾斜。中切牙牙槽骨广泛吸收。

（三）治疗

1. 首先要去除埋入牙龈中的橡皮圈，才能控制牙周破坏。陷入较深时，可行牙龈翻瓣术。

2. 术后固定患牙很重要，可以应用全列𬌗垫，应用正畸贴片固定法效果佳。

3. 抗菌消炎，局部涂1%碘酊或2%碘甘油，有全身症状时可服用抗生素等消炎药物如阿莫西林等。

（四）预后

牙槽骨吸收，与病程长短有关。若及时治疗，可保留患牙。一般认为恒牙牙根未完全形成，牙松动伸长，多数情况下无法保留患牙。

三、反映全身疾病的牙周病

儿童出现早期的附着丧失往往是全身系统疾病的一个表现。牙周炎可以发生于有免疫系统缺陷，如白细胞黏附障碍或中性白细胞减少症的儿童，这些儿童对感染易感。早期附着丧失也可出现在附着器官发育缺陷疾病，如低磷酸酯酶血症患者中，牙周缺陷

和牙龈病损也可以由于肿瘤细胞浸润产生，如白血病患者。

1. 糖尿病 增加了牙周炎发生的危险性并可能导致牙周炎早发，这可能是免疫功能受损造成的。10%~15%的胰岛素依赖型糖尿病患儿患有牙周炎。糖尿病控制不好会增加牙周炎发生的风险；不治疗牙周炎也会影响糖尿病的病情控制。有效预防，早期诊断和治疗牙周炎对糖尿病患者的全身健康很重要。

2. Down's综合征 也称为先天愚型，是由于存在3条21号染色体导致的智障性疾病。患者易患牙周炎。大多数在30岁之前即可患牙周炎，最早可发生于乳牙列。这些患者菌斑较多，牙周破坏的严重程度超过单纯局部因素引起的牙周炎。Down's综合征患者常有不同程度的免疫缺陷，尤其是中性白细胞功能缺陷与牙周炎易感性有关。由于系带附着过高造成的下前牙退缩在Down's综合征患者中也较常见。

3. 低磷酸酯血症 是一种由于碱性磷酸酶不足或缺陷导致的遗传性疾病。轻型表现为乳牙早失，重型表现为严重的骨骼发育异常，造成新生儿死亡。一般而言，症状出现得越早，疾病越严重。在轻型患者，乳牙早失可能是最早出现和唯一的临床指征。牙齿早失的原因为牙骨质发育缺陷导致牙齿与骨的连接削弱。牙齿受累和形成顺序有关，也就是说越早形成的牙齿越易受累而且症状越重。此病目前没有治疗方法，但是恒牙预后较好。典型的表现为乳切牙过早脱落，其他乳牙受累程度不同，恒牙表现正常。此病可以通过血清中碱性磷酸酶水平降低进行诊断。

4. 掌跖角化牙周破坏综合征 是罕见的，首发于乳牙列或混合牙列，以严重的牙周炎为症状的遗传性疾病，可以通过临床检查明确诊断。临床表现为手掌、足皮肤过度角化，口内牙周炎表现为严重的炎症感染和快速的牙槽骨丧失。治疗方法包括彻底的局部牙周治疗以控制菌斑。有报道称全身应用抗生素治疗有一定疗效。

5. 白血病 是儿童时期常见的癌症，急性淋巴细胞白血病最常见，预后最好。急性髓细胞白血病占儿童白血病的20%，长期存活率较低。急性髓细胞白血病由于肿瘤细胞的浸润使牙龈肿大，病变呈紫红色，有时侵犯骨组织。除了牙龈表现，患者可能发烧，不适，牙龈出血或其他部位出血和骨及关节痛。急性髓细胞白血病可由血细胞计数诊断。贫血、不正常的白细胞和分类计数，血小板减少也经常出现。

6. 艾滋病 全称为获得性免疫缺陷综合征，人在受到人类免疫缺陷病毒感染后，血清可以呈现对HIV的抗体阳性，但临床上尚无症状，此阶段为HIV携带者，从感染到发病的潜伏期可持续数年乃至10年。约有30%的艾滋病人首先在口腔出现症状，其中不少病损位于牙周组织。

目前认为与HIV有关的牙周病损有三种：线形牙龈红斑、坏死性溃疡性牙龈炎和坏死性溃疡性牙周炎。

参考文献

［1］刘佳琦. 实用眼科学［M］. 北京：人民卫生出版社，2013.

［2］李东风. 五官科基础［M］. 北京：高等教育出版社，2014.

［3］韩德民. 鼻内镜外科学［M］. 北京：人民卫生出版社，2014.

［4］刘新民. 颞骨解剖及手术径路［M］. 北京：人民卫生出版社，2015.

［5］王晓仪. 现代根管治疗学［M］. 北京：人民军医出版社，2016.

［6］李学佩. 耳鼻咽喉科学［M］. 北京：北京大学医学出版社，2016.

［7］周凌. 中医耳鼻喉科学［M］. 北京：清华大学出版社，2017.

［8］汪吉宝，孔维佳，黄选兆. 实用耳鼻咽喉头颈外科学［M］. 北京：人民卫生出版社，2018.